의공학 입문

공학박사 나 승 권 저

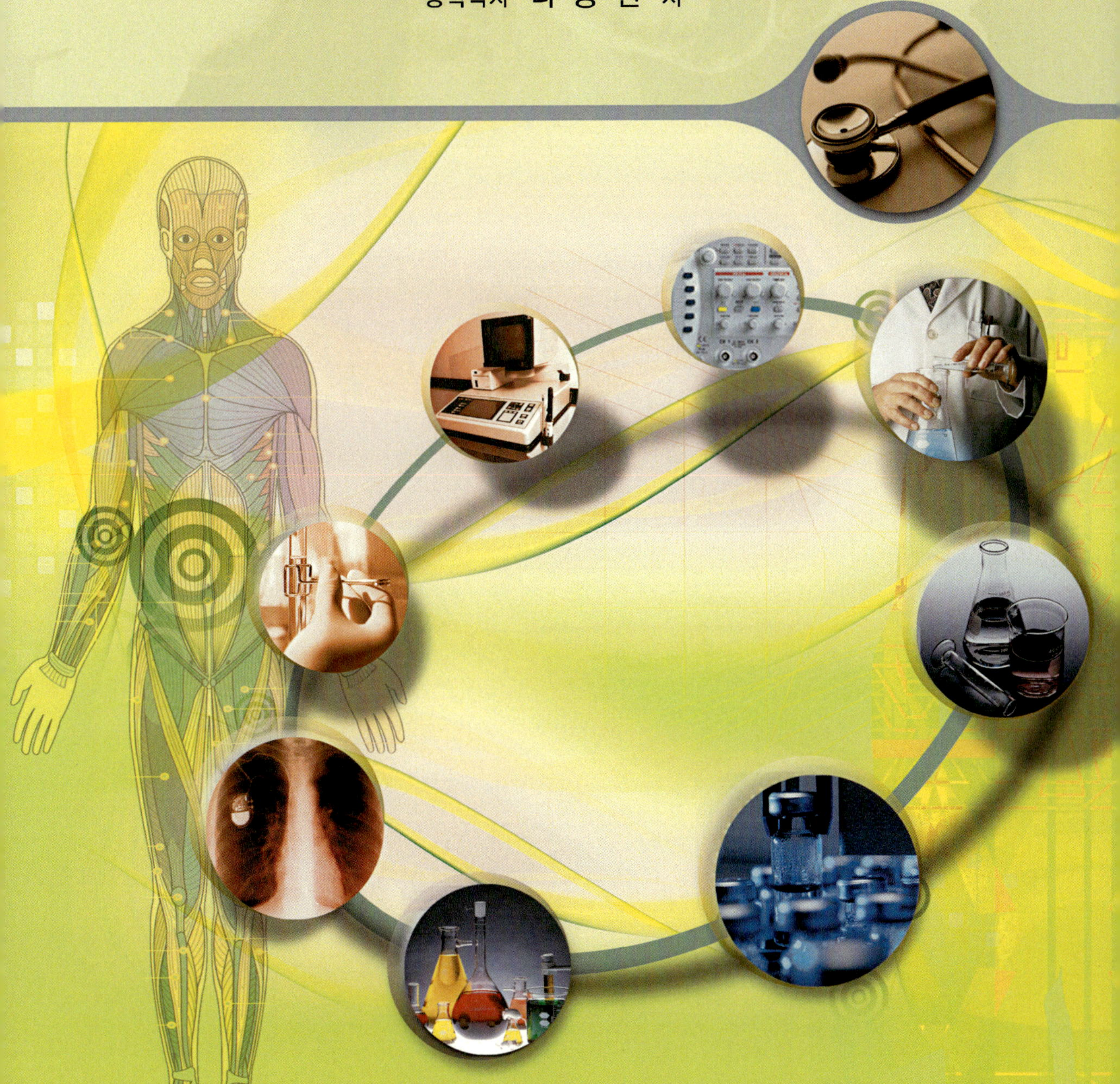

도서출판 상학당

Preface

머리말

과학기술이 발전함에 따라 의학과 의료 분야에서는 관련 기술들을 이용하기 위해 노력해왔으며 이러한 노력은 다양하고 정밀한 의료기기들을 탄생시켰고, 또한 의료기술의 발전함에 따라 새로운 학문으로 정립된 것이 바로 의공학이다.

수많은 기술 분야 중에서 특히 의공학 분야는 의학과 공학을 결합하여 사람의 생명을 다루는 매우 중요한 분야이다.

의학과 공학은 서로 다른 학문이며 의공학인이 의료인과 의사 소통하는 것은 의학적 지식과 사고방식을 의료기기에 구현하고 응용하기 위해선 아주 중요한 수단이다. 따라서 의공학을 배우는 학생들은 기본적인 의학적 용어와 지식 그리고 상식들을 습득해야 하며 특히 의학용어의 습득은 필수적이다. 그리고 기본적인 공학의 개념과 상식을 숙지하고 있어야 한다. 이러한 노력이 좀 더 정밀한 의료기기를 만들거나 활용하는 데 도움이 될 것은 틀림없다.

제 I 장에서는 의공학의 개념과 역사를 통하여 의공학의 필요성을 이해한다.

제 II 장에서는 인체의 기반인 근골격과 심장의 구조 및 호흡의 과정을 통해 인체를 이해한다.

제 III 장에서는 X-선 영상장치, 초음파 진단장치, 자기공명 영상장치 등의 의료기기 종류를 알아보고 동작원리를 이해한다.

제 IV 장에서는 인공장기의 종류와 의공학을 이용한 수술기법 및 방사선 치료 등을 알아보고 생체전기신호인 심전도, 근전도, 뇌전도, 망막전도, 안구전도 등을 이해한다.

제 V 장에서는 의공학의 미래인 신소재, 로봇, 나노기술을 알아보고 DNA칩, 단백질 칩 등 많은 종류의 바이오칩과 뇌과학의 발전을 통한 인간혁명을 이해한다.

이 책이 의공학을 공부하는 학생들에게 진정으로 학습에 도움이 되길 바란다.

Contents

차 례

| Ⅰ | 의공학의 개요

| Ⅱ | 인체의 이해

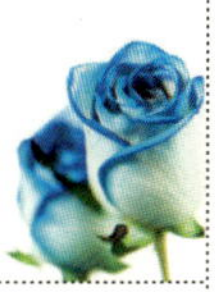

Ⅲ 의료기기의 종류와 동작원리

| Ⅳ | 의공학과 인공장기

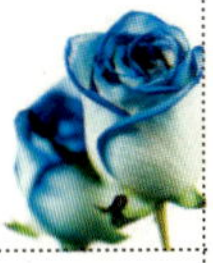

Ⅴ 의공학의 미래와 전망

I

의공학의 개요

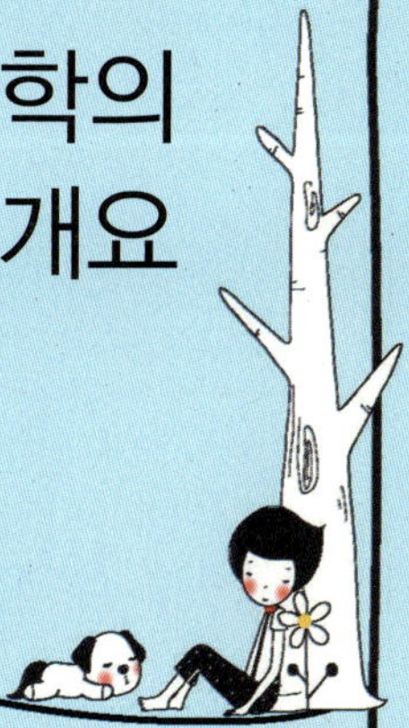

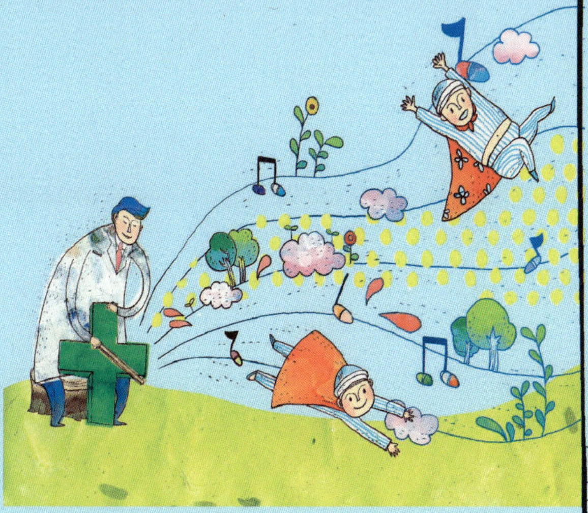

1 의공학의 개념과 분류

학습목표

- 의공학의 개념과 특성을 이해할 수 있다.
- 의공학의 필요성을 설명할 수 있다.

가. 의공학의 개념

오늘날의 과학기술 발전은 어느 특정 분야의 학문만으로 이루어진 결과가 아닌 여러 분야의 학문이 유기적으로 이루어낸 종합적인 학문이다.

의공학이란 의학 자체를 적극적으로 발전시킬 것을 목적으로 하는 학문으로서 현재 의학이 공학의 진보에 따라 발전하고 있다. 현대의학에서 진료 및 치료용 장비는 필수기기이다. 과학기술의 발전은 앞에서도 언급했듯이 여러 분야(공학, 의학, 통신, 컴퓨터 등)가 서로 협력함으로써 이룰 수 있다. 의학에 공학 분야를 도입하여 접목시키지 않으면 의학 발전을 생각할 수 없는 것이다. 의공학은 이와 같은 여러 학문이 이룬 성과를 집대성하여 현재까지 계속하여 발전되고 있다.

의공학기술의 발전을 위해서는 의학적 전문지식이 반드시 필요하며, 상호적으로 의학이 발전하기 위해서는 공학기술의 발전이 필요하므로 의학과 공학은 서로 교류하고 상호 보완하여 발전해가야 한다. 병원에서 사용하는 다양한 의료기기는 치료와 진료의 질을 향상시키는 데 매우 중요한 역할을 하며, 의학적 임상경험과 지식 기반을 공학에 적용함으로써 보다 발전적인 의료기기들을 개발할 수 있게 되는 것이다.

이런 의미에서 의학과 공학의 유기적인 학문 분야를 의공학이라 할 수 있다. 의공학은 공학적 방법과 원리를 의학 분야에 적용하여 의학 분야에서의 새로운 현상 및 사실을 탐구하고 이를 임상적 진료에까지 응용하며, 또한 생체 및 인체 시스템의 원리를 공학 분야에 활용하는 학문 분야라고 할 수 있다.

의학이라 함은 안과학, 외과학, 내과학 등의 임상의학과 생리학, 병리학, 해부학 등의 기초의학 그리고 공중위생학, 법의학 등의 사회의학 등 광범위한 범위의 학문이다. 의공학은 이러한 의학의 여러 분야에 걸쳐서 활용되고 있는데, 질병의 정확한 진단 및 조기발견, 적절한 치료 및 치료 후 상태의 명확한 판단 등 폭넓은 진단을 위하여 활용되고 있다. 뿐만 아니라 의료정보 시스템을 구축함으로써 병원업무의 효율화, 병원정보 공유의 편리성, 의료의 질적 향상 및 의료수혜지역의 확대 등 의학 분야의 전반에 걸쳐 발전에 기여하고 있다.

사람의 몸에 있는 두뇌가 기억, 판단 등 정보처리 능력을 가지고 있다는 사실과 심폐와 같은 기관이 가지고 있는 자동제어 기전 능력 등은 공학의 입장에서 인체는 최적화된 일종의 시스템으로 볼 수 있다. 이러한 의학 분야의 연구에서 밝혀진 인체의 시스템 기능들이 공학 분야에서 최적의 시스템 모델로 이용될 수 있다.

의공학은 다양한 학문이 유기적으로 연결되어 있는 학문이기 때문에 명칭도 매우 다양하다. 대표적이며, 가장 보편적으로 '의공학'의 영문표기는 'Biomedical Engineering', 'Medical Engineering' 또는 'Medical and Biological Engineering'으로 사용되고 있다. 'Bio'라는 표현은 의학보다 더 넓은 의미의 학문에 생물학 전반에 공학을 결합시킨 형태로 이해될 수 있다. 국내에서도 의공학 분야는 생체공학, 의용전자공학, 의공학, 의학공학 등 다양하게 사용되고 있다.

그림 1-1은 의공학을 개념적으로 설명하고 있다.

의용전자공학은 전자 및 컴퓨터 기술을 기반으로 하는 심전도와 같은 진단기기에서부터 초음파, CT, MRI 등 첨단 영상 의료기기까지 다양한 의료기기를 개발하여 병원 등 의학 분야에 활발하게 이용하고 있다. 즉, 전자공학기술이 의학 분야로 응용되는 학문 분야를 나타낸다.

한편 생체공학은 의용전자공학과는 반대로 인체에 대한 의학적 지식을 공학에 제공하여 활용된 결과를 다시금 의학 분야에서 사용하는 개념이라고 할 수 있다. 인체기능을 대행해 줄 수 있는 인공장기 그리고 인체의 전기적 · 기계적 특성을 응용하고 분석하는 생체 모델링이나 재

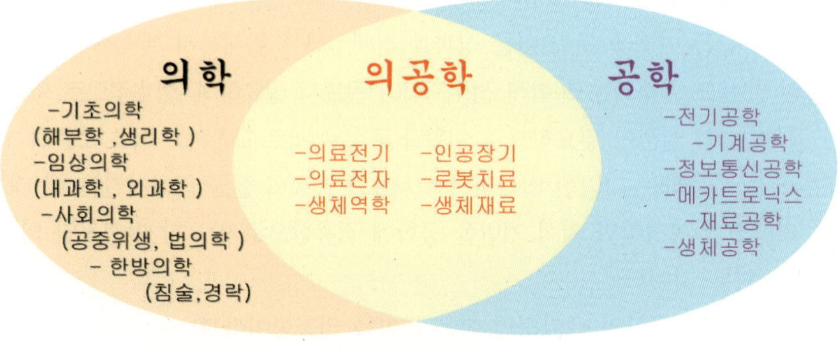

그림 1-1 의공학의 개념도

표 1-1 의공학의 도입

연 도	내 용
1950년말	의학에 전자공학이 도입된 연구를 'Medical Electronics'라는 용어로 규정 이후 공학은 의학뿐만 아니라 생물학 분야로 확대 응용되었다.
1965년	동경에서 개최된 국제회의에서 'Medical Electronics and Biological Engineer'로 불리게 되었다.
1977년	국내의 대한전자공학회에서 의용전자 및 생체공학 전문연구회 구성되었다.
1979년	(사단법인) 대한의용생체공학회 설립되었다.
2005년	(사단법인) 대한의공협회 설립되었다.

활공학 분야 및 생체역학, 인체의 특성에 대한 지식을 고려하여 인체에 유해가 없는 재료를 개발하는 인공재료 분야 등이 여기에 속한다고 할 수 있다.

의학 분야에 의공학이라는 개념이 도입된 것은 표 1-1과 같이 의학의 역사에 비하면 오래되지 않는다.

나. 의공학의 역사

의학역사에서 의공학이라는 새로운 기술의 단계가 생긴 것은 의료 분야의 커다란 변화라 하겠다. 의공학은 의학과 공학의 만남이라는 개념에서 출발한다. 의학과 공학은 서로 다른 분야로 인식되기 쉬우나 사실 현대의 진료 및 치료는 공학 없이 존재할 수 없다.

의학 분야에 공학적 기술이 응용된 것은 기원전의 그리스나 이집트로 거슬러 올라가며, 간단한 기계적 기구가 치료에 사용되었다. 의공학 분야의 발전 역사는 표 1-2와 같다.

근대에 가장 의공학이 발전하게 된 계기는 2차 세계대전을 전후로 하여 전쟁중에 발전된 전자기술이 의료기기 개발에 응용되었고, 컴퓨터, 재료, 정보통신, 방사선학 등의 발전과 더불어 본격적으로 의공학 분야가 발전되었다고 할 수 있다. 또한 무기 개발과 우주 및 해양에 대한 관심이 증폭하면서 여러 산업 분야에 발전을 가져왔으며 의료기기 개발을 가속화시켰다.

표 1-2 의공학 발전 역사

연 도	발 명 자	내 용
18세기	Fahrenheit(네덜란드)	온도계 발명
1819년	Laennec(프랑스)	청진기(stethoscope) 발명
1880년	Jacques & Pierre Curie	의료용 초음파 기술의 최초 발표
1895년	Roentgen(독일)	X-선 개발
1944년	Holff(독일)	인공신장기 개발
1957년	Houry	초음파(ultrasound) 최초 임상적 응용
1972년	Hounsfield	C.T(Computerized Tomography) 개발
1982년	Kolff(미국)	인공심장 최초 이식
1982년	University of Nottingham & Everdin(에버딘대학 : 영국)	MRI(Magentic Resonance Imaging) 응용
1998년	Medison사(한국)	3차원 컬러 디지털 초음파 영상진단장치 개발
1998년	J.M 테크놀로지사(한국)	완전 디지털 X-ray 장비 개발

다. 의공학의 의용생체공학 분류

의공학이란 보는 관점에 따라 여러 공학 분야와 의학 분야를 포함하여 자연과학 분야에 응용되는 것이기 때문에 여러 가지로 구분될 수 있다. 공학적 관점에서는 어느 분야의 공학기술이 사용되었는가에 따라 분류하며, 의학적 관점에서는 공학적 기술이 기초의학 및 임상의학 분야에 응용되었는가에 따라 분류하고 있다. 일반적으로 의공학은 생체역학, 생체재료, 의료영상기기 및 영상처리, 생체신호처리, 인공상기, 재활공학, 의료기기, 생체모델링 및 시뮬레이션, 생체센서, 의학 및 생리학적 분석, 임상공학 등으로 구분하고 있다.

의용생체공학은 공학의 여러 분야가 응용되는 것이기 때문에 보는 관점에 따라 분류할 수 있다. 공학적 관점에서는 적용되는 공학적 기술에 따라서 분류하는 경향이 있으며, 의학적 관점에서는 그 기술이 의학의 어떠한 분야에 응용되는가에 따라서 분류하고 있다. 여기에서는 의용생체공학에서 응용되고 있는 기술을 중심으로 하여 분류한다.

1) 과학적인 인체 운동에 관한 연구(생체역학)

생체역학이란 생물학(Biology)과 역학(Mechanics)의 합성어로 인간 몸동작의 각 기능에 대한 물리적 법칙에 역학적 원리와 방법을 적용시킨 학문 분야로, 생체 내의 고체 및 유체에 대하여 역학적인 분석을 한다. 인체의 관절, 근육, 골격의 기능에 대한 분석 자료는 인체의 기본 운동이나 스포츠에서 기초 자료로 활용되고 있다.

생체 내의 유체 흐름에서의 유량, 압력, 속도의 상호관계 및 기계학적 특성을 연구하며, 유체 이외의 뼈 등의 고체에 가해지는 기계적인 스트레스의 추정을 통하여서 인공관절 등의 설계에 이용할 수 있는 결과를 도출한다. 생활수준의 향상에 따라 인간의 삶의 질을 더욱 향상시키려는 차원에서 개개인의 몸을 기능적, 구조적으로 가장 편하고 바른 자세로 만드는 데 연구의 목적이 있다.

2) 생체 내의 접합성을 고려한 생체재료 연구

살아 있는 생체와 접촉하는 재료로써 의약품을 제외한 합성, 천연 또는 이들의 복합재료로서 인체의 조직이나 기능 일부를 대체하는 재료이며, Biomaterial이라고 한다.

생체 내에서 생체의 경조직 및 연조직을 대신하여 환자에게 사용하거나, 생체에 삽입하는 기구의 생체 내의 접합성을 증가시키기 위하여 생체조직과 접하는 부위에 사용할 목적의 인공적인 재료 개발에 관하여 연구한다.

인공신장이나 인공심장과 같이 혈액의 투석, 여과, 가스 교환 등이 주체가 되는 경우에는 화학공학의 도움이 필요하며, 앞으로는 더 많은 생체 재료에 있어서 재료 공학과 다른 공학 분야와의 연계가 필요하다.

3) 컴퓨터를 활용한 의학 영상의 처리와 분석

현재의 전자공학, 전기공학, 기계공학의 발전은 의학 영상에 대해 컴퓨터를 이용한 분석 및 처리가 가능하도록 하였다. 지금까지 핵자기공명영상(MRI : Magnetic Resonance Image)이나 양전자단층촬영(PET : Positron Emission Tomography), 컴퓨터단층촬영(CT : Computerized Tomography) 등의 기기를 활용한 진료과정에서 발생하는 의료정보 환자데이터 등에 대하여 새로운 분석방법, 영상촬영방법, 처리방법 등에 관하여 연구하는 분야이다.

최근에는 의학영상 중 가장 많은 촬영건수와 비중을 차지하는 X-선 촬영장치도 컴퓨터화된 형태로 개발되어 PACS[1]의 발달을 뒷받침하고 있다. 기타 기존의 방법으로 촬영된 영상이라든지, 이미 촬영되어 보관되고 있는 영상 등은 필름 스캐너를 이용하여서 디지털 형태로 변환되어 PACS 시스템에 입력될 수 있다. 데이터가 디지털 형태로 표현되는 경우에는 컴퓨터를 이용한 영상의 처리 및 분석이 가능하게 되어, 영상에 대한 각종 분석적인 방법들을 적용할 수 있으며, 특수질환의 진단에 자동진단의 방법 등을 보조적으로 사용할 수 있어 진단에서의 효율을 새로운 각도에서 향상시킬 수 있다.

생체신호 처리의 경우와 달리 취급하는 데이터가 2차원적, 때로는 3차원적 현재는 5차원까지 발전하고 있다.

4) 생체 시스템을 고려한 측정과 분석(생체측정공학)

병을 진단하기 위해서는 체내의 정보를 파악하고 시료를 검사하는 일 등의 생체측정이 기본이다. 의공학의 경우에 있어 생체에서 측정의 대상으로 삼는 물리량 및 화학량으로는 전위(심장) · 길이 · 비중(소변 · 혈액 등의 비중) · 무게 · 시간(반응시간) · 속도(혈류속도) · 가속도 · 진동(심음) · 탄성률(동맥 탄성률) · 굳기 · 유량(혈액의 유량) · 압력(혈압 · 맥내압) · 힘 · 일(심장의 일량) · 온도(체온) · 점도(혈액점도) 및 가스(폐포 속의 가스조성)나 액체(콜레스테롤 등)의 조성 등이 있다. 생체에서 발생하는 여러 종류 형태의 신호를 검출하여, 이를 처리하고 분석하여서 진단에 유용한 정보를 측정 제공한다. 측정변수들을 얼마나 정확하고 쉽게 측정하는가에 대한 연구와 측정된 결과로부터 유용한 결과를 얻기 위하여 어떠한 신호의 처리 및

1) PACS(Picture Archiving Communication System : 의료영상저장전송 시스템) : 방사선학적인 영상 진단장치를 사용하여 진단한 영상을 디지털 상태로 획득하여 저장한다. 그리고 그 판독과 진료기록을 함께 각 단말기로 전송 · 검색하는데 필요한 기능을 통합적으로 처리하는 디지털 의료영상저장전송 시스템이다.

분석의 방법이 적용되어야 하는가에 대하여 연구한다. 처리 분석하는 방법 및 측정하는 방법들이 발전되어 의료기기 형태로 의학의 임상 분야에 사용될 수 있으며 생체신호처리라고도 할 수 있는 분야이다.

5) 생체의 장기를 대용하기 위하여 만든 기계적 장치(인공장기)

인공장기는 생명연장의 꿈을 실현해 주는 것은 물론 난치병, 사고 등으로 고통스런 삶을 살아가는 많은 환자들에게 새로운 희망을 준다. 인공심장, 신장, 인공망막, 인공관절, 피부, 혈관 등 우리 몸의 50군데 정도가 인공장기나 조직으로 대체할 수 있으며, 기능이 저하되거나 상실된 장기에 대하여 다른 어떠한 방법으로도 그 기능의 회복이 불가능한 경우에 소손된 기관을 제거하고, 소손된 기관의 기능을 대신할 수 있는 인공적인 생체장기를 이식한다.

6) 인간의 재활문제를 해결하기 위한 재활공학

재활의학사전의 정의를 따르면 '재활공학이란 장애를 가진 개인을 위해 그들의 재활에 필요한 것을 제공하는 기술이나 공학 분야'로 설명하고 있다. 1986년 미국 수정재활법은 재활공학을 "교육, 재활, 운동, 독립적인 생활, 여가선용을 포함한 영역들에서 장애인들의 욕구를 만족시키고 장애인들에게 직면한 문제들을 해결하기 위한 기술들 혹은 과학적 원리들의 체계적인 작용을 의미하는 것으로" 정의하고 있다.

㈎ 근육마비 환자에게 전기 자극을 주어서 그 기능을 회복해 주는 경우 및 절단된 팔이나 다리의 기능을 대행해 주는 의수 및 의족에 대한 보조기를 연구한다.

종래의 의료나 평가를 위한 도구나 보장구 정도로만 여겨지던 재활공학이 그 깊이를 더할 뿐 아니라 장애인의 독립생활, 통신, 이동, 교통, 레크리에이션, 직업과 사회통합에 이르기까지 그 범위와 영역은 장애인의 생애전체와 관련되어 연구 개발될 만큼 그 적용 범위가 확대되고 있다.

7) 다양한 특성을 만족해야 하는 의료기기

의료기기법[2]에서는 의료기기를 "사람 또는 동물에게 단독 또는 조합하여 사용되는 기구·기계·장치·재료 또는 이와 유사한 제품"으로 정의하고 있다. 의료기기의 핵심적인 기술 이외에 안정성, 경제성, 신뢰성 등이 고려되어 임상적인 활용도가 높은 시스템으로 개발되어야 한다. 의용생체공학적인 기술들을 임상적인 응용 목적으로 기기화하여 개발하는 분야이다.

---

2) 의료기기법(법률 제6909호), 2004년 5월 30일부터 시행되었다.

8) 다양하고 복잡한 결과를 예측하기 위한 모델링 및 시뮬레이션

타당성이 입증된 모델을 이용하여 어려운 여러 가지 치료 조건이거나, 실제의 상황에서는 구현이 불가능한 어려운 여러 가지 치료 조건에 대하여 시스템의 반응과 결과를 분석하여 실제 생체 시스템의 결과를 예측한다. 생체 내의 여러 가지 현상에 대하여 그 특성을 분석하기 위하여 알려져 있는 사실과 관측된 결과를 이용하여서 모델을 설정하고, 그 모델의 타당성을 입증한다.

9) 정확한 진단을 위한 진단 보조 시스템

현재 세계는 IT(Information Technology)와 BT(Biological Technology)가 접목되는 네트워크 시대로서, 의료산업에서도 과거 개인에 의존했던 의료 산업에 디지털이 더해지고 '의료 시스템'으로 확대되면서, 자동진단 시스템, 전문가 시스템 등 컴퓨터의 논리를 이용한 진단 시스템을 개발하고 이것을 의학의 진단에 보조적인 방법으로 사용한다.

최근 소비자(환자)의 권리와 권한이 강화되고 있고, 웹을 활용한 건강관리도 급속히 확산되고 있다. 뿐만 아니라 '병원'은 디지털 웨어하우스(DW : Digital Warehouse)[3]로 확장되고 있다. 인공지능에 의한 진단 보조 시스템이 도입되고 PDA[4]를 통한 원격 회진도 실시되고 있다. 또한 단체검사 등의 대용량의 데이터의 분석과, 장시간의 데이터 분석에 기본적인 보조진단방법으로 유용하게 이용할 수 있는 노력을 시도하고 있다.

10) 컴퓨터를 활용한 의료정보

컴퓨터의 의학 분야에의 활용도가 높아지면서 더욱 많은 정보가 발생되고 있으며, 이들 의료지식의 정보 인프라 구축과 이를 용이하게 이용할 수 있도록 도와주는 다양한 의료정보 지원 기술 개발이 요구된다. 의학정보에 대한 분석적 방법 적용의 필요성이 점차 높아져 가고 있다.

병원과 같이 의료 환경에서 발생하는 의료정보의 체계적인 관리와 처리를 위하여 시스템을 구성하고, 병원 서비스(병원코디네이터) 마케팅 및 경영 · 행정에 관한 이해와 나아가 컴퓨터 관련 기본 지식 특히 의료정보의 필수 요소인 병 · 의원의 정보처리를 위한 의료정보학 분야에 대한 폭넓은 이해를 바탕으로 실제 병 · 의원 환경에서 사용되어지는 요양급여 실무프로그램

---

3) 디지털 웨어하우스 : 특수한 목적으로 가지고 의미있는 정보를 모아놓은 정보창고. 논리적으로 연관된 하나 이상의 자료를 물리적으로 모아놓은 데이터베이스(DB)보다 정보분류와 양면에서 한발 앞선 개념이다.

4) PDA(Personal Digital Assistants) : 개인정보를 관리하거나, 컴퓨터와 정보를 주고받을 수 있는 휴대용 컴퓨터의 일종이다. 손으로 정보를 직접 써서 입력받을 수 있고, 무선인터넷도 가능하다.

및 제반 의료정보 시스템(OCS[5], PACS, EMR[6])에 관한 시스템을 이용하여서 발생되는 의료정보를 분석적으로 활용할 수 있게 한다.

11) 기 타

이와 같이 앞에서 언급한 의용생체공학의 분야 이외에도 의용생체공학의 교육에 관한 분야, 안정성 및 신뢰도에 관한 분야, 의료기기의 규격에 관한 분야 등이 있다.

이러한 다양한 의공학 분야의 분류를 표 1-3에 정리하였다.

표 1-3 의공학의 분류

의학정보시스템공학	의용정보처리공학, 의용정보전송공학, 의용관리공학, 계량진단공학
생체기능대행공학	인공장기학, 생체모델공학, 인간기계공학
응용의용생체공학	의용생체공학의 응용에 관련된 전체적인 학문
생체환경공학	우주의학, 의용안전공학, 의용생태공학
생체기능시스템공학	생체시스템공학, 인간공학, 바이오닉스(bionics)
의용생체에너지공학	의용열공학, 의용레이저학, 생체에너지변환공학
의용생체측정제어학	의용전극학, 생체제어학, 초음파의학, 생체측정공학, 생체 트랜스듀서(transducer) 공학
의용생체물성 · 재료학	생체고분자학, 생체물성학, 생체재료역학
의용생체기계학	바이오메카닉스, 생체유체역학, 생체진동학

라. 의공학의 특성

의공학은 공학과 의학의 여러 분야가 조합, 응용되는 학문이기 때문에 일반 공학 분야와는 다른 특성을 갖고 있다.

① 생체 시스템은 이물질에 대한 방어기전(defense mechanism)이 있다. 생체는 이물질이 들어왔을 때 거부하는 특성과 인공장기, 인공관절, 인공혈관 등을 개발할 때 생체에 적합한 재료에 대한 선행 연구가 매우 중요하다.

② 측정해야 하는 대상이 생체의 내부라는 특성이 있다. 의공학에서 관심을 갖고 측정하려는 대부분은 생체 내부의 현상이다. 생체 내부의 현상을 측정하기 위해서는 직접 측정하는

5) OCS(Order Communication System : 처방전달시스템) : 의사처방이 기록된 수기처방전을 환자가 소지하고 이동하여 각 진료지원부서에 접수하여야 하는 불편을 해소하고 처방전 분실위험 방지 등 환자 진료서비스의 개선 및 업무 생산성 향상을 위하여 개발된 처방 자동전달 시스템이다.

6) EMR(Electronic Medical Record : 전자의료기록) : 병원 진료지원업무 중 의료기록 업무를 전산 처리하는 것. 종이 없는 기록 방식이라는 측면에서 광디스크나 콤팩트디스크(CD)로 기록을 보관한다. 현재 사용하는 대부분의 의료기기에 컴퓨터가 내장되어 있으므로 주 시스템과 접속하여 기록, 보관하게 되었다.

것이 가장 정확하지만 의공학에서는 인체에 고통을 최소화할 수 있는 간접적인 방법으로 측정할 수 있는 침습적인 방법과 외부 전극을 통해 얻어진 신호로 생체 내부의 심장상태를 진단하는 비침습적인 방법이 있다.

③ 다양한 변화요인을 가지고 있는 생체 시스템의 특성이 있다. 심혈관계, 호흡계, 신경계 등을 독립적으로 분석하는 것은 어느 정도까지는 가능하다. 생체 내의 변화에 대해서는 종합적인 분석이 필요하고 외부의 입력특성도 고려한다. 생체 시스템은 서로 분리되어 기능하지 않고 유기적으로 연결되어 있기 때문에 사소한 변화도 여러 가지 인과관계가 성립된다. 변화의 원인을 완전하게 파악하는 것은 어려움이 있다.

④ 정형화되지 않은 고유의 가변성을 갖고 있는 인체 시스템이다. 의공학에서 다루는 생체 시스템은 시간이 지남에 따라 특성이 수시로 변화하는 시변 시스템에 해당된다. 심장의 심박수나 혈압을 시간 간격에 따라 연속 측정할 때 측정치에 차이가 발생하는 것을 발견할 수 있다. 시간에 따라 변하는 특성 때문에 측정치 분석을 위해서는 통계학적 분석이나 신호 처리방법들의 후속적인 분석방법이 사용된다. 공학에서 시스템은 시간에 따라 특성이 변화하는 시변 시스템과 시간이 지나도 특성이 변하지 않는 시불변 시스템으로 구분된다.

⑤ 생체를 대상으로 하기 때문에 고도의 안정성과 신뢰성이 요구된다.
안정성은 전기적인 안전뿐만 아니라 기계적인 안전과 화학적 안전 등 다각도의 안전성이 고려되어야 한다. 안전성과 더불어 고도의 신뢰성도 요구된다. 정확한 동작과 정밀한 결과가 곧 인간의 생명과 직결되어 있기 때문이다. 생체접촉이 필요한 의료장비의 경우 다른 장비보다 더욱 높은 안정성과 신뢰성이 요구된다.

⑥ 생체에서 발생하는 신호의 특성을 고려해야 한다.
생체에서 발생하는 신호는 그 신호의 크기가 매우 작다. 생체에서 발생하는 대표적인 신호의 주파수와 진폭 크기를 표 1-4에 나타내었다. 생체신호의 특성 때문에 원하는 주파수 대역의 신호를 얻기 위한 필터나 작은 진폭을 증폭하기 위한 증폭기를 설계하기도 한다.

표 1-4 생체신호의 종류

생 체 신 호	측정전극	주파수 범위	진폭의 범위
EEG : 뇌전도(Electroencephalogram)	표면전극	0.5~100[Hz]	200~200[V]
ERG : 망막전도(Electro retinogram)	미세전극	0.2~200[Hz]	0.5[μV]~1[mV]
EOG : 안구전도(Electro-oculogram)	표면전극	dc~100[Hz]	10[μV]~[5mV]
ECG : 심전도(Electro cardiogram)	표면전극	0.05~100[Hz]	1~10[mV]
EMG : 근전도검사(Electro myogram)	바늘전극	500[Hz]~10[kHz]	1~10[mV]
SEMG : 표면근전도(Surface EMG)	표면전극	0.01~500[Hz]	50[μV]~5[mV]

⑦ 측정한 데이터의 다양한 분석이 필요하다(생체신호의 수치화와 정보화가 어렵다).

생체로부터 측정한 신호는 가변적 특성이 있기 때문에 반복적으로 신호를 측정하여 통계적인 방법을 사용 분석한다. 생체 내에서의 정보처리 특성을 고려한 신경회로망 이론[7], 퍼지 이론[8], 비선형 역학이론[9] 등을 사용하여 분석한다.

마. 의공학의 필요성

① 현대의학에서는 첨단의료기기들이 진단과 치료에 활용되고 있다. 의공학은 임상진료과정에서 필수적이며 첨단의료기기들은 환자를 진단한다. 의료기기는 환자를 진단하는 의사에게 보다 정확한 진료를 위한 다양한 정보들을 제공한다. 의사가 최종적으로 그 정보들을 종합하여 진단을 내리고 치료계획을 세우게 되는 것이다. 의공학은 이제 의학 분야에서 없어서는 안되는 학문이며, 의학을 전공한 의료인도 의료기기의 진단원리나 동작방법에 대한 특성을 정확히 알고, 제공된 정보를 정확하게 판단할 수 있는 능력이 필요하다.

② 방대한 양의 정보를 원활하게 분석·처리할 수 있는 능력이 필요하다. 환자가 급증함에 따라 환자의 정보를 효율적으로 활용하기 위해 데이터베이스를 구축하여 체계적이고 효율적으로 데이터를 관리하는 것이 절대적으로 요구된다. 컴퓨터를 이용하여 병원 내의 행정업무 및 회계업무를 비롯하여 환자의 신상과 진료를 위한 데이터 관리, 처방전의 관리 등 점차 의학적 데이터의 관리를 위하여 체계적으로 발전하고 있다. 컴퓨터에서 취급할 수 있는 모든 정보들을 입력, 출력, 처리, 분석하고 종합하여 관리할 수 있는 병원정보 시스템이 개발되고 있다. 통신망과 접속되어 병원 내의 부서 사이의 각종 의료정보를 교환하기도 하고 또는 병원 외부의 의학 관련기관과 교환하는 방향으로 응용하고 있다. 환자에 대한 정보의 신속한 교환을 통한 진료의 질을 향상시키는 방향으로 추진되고 있으며, 의료정보학이라는 분야로 활성화되어 가고 있다.

③ 공학적 원리와 실험적 방법을 이용해 환자진료 및 치료의 효과를 극대화하고 의학 연구에 도움을 준다. 의학적 연구에는 많은 임상적 연구나 실험적 방법을 통해 발생된 결과의 처리 및 분석이 요구된다. 임상적 경험과 지식을 바탕으로 새로운 진단방법과 의료기기를 개발할 수 있으며, 인체의 기능을 대행해 주는 인공장기 등의 개발을 주도한다. 직접적인 실험이 불가능하거나, 실험 전에 미리 실험의 범위를 정하거나, 필요한 정보를 얻기 위해서는 모델링이나 시뮬레이션 방법 등이 효과적으로 사용된다.

---

7) 신경회로망 이론(Neural network theory) : 인간의 뇌신경 세포와 그 결합 구조를 모방하여 만든 전자 회로망. 유형 식별이나 비선형 사상에 고도의 능력을 발휘하는데, 음성 인식에 적용하는 연구도 성행하고 있다.

8) 퍼지 이론(Fuzzy theory) : 정보의 대상은 확정적인 사상은 물론 불확정한 사상까지도 중요한 가치를 가지게 되며, 이러한 불확정한 정보를 처리하는 것을 연구하는 이론이다.

9) 비선형 역학이론(Nonlinear mechanics) : 탄성영역 내에서 압축력을 받는 다양한 구조물들의 구조적 안정성 이론 및 해석방법 등을 연구하는 이론이다. 기둥, 빔, 링, 박판, 실린더 등의 구조적 안정성 및 해석 방법을 연구한다.

2 생체전기현상의 측정

학습목표

- 생체전기현상을 이해할 수 있다.
- 뉴런의 구조와 종류를 이해할 수 있다.

가. 생체전기현상 측정의 역사

기원전 420년에 히포크라테스(Hippocrates)는 100~500[V]의 전기를 발생시키는 전기메기로 머리를 자극하여 두통을 치료했고, 발을 자극하여 발의 관절염을 치료했으며 심지어는 천식을 치료하기 위해 전기메기를 끓여 먹는 등 생물전기를 치료 목적으로 사용한 흔적이 있다.

① 생체에 전기적 흐름현상이 어떤 특정한 생물에 제한되어 있지 않고 생체현상의 일부로서 존재한다고 인식되기 시작한 것은 그림 1-2의 갈바니(L. Galvani)가 1786년 개구리의 다리근육을 사용하여 실험한 이후의 일이다.

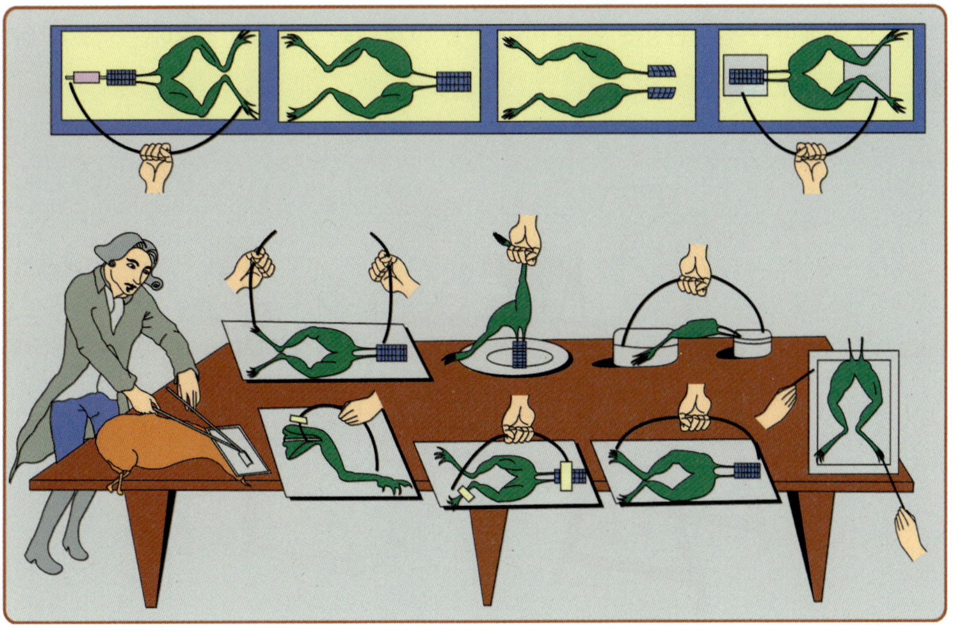

그림 1-2 갈바니의 개구리 다리근육실험

② 이탈리아 볼로냐(Bologna) 대학의 해부학 교수였던 갈바니는 개구리 다리근육에 금속격자를 접촉시키면 다리근육이 수축되는 것을 발견하였고, 갈바니는 개구리 실험으로 인해 생물에도 전기현상이 일어나는 것으로 생각하여 이른바 생물전기의 존재를 주장하였다.

③ 생체에 전기현상이 일어난다는 갈바니의 생각은 당시 학계에 큰 선풍을 일으켰다. 이에 대하여 당시 파비아(Pavia) 대학의 교수인 볼타(A. Volta)는 갈바니가 보여준 유명한 개구리 다리 실험을 보고 갈바니 전기에 대한 연구에 착수하여, 그것이 생체전기발생에 따른 것이 아니고 그 기원은 물질에서 찾아야 하는 것으로, 2개의 서로 다른 금속이 접촉하면서 생기는 접촉전기 때문이라고 주장함으로써 갈바니와의 사이에 격렬한 논쟁이 전개되었다.

④ 논쟁의 결말은 1842년 마테우치가 근육의 2차성 수축의 발견을 발표할 때까지 기다려야 했지만 어쨌든 갈바니의 발견은 근대 전기 생체학 발전에 길을 열었다. 그의 이름은 갈바노미터(Galvanometer)로서 오늘날에도 전기공학의 세계에 머물고 있다.

⑤ 물질의 접촉에 의한 착상으로 전지를 고안하여 처음으로 화학작용에 의한 전류를 만들어 낸 볼타가 전기현상 연구에 커다란 공헌을 한 것은 모두가 인정하는 사실이며, 그의 이름은 전압의 단위 볼트([V] : Volt)로 쓰이고 있다.

나. 생체의 전기적 현상에 대한 측정

생체에서 발생하는 전기현상은 아주 미미하다. 그러므로 생체전기 검출에는 감도가 뛰어나고 안정된 검출장치가 필요하다.

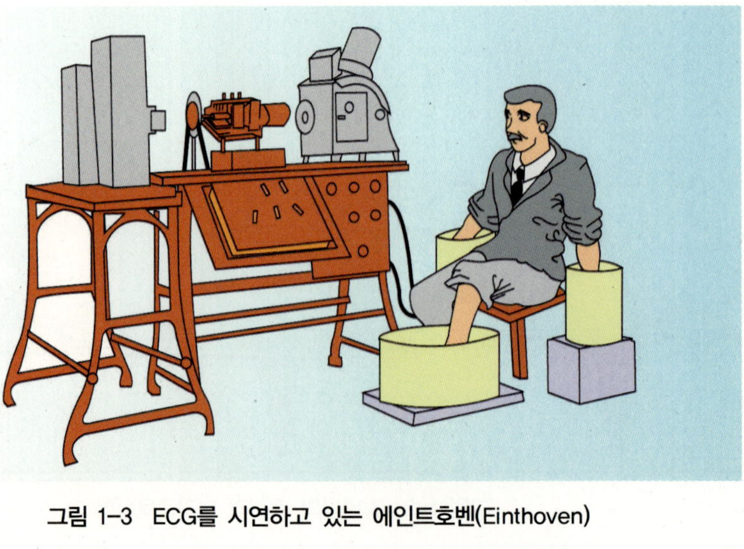

그림 1-3 ECG를 시연하고 있는 에인트호벤(Einthoven)

① 독일의 듀보이스, 레이먼드(Raymond)를 위시한 많은 생물학자들을 중심으로 자침형코일 검류계, 모세관 수은검류계 등이 잇달아 고안·개량되었다. 그림 1-3은 심전도[10](ECG : Electrocardiograph) 기록이 가능하게 된 것은 1903년 네덜란드의 생리학자인 에인트호벤(Einthoven)이 현선 전류계를 고안하여 가능하게 되었는데, 이는 인체표면으로부터 심장활동을 수반하는 전기현상을 유도하여 기록하는 계기가 되었다. 오늘날 심장질환 진단에서 심전도 없이는 생각할 수 없을 정도로 그 역할은 대단하다.

② 1906년 미국의 디포리스트(L. De Forest)가 3극 진공관[11]을 발명하였다. 이것으로 인류는 비로소 미세한 전기활동을 증폭시키는 증폭기를 가질 수 있게 되었다. 독일의 생리학자 베르거(H. Berger)가 인간의 뇌파[12](EEG : Electro Encephalo graphy)를 기록하는 데 성공한 것이 이 증폭기 덕분으로 뇌파계가 탄생하는 배경이 되었다. 진공관 공학의 발전은 증폭기를 갖게 하였지만 한편으로는 그림 1-4의 브라운관을 이용한 브라운관 오실로스코프(oscilloscope)를 탄생시켜 각종 측정의 발전에 많은 공헌을 하였다.

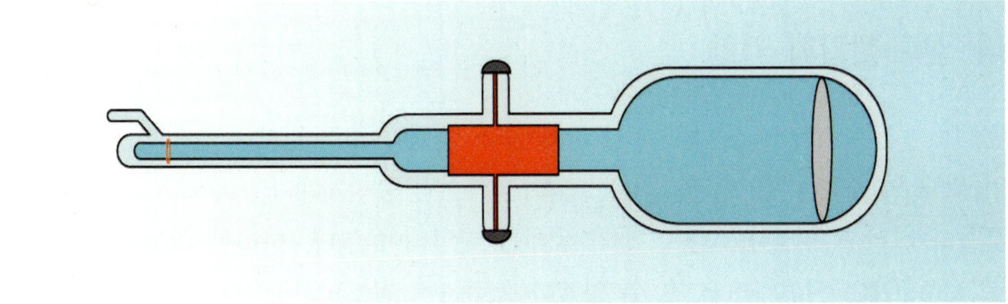

그림 1-4 브라운관(braun tube)

③ 1926년 미국의 펜실베니아(Pennsylvania) 대학의 얼랭어(J. Erlanger)와 개서(H.S, Gasser)는 브라운관을 생체기록장치로 처음 사용하여 이 분야의 획기적인 발전을 이룩하였다. 얼랭어와 개서는 화학실험에 사용하는 대형 삼각 플라스크의 밑면에 형광물질을 바르고 관 안에 각각 음극과 양극 및 수평·수직 편향판을 장치한 브라운관 오실로스코프를 만들어서, 개구리의 좌골신경 속의 활동전위를 기록하는 데 성공하였다.

④ 1994년 얼랭어(J. Erlanger)와 개서(H.S, Gasser)는 노벨상을 수상하였는데 브라운관 오실로스코프를 사용하여 신경의 활동전위와 같은 극히 빠른 전기현상파형을 왜곡 없이 기록할 수 있도록 하였기 때문이다. 그 특성은 가동부분이 전자이기 때문에 관성이 작고 고주파

10) 심전도 : 심장이 수축함에 따라 심박동과 함께 발생하는 전위차를 곡선으로 기록한 것이다.
11) 3극 진공관 : 영국의 기공학자 플레밍이 발명한 2극 진공관에 그리드(격자형과 그물형으로 되어 있다)를 진공관 내 두 극 사이에 장치하여 전류의 흐름을 제어한다.
12) 뇌파 : 뇌의 표면에 나타나는 전기활동을 기록(대뇌 전도계)한다.

는 거의 무한대로서 오실로스코프를 이용하여 전기현상에 대한 파형을 기록할 수 있었다. 그뿐만 아니라 이는 생체현상을 브라운관 오실로스코프를 사용하여 최초로 연속 감시하는 방법을 측정하였다는 점에서도 역사적으로 커다란 업적이라고 할 수 있다.

⑤ 3극 진공관의 발명으로 출연한 증폭기는 그 후 트랜지스터(TR), 집적회로(IC), 전계효과 트랜지스터(FET : Feild Effect Transistor), 고밀도 집적회로(LSI), 초고밀도 집적회로(VLSI) 등 반도체 소자의 개발과 발전에 따라 증폭률의 안정화와 증대로 더욱 좋아지고 있다.

⑥ 과거에는 불안정하고 고장으로 측정이 곤란하였던 심전도, 뇌전도, 근전도, 안구전도, 망막전도 등 생체전기현상의 증폭도 쉽게 안정된 상태에서 증폭할 수 있게 된 것은 증폭회로에 차동증폭기, 귀환회로, 각종 필터 등의 기술의 진보, 실험 결과와 더불어 반도체 소자와 기술면에서 비약적인 발전으로 인해 노이즈(noise : 잡음) 없이 원래의 신호를 검출할 수 있는 환경을 만들었다.

다. 생체전기의 역할

인체는 수많은 세포와 조직들로 이루어져 있다. 세포와 조직 간에도 정상적으로 생명을 유지하기 위해 일상에서 이루어지고 있는 전화 통화처럼 통신체계가 이루어져 있으며 이러한 각 부분들이 질서를 유지하고 서로 간의 상태를 파악해야 한다. 이러한 역할을 수행하는 것이 바로 내분비계와 신경계라고 볼 수 있겠다(그림 1-5 참조).

1) 내분비계

내분비계(Endocrine system)란 인체의 기관으로 우리 몸의 각종 호르몬을 만들어 내며 이 호르몬은 심장과 혈관 등의 순환계를 이용하여 표적 장기로 운반되어 각 부위의 기능을 조절하게 된다.

2) 신경계

신경계(Nervous system)는 우리 몸 구석구석까지 그물망처럼 퍼져 있어서, 그림 1-5와 같이 인체 내외의 각종 자극 변화를 받아들여 신경의 중심 역할을 하는 중추로 보내어 그 자극에 대해 적절히 반응하도록 지시함으로써 각 부위의 기능을 종합 통제하는 기관이다. 즉, 몸의 각 기관을 연락하며 살아 있는 유기체로서 통일하는 한 계통이라 보겠다.

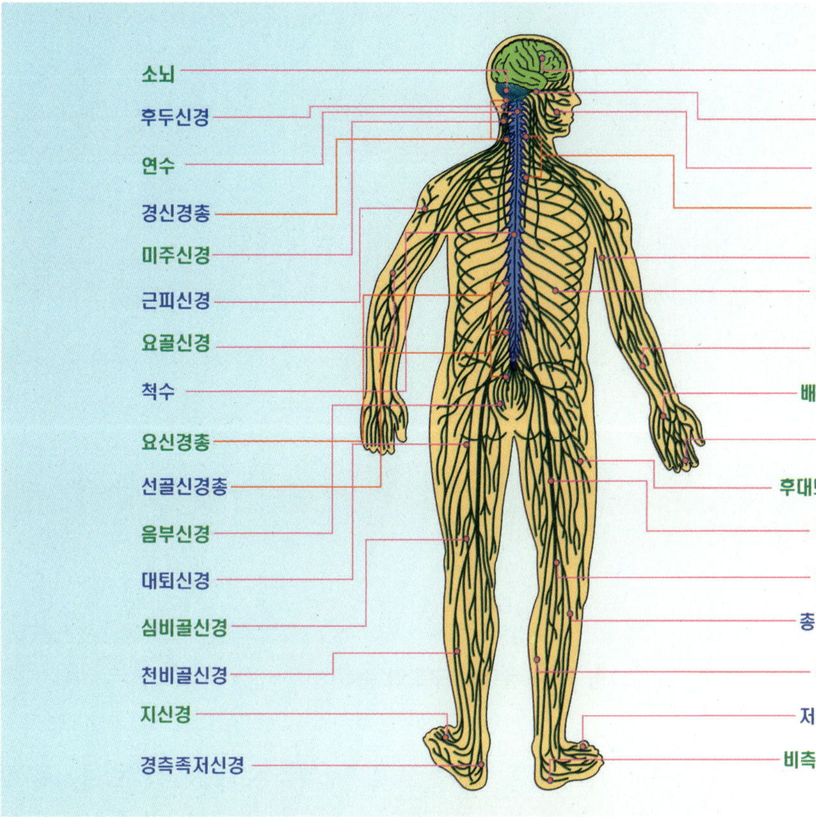

그림 1-5 신경세포의 위치

㉠ 1. 내분비계가 상하수도관을 통해 메시지를 전하는 방법을 이용한다고 예를 들을 수 있다.
2. 신경계는 통신전용 선로인 전화선을 이용하여 직접 메시지를 통한 중추와의 직접적인 교류라 볼 수 있겠다.
3. 전화와 같이 전기에너지를 이용해서 신호를 교환하는 것과 마찬가지로 인체의 전기적 신호를 이용하여 신경을 통해 신호전달을 하고 있다.

가) 신 경

① 신경원은 신호전달의 근원으로서 미세한 전기적 신호를 발생하고 전달시킬 수도 있으며, 또 화학적 물질을 분비하여 다른 신경원으로 신호전달을 하는 능력을 가지고 있다. 이러한 신경원을 뉴런(Neuron : 신경단위)이라고 한다.

② 뉴런이란 신경의 기본단위이며 한 개의 신경세포와 그 내부의 돌기로 이루어져 있으며 돌기는 수상돌기, 축색돌기로 이루어져 있다. 그림 1-6과 같이 뉴런은 크게 세 종류가 있다. 말초신경계의 감각을 이루고 있는 것이 감각 뉴런으로 감각기에서 받아들인 자극을 중추로 전달하는 역할을 한다.

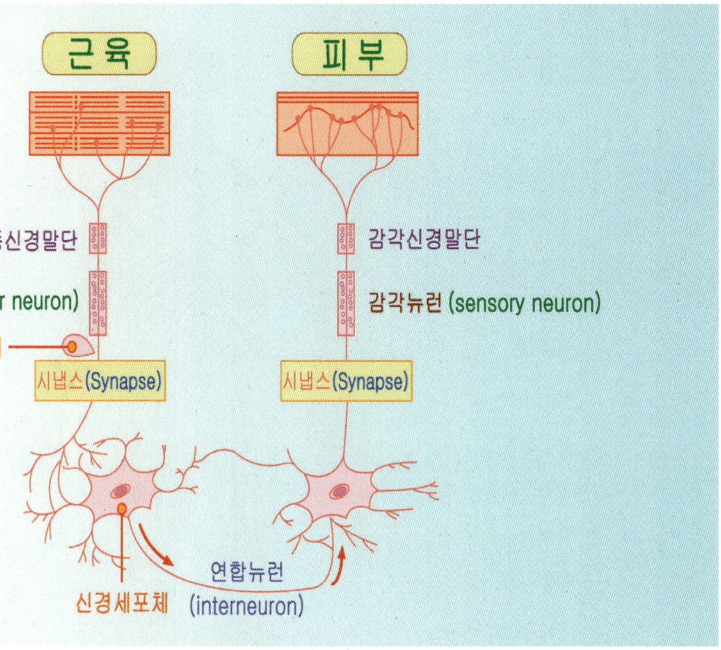

그림 1-6 뉴런의 구조와 종류

말초신경계의 운동계를 이루고 있는 운동 뉴런은 중추부로부터 받은 자극을 반응기로 전달한다. 감각 뉴런과 운동 뉴런들을 연결하여 중계하는 연합 뉴런이 있고, 전신에 퍼져 있는 복잡한 회로와 같은 신경망은 이 뉴런들 간의 무수히 많은 연결에 의해 구성되어 있다. 신경세포체(nerve cells)는 수상돌기, 축색돌기를 제외한 뉴런의 본체이며, 핵[13], 미토콘드리아[14], 골지 복합체, 조면소포체(리보솜[15]과 소포체의 덩어리) 등이 있다. 이것은 뉴런의 생장, 물질대사에 관여하고, 신경에 영양공급을 한다.

③ 수상돌기(dendrite)는 신경세포체에서 나뭇가지 모양으로 나온 여러 개의 돌기로 다른 뉴런에서 자극을 받아들인다.

④ 축색돌기(axon)는 세포체에서 뻗어 나온 하나의 긴 돌기로 그 끝은 여러 개의 말단 가지로 나뉘어 다른 뉴런이나 근육에 흥분을 전달한다.

⑤ 전기점등을 위해 형광등을 접속시켜야 하는 형광등용 소켓과 같이 한 뉴런이 다음 뉴런에 연결되어 있으며 이러한 부위를 시냅스(synapse : 신경세포의 연접부)라 한다.

13) 핵 : 세포의 기능을 조절하는 부분이다.
14) 미토콘드리아(mitochondria) : 에너지를 내기 위하여 양분이 연소되는 장소이다.
15) 조면소포체(ribosome) : 세포가 단백질을 만드는 것을 돕는 과립요소이다.

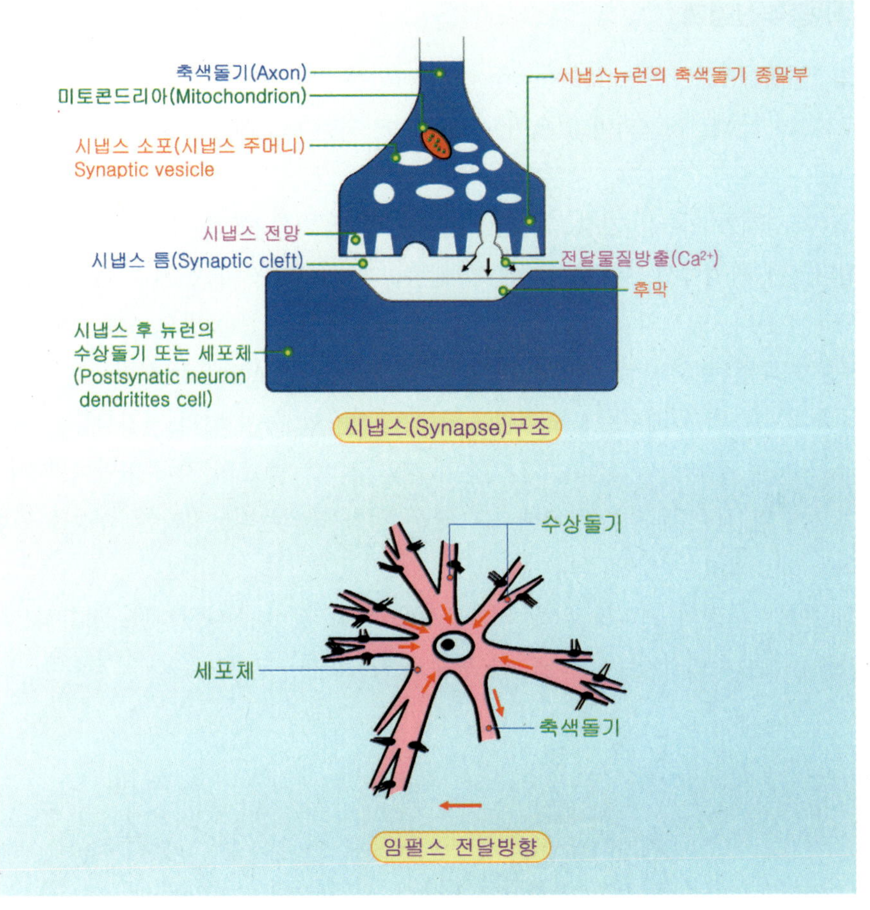

그림 1-7 시냅스(synapse)

그림 1-7에서 보면 뉴런은 시냅스에 의해 다른 뉴런들과 연결되어 있으며 신경계로서의 기능을 발휘한다. 시각(눈), 촉각(피부), 청각(귀), 미각(혀), 후각(코) 등에 의해 자극을 받으면 5감각 자극에 관계되는 정보는 미약한 전기신호로 바뀌게 되고, 5감각 신호는 신경세포로부터 수상돌기에 의해 축색돌기로, 또 다시 다음 뉴런의 수상돌기로 전해져 마침내 대뇌에 도달한다. '맵다', '달다', '짜다', '시다' 등의 미각 역시 이와 같은 과정을 거쳐 대뇌로 이 신호가 보내졌을 때 비로소 느낄 수 있는 것이다.

나) 중추신경계

중추신경계(CNS : Central Nervous System)는 신경계에서 가장 많은 부위를 차지하는 부분으로 뇌와 척수로 구성되어 있으며 신경세포에 의해 대뇌에 전달되는 전기신호가 다시 인체 각 부분의 근육으로 전달되어 행동을 제어한다.

중추신경계를 이루는 가장 중요한 기관인 뇌에서 가장 활발한 신경신호의 전달과 수용이 이루어진다. 이 과정에서 수많은 뉴런들이 활동하게 되는데 이때 전기적 신호를 발생시키며, 이를 뇌파라 부른다. 인간의 뇌파는 안정적일 때 규칙적인 파형을 만드는데, 이러한 뇌의 전기적인 활동을 기록한 것을 뇌전도(EEG : Electro Encephalo Graphy)라 한다. 그림 1-8과 같이 뇌의 활동을 기록하기 위해서는 머리주변에 표면전극을 설치하여 뇌의 전기활동을 측정하는 방법이 있다. 뇌파는 주변의 자기장이나 전기장의 영향을 많이 받고, 심지어 바람이나 뇌파측정을 받고 있는 사람의 작은 움직임에 의해서도 많은 영향을 받는다. 정확한 측정을 원한다면 머리에 전극을 바로 붙이는 것이 좋다.

최근에는 측정의 편리를 위해 뇌파측정을 위한 장비가 나왔지만, 정확성은 좀 떨어진다. 뇌파측정에는 주변의 작은 변화도 큰 변수로 작용한다. 그러므로 가장 정확한 뇌파를 얻기 위해

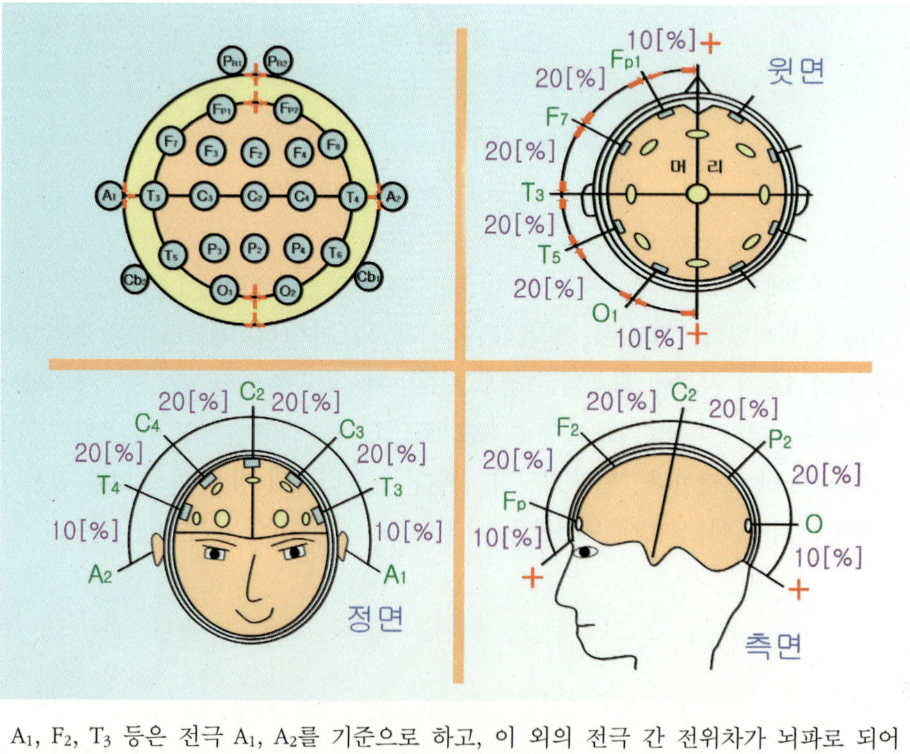

A_1, F_2, T_3 등은 전극 A_1, A_2를 기준으로 하고, 이 외의 전극 간 전위차가 뇌파로 되어 기록된다. [%]는 전극 간의 거리이다.

그림 1-8 뇌전도

서는 전극을 붙여야 한다. 뇌파는 뇌의 활동에 따라 일어나는 전류를 유출, 증폭하여 기록한 것이다. 뇌기능의 질병 이상 유무를 판단하거나 인간이 수면시 수면 정도를 판단하는 데 사용될 수 있다. 뇌기능의 이상을 판단할 때에는 간질과 같은 발작장애의 진단에도 매우 유용하며 뇌사상태, 혼수상태, 호흡결핍 등에 의한 심각한 외손상의 진단을 위해 뇌파를 사용할 수 있다. 수면시에도 뇌에서는 뉴런들의 활발한 활동으로 정보교환이 이루어지게 되는데, 평상시 일상생활을 할 때 뇌의 일정한 활동 리듬이 있지만 수면시에도 그 활동 리듬이 확연히 나타난다. 인간의 수면상태와 수면에서 깨어 나오는 상태가 단순히 잠이 들었다가 알람종 소리를 들었을 때 잠에서 깨는 단순한 형태를 나타내는 것이 아니라, 대개 정상적인 수면은 잠이 들기 시작해서 초기에는 수면상태로 돌아오는 주기적인 특징을 보인다. 하룻밤에 이와 같은 주기가 평균 4~5회 정도 반복된다고 한다.

다) 자율신경계

신경에 의해 전달된 신호 중에는 인체 각 부분의 근육들을 움직여 행동하도록 하는 것도 있다.

① 인체 외부의 자극변화가 주어지고 그 자극을 중추에서 받아 그에 맞는 적절한 반응을 내보내도록 되어 있다.

② 자율신경계(ANS : Autonomic Nervous System)는 교감신경과 부교감신경(그림 1-9)으로

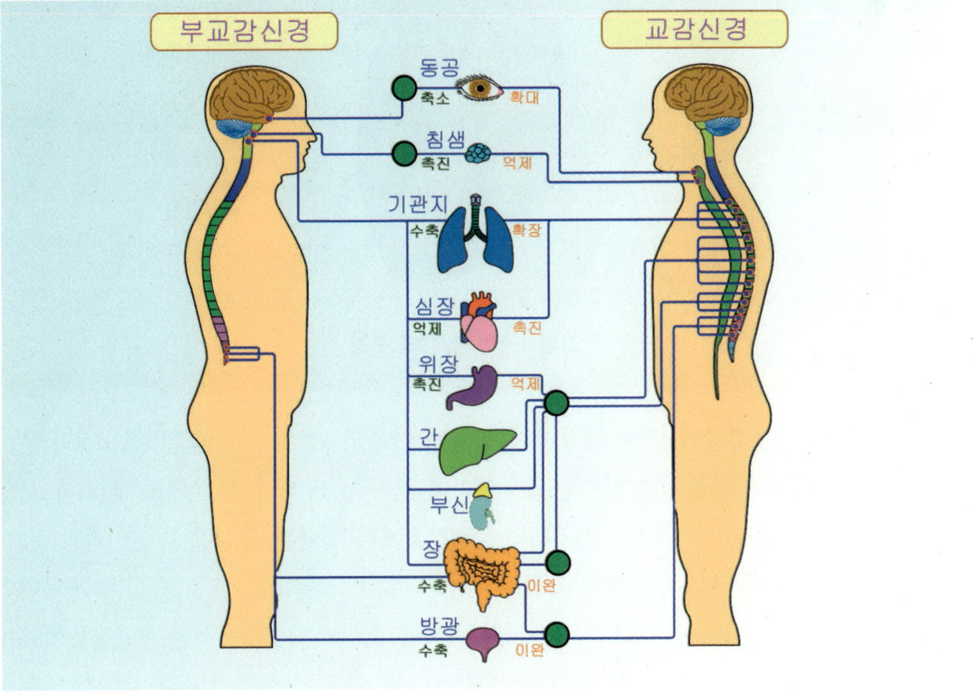

그림 1-9 부교감신경과 교감신경

구분되며, 자율신경세포가 있는 대부분의 기관들은 교감신경과 부교감신경 모두의 지배를 받는다. 모든 자율신경은 운동신경이다. 교감신경(sympathetic nervous system)은 주로 에너지 발산에 관여한다. 행위와 운동을 담당하는 신경으로서, 혈관을 수축시키고, 혈압이나 심박을 상승시키며, 식욕을 억제함으로써 스트레스, 응급상황시 인체를 준비시킨다. 부교감신경(parasympthetic nervous system)은 스트레스 후의 인체의 안정을 도모하며, 교감신경의 영향을 균형있게 한다. 휴식과 식사를 담당하는 신경으로서, 혈관을 확장시켜 혈압이나 심박을 저하시키고, 위장의 활동을 활발하게 하는 활동한다.

③ 심장은 특이하게도 심장의 운동을 자체에서 만들어 움직이도록 하는 신경신호가 자동적으로 발생되며, 동방결절(S-A node = sinoauricular node)이라고 하는 특별한 부위에서 자동적인 운동신호가 발생되어서 마치 호수에 돌을 던질 때 물결파동이 퍼져나가듯이 최초 동방결절에서 발생된 운동신호는 일정한 순서로 수축·이완시켜 인체에 혈액을 공급하게 된다.

④ 심장은 그림 1-10과 같이 각각 좌우 심방·심실을 가지고 있는데, 먼저 동방결절로부터 시작된 운동신호는 심방으로 전달되어 심방이 수축하게 되고, 다시 방실결절(A-V node : atrioventricular node)에 그 신호가 전달되게 되어 심실로 운동신호를 전달하여 심실을 수축시키게 되는 것이다.

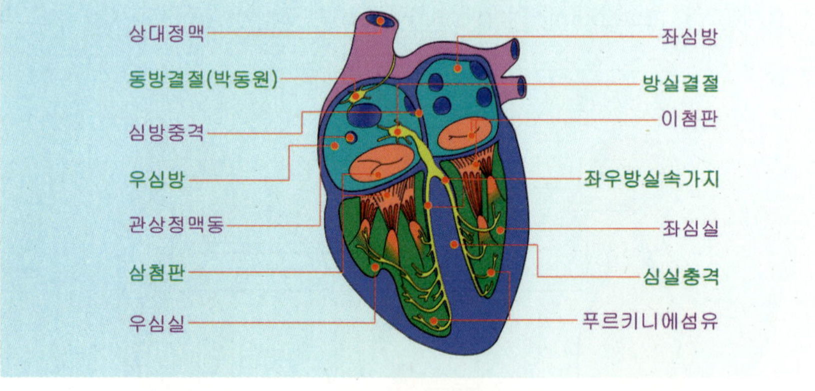

그림 1-10 심장의 구조

⑤ 동방결절과 방실결절에 대해 간략히 설명하면 다음과 같다. 동방결절(S-A node)은 심장 움직임의 원동력이 되는 조그만 근육덩어리며 몸체는 작지만 큰 심장을 장악하고 있다. 방실결절(A-V node)은 대정맥 개구부의 동방결절에서 진행된 흥분을 우심방벽의 관상정맥동의 개구 근처에 있는 것을 받아들여 심실 쪽으로 전달하는 역할을 하는 근육이다.

⑥ 뇌파나 심장의 운동 이외에도 몸의 각종 근육을 움직이게 하는 것은 신경신호의 전달에 의해 이루어진다. 인체에서의 복잡한 신호들은 전기를 통하여 우리 눈에 보이지 않는 전기

적 형태를 띠고 우리 몸에서 끊임없이 흐르고 있다. 또한 고성능의 컴퓨터라 할지라도 다 해독할 수 없을 만큼 복잡하고 매우 정교한 것이 그 전기적 신호의 내용이라 보겠다.

⑦ 신경의 신호전달 자체가 일상생활에 쓰이는 유선통신의 통신선과 같은 경로로 존재하기 때문에 통신선이 끊어지면 통화를 할 수 없듯이 신경신호의 전달경로도 끊어지게 되면 신경신호는 해당하는 우리 몸의 각 부분으로의 명령을 전달할 수 없게 된다. 질병이나 사고로 인하여 척수에 손상이 가해졌다 하면 다음과 같다. 척수가 손상을 입게 되면 손상된 자리를 통과하게 될 감각신호와 운동신호의 전달에 장애를 초래하게 된다. 척수 손상을 입어 뇌로부터 인체 사이에 운동신경이나 감각신경이 제대로 전달되지 못하여 인체적인 기능에 장애가 초래된 경우로 대개 하지(다리)에 신경마비가 있어 휠체어로 생활하는 경우가 많은데 척수의 손상부위와 손상 정도에 따라 전신마비에서 부분마비 등으로 장애의 정도가 다양하다.

⑧ 후천적 장애로 갑작스런 환경변화와 사회생활의 여러 가지 제약으로 육체적, 정신적으로 고통 받고 있다. 이런 신경전달 장애를 겪고 있는 장애자의 고통을 덜어주고 인위적으로 해결하고자 하는 의공학적인 시도로 신경계의 손상된 능력을 작은 전자부품을 이용하여 회복시켜 주는 '극소 전자공학'이 꾸준히 발전하고 있다.

⑨ 잃어버린 시각이나 청각 또는 운동능력의 역할을 해주는 인공신경 장치를 사용해서 신경을 부분적으로 되살리려는 시도가 많은 성공을 거두었다. 번거롭게 각 인공신경들을 인체에 붙일 필요없이 한 그룹의 세포들만을 자극시키면 된다는 단순함이 크게 연구 개발되었다. 이러한 연구 결과들 가운데 가장 손꼽히는 것이 청각신경 역할을 해주는 장치인데, 청각신경 장치는 이식한 전극으로서 청각신경을 자극하여 미약하지만 청각 장애자에게 약간의 청력을 되살려 줄 수 있다. 이미 약 2만 명 이상의 사람들이 청각신경 장치를 이식수술 받아 제2의 삶을 살고 있다.

⑩ 최근에는 사지마비[16] 환자에게 방광조절능력과 손을 쥐는 능력을 향상시켜 줄 수 있는 인공장치를 미국 식품의약국(U. S. Food and Drug Administration)이 개발하여 승인하였다. 미발달된 근육을 컨트롤할 수 있게 해주는 장치에서도 커다란 진전이 있었다.

⑪ 오하이오주, 클리블랜드에 위치한 케이스 웨스턴 리저브 대학의 P. 헌터 페크햄 교수 연구팀은 사지마비 환자들의 팔과 손의 근육들에 8개의 이식한 전극들을 연결하여 손을 쥐는 행동을 회복시켰다. 앞으로 신경기능 대체 연구가 더욱 활발히 진행되어 손상된 뇌신경의 일부까지도 회복시키는 날이 올 것이다.

---

16) 사지마비 : 척수신경이 손상을 받아서 신경증세가 발생하여 양쪽 팔과 다리의 움직임이 약하거나 전혀 못 움직이는 상태이다.

3) 비전기적 생체현상의 검출

생체로부터 발생하는 여러 가지 신호는 전기현상에만 국한되는 것은 아니다. 일상적인 진료 및 치료에 필요한 생체현상을 보더라도 혈압, 혈류, 맥박, 체온, 호흡, 혈액의 산소나 이산화탄소 분압, pH 등을 들 수 있다. 이러한 생체전기 신호가 아닌 생체현상까지도 전기신호로 변환하여 기록할 수 있다.

심장에서 발생되는 소리를 감지하기 위해서는 가슴에 마이크로폰을 장착하여 심장이 움직일 때 발생하는 소리를 전기신호로 변환시킬 수 있다. 일단 전기신호로 변환되면 증폭시킬 수 있으며, 여러 가지 기록기로 쉽게 기록할 수 있다. 여기서 마이크로폰은 소리 에너지를 전기 에너지로 변환시키는 역할을 하는 중간 매개체이다. 이와 같은 소자를 트랜스듀서(transducer : 변환기)라고 한다. 전기적 증폭작용을 이용하여 맥박, 혈압, 체온 등 비전기적 생체현상들에 대해서도 다양한 기술과 방법으로 검출 및 측정할 수 있도록 제작된 트랜스듀서를 사용하여 기록, 저장이 가능하다. 그림 1-11은 생체현상을 검출하여 하나의 정보로 만드는 과정을 그린 모형도이다.

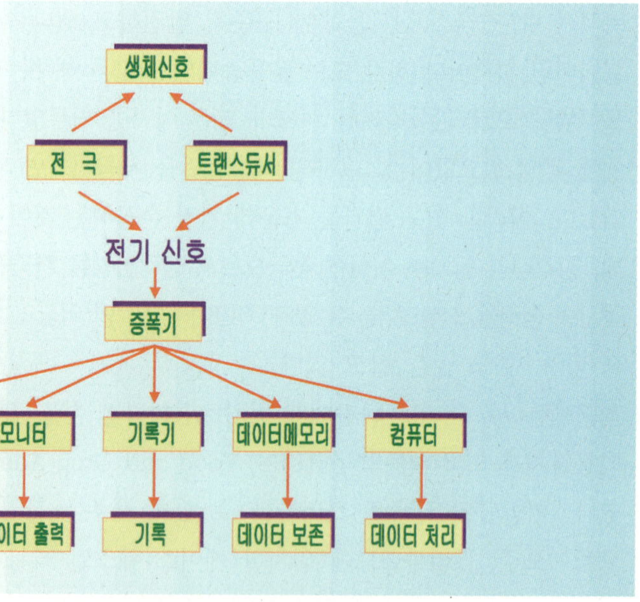

그림 1-11 생체현상의 검출 · 기록 · 전송 방법

3 생체데이터의 정보화

학습목표

- 트랜스듀서의 기능을 이해할 수 있다.
- 의료정보학을 이해하고 설명할 수 있다.

가. 데이터 송출과 연속 표시

트랜스듀서(transducer : 변환기)기술의 발전은 의료에 새로운 발전을 가져왔다.

① 생체의 여러 가지 현상을 시간의 변화에 따라 연속적으로 나타내주는 환자감시장치의 도입이다. 많은 병원의 중환자실에서 이러한 시스템이 설치되어 환자의 상태를 파악하는 데 사용되고 있다. 환자감시 시스템은 그림 1-12와 같이 환자감시장치를 사용하여 주로 중증환자를 중심으로 심전도, 뇌파, 혈압, 산소포화도, 호흡, 심박수, 체온 등의 진단정보를 모니터에 나타내어 24시간 동안의 경과를 연속 감시함으로써, 위급한 환자상태의 돌발적인 변화를 지체 없이 발견하고, 신속하게 대응하여 환자의 안전을 목적으로 하는 것이다. 특히 심장발작과 같은 급격한 경과를 특징으로 하는 중증 심장질환 환자를 대상으로 하는 심박출 감시 시스템(CCU : 심장 중환자실)에서의 데이터는 환자의 응급조치를 취하는 데 중요한 역할을 하며, 그 치료효과는 널리 인정받고 있다.

② 환자감시 시스템 장치를 이동이 가능한 차량(구급차)이나 구급 헬리콥터 등에 설치하며 병원으로 환자를 이송중에도 전문의사와 연락을 하면서 환자의 증세변화에 적절한 대응을 할 수 있어 인명구조에 유익하게 활용할 수 있다.

③ 트랜스듀서에서 제공된 생체진단 정보를 발달된 통신기술로 먼 거리에서도 받아볼 수 있다. 우주비행사의 심전도, 뇌파, 맥박, 혈중산소농도, 체온 등 모든 종류의 생체정보를 지구의 한 병원에서 받아볼 수 있을 정도의 수신기술은 의료공학 분야의 중요한 축으로 자리잡고 있다.

④ 우주에서의 생체정보전송이 현실화된 이상 병실에서 간호사실로, 산간벽지 또는 외딴섬 등의 무의촌, 원양어선에서 병원으로 생체정보를 보내는 일은 오늘날의 통신기술에 의해 간편한 조작만으로도 가능한 것이다.

⑤ 텔레미터 기술은 발진기를 구비한 조그마한 크기의 캡슐을 복용시켜 위나 장내의 pH, 온도, 또는 출혈 여부를 파악할 수 있고, 위장관 내 생체정보의 검색에도 이용되고 있다.

⑥ 통신기술의 발전 또한 의료 분야의 의료발전에 커다란 일익을 담당하고 있다. 대표적으로 오늘날에는 종합정보통신망(ISDN : Integrated Service Digital Network) 등의 통신망이 구축되면서 커다란 변화를 가져오고 있다. 이는 각각 따로 설치되어 개별적인 서비스를 제공하고 있는 각종 통신망들(전화망, 데이터 통신망 등)을 디지털 기술로 통합하여 다양한 서비스를 종합적으로 제공하는 통신망이다.

⑦ 네트워크 통신망을 이용하여 X-선 사진과 같은 의료영상은 물론 진료내용과 의사소견 등 환자에 대한 다량의 진료정보를 빠른 시간에 송수신할 수 있어, 보다 완벽한 원격진료가 가능하게 된 것이다.

나. 컴퓨터의 생체신호 정보응용

현대사회는 컴퓨터를 사용하지 않고는 존재할 수 없다고 해도 과언이 아닐 것이다. 크게는 국가기간전산망으로 국가업무가 컴퓨터로 시행되고 있으며, 은행업무, 생산관리나 산업 로봇, 기업체의 사무자동화 처리, 개인용 컴퓨터, 전자오락 게임, 냉장고, 보일러와 같은 집안 생활도구까지 사회 구석구석 컴퓨터가 이용되고 있다.

각종 생체신호도 트랜스듀서 등에 의해 일단 전기신호로 바뀌면 디지털 신호로 변환하여 컴퓨터로 다시 신호를 출력(변환)할 수 있다. 또한 공학기술의 진보는 우리가 알 수 있는 생체정보를 질과 양적인 면에서 증가시킬 수밖에 없다. 이러한 사실들은 의료정보의 범람을 야기하는 것이고, 엄청난 정보의 처리를 위해서는 컴퓨터의 사용은 어쩔 수 없는 것이다. 일반적인 병원사무 관리에서부터 환자감시 데이터의 처리, 검사 및 수술의 예약, 다양한 검사 데이터 처리, 의용영상처리, 약품관리, 의료비 계산 등 의료와 관련된 전 분야에 걸쳐서 컴퓨터는 빠지지 않고 사용되고 있다. 컴퓨터를 이용하여 복잡한 의료 및 병원 조직을 효율적으로 관리 운영하려는 병원자동화 또는 의료 시스템 공학이라는 기술의 등장은 이와 같은 이유 때문이다.

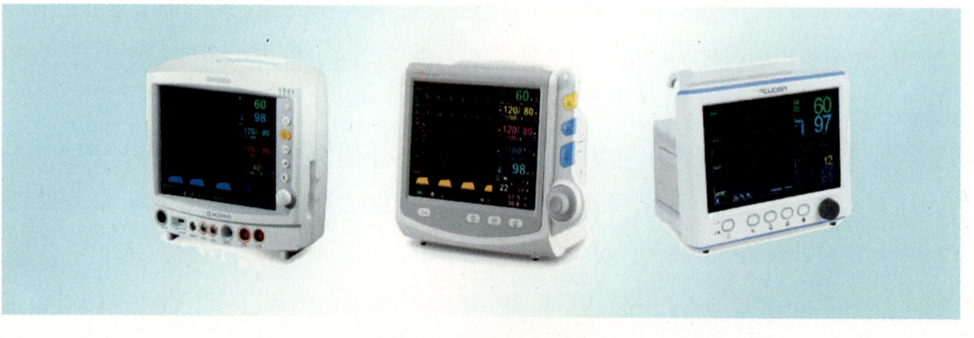

그림 1-12 환자감시장치

다. 의료정보학의 개념

의료정보학(Medical Information)이란 환자의 진료 · 의학교육 · 의학연구 및 의료경영에 필요한 각종의 정보를 효율적으로 체계화하여 관리하는 학문으로 인지과학, 교육심리학, 의사결정이론, 정보과학 및 컴퓨터 과학 등이 망라된 복합적인 학문이다. 의료정보학의 응용은 컴퓨터와 통신기술을 실제 임상에 어떻게 적요하는냐로 귀결지을 수 있으며, 과학적 측면과 기술적 측면으로 분류한다.

1) 의료정보학의 목표(미국의료정보협회(AMIA) 권고)

미국의료정보협회(AMIA : America Medical Informatics Association)는 의료관리에 있어서 발생될 수 있는 여러 가지 형태의 문제점을 의료정보학의 관점에서 파악하고 분석하여 그 문제점을 해결할 수 있는 능력을 키우기 위해 최소한 7개 분야가 목표에 포함되어야 한다고 권고하였고, 표 1-5와 같은 목표를 제시하고 있다.

표 1-5 의료정보학의 목표

분 야	내 용
컴퓨터 조작방법	일반 개인용 컴퓨터의 조작방법 및 각종 소프트웨어 사용 및 활용법을 습득한다.
통 신	다른 유관기관 혹은 정보원을 접근하기 위한 전자통신망의 이용방법을 습득한다.
정보의 검색과 관리	전산화된 정보 데이터베이스로부터 정보를 검색하고 관리할 수 있는 능력 배양을 습득한다.
컴퓨터 보조학습 (Computer aided learning)	평생교육을 위한 컴퓨터 보조학습장치를 선택하고 활용하는 방안을 제시한다.
환자관리와 의사결정	환자관리를 위하여 데이터베이스와 통계 프로그램을 사용하는 방법을 습득하고 의사결정에 도움을 줄 수 있도록 한다.
의료사무관리	병원사무관리에 컴퓨터를 활용하는 방안을 강구한다.
병원정보 시스템 (HIS : Hospital Information System)	병원업무의 전산화에 대한 이해와 환자진료에 정보 시스템 활용 방안을 제시한다.

2) 의료정보의 종류 및 형태

의료정보는 의료인을 위한 의학정보뿐만 아니라 소비자의 의료 전반에 관한 정보를 말한다. 표 1-6은 의료정보를 종류 및 형태로 나누어 나타낸 것이다.

표 1-6 의료정보의 종류 및 형태

의료정보의 종류	의료정보의 형태
임상정보	• 의무기록(차트, 슬립), 각종 병리검사(Lab) 결과(혈액검사, 조직검사, 가검물검사 등) • 생체신호 – ECG(Electrocardiography : 심전도) – EEG(Electroencephalography : 뇌전도) – EMG(electromyograph : 근전도) – EGG(Electrogastrogram : 위전도) – EOG(Electrooculography : 전기안구법), SpO_2, 혈류량, 호흡 등 – 의학영상(X-Ray), MRI(Magnetic Resonance Image) CT(Computerized Tomography), 초음파, PET(Position Emission Tomography), G선 영상, 도플러 혈관촬영 DR(Digital Radiography) 등이다.
병원관리	병원경영정보, 의약품 관리, 의료기기 관리
보건복지 및 의료통계	출생률, 사망률, 전염병 발생률, 의료보험, 질병통제, 의약품 및 의료기기 데이터베이스, 임상실험관리 데이터베이스
보건의료망	Telemedicine, Medi-net, Medline
컴퓨터 보조교육	CAL(Computer Aided Learning) : 컴퓨터를 이용한 의학교육 CBT(Computer-based Testing) : 컴퓨터를 이용한 실험

3) 의료정보학의 역사

의료정보학이란 용어는 1960년대 말 유럽에서 사용되기 시작하여 타지역으로 전파되었다. 미국에서 의료 환경에 컴퓨터를 도입하기 시작하여 발전의 가속화를 가져왔으며, 1990년대 인터넷의 발달로 사용자 중심 시스템으로 성장하였다. 또한, 21세기에 들어와서는 인터넷의 급격한 발전으로 원격/재택진료, 멀티미디어 환경을 이용한 전자의무기록(EMR : Electronic medical record)이 사용되고 있다.

단 원 정 리

1. 의공학이란 의학 자체를 적극적으로 발전시킬 것을 목적으로 하는 학문이다.

2. 의공학의 필요성

㉠ 현대의학에서는 첨단의료기기들이 진단과 치료에 활용되고 있다.

㉡ 방대한 양의 정보를 원활하게 분석·처리할 수 있는 능력이 필요하다.

㉢ 공학적 원리와 실험적 방법을 이용해 환자진료 및 치료의 효과를 극대화하고 의학 연구에 도움을 준다.

3. 인체는 수많은 세포(생물의 기본단위)와 조직들로 이루어져 있다. 세포와 조직 간에도 정상적으로 생명을 유지하기 위해 일상에서 이루어지고 있는 전화 통화처럼 통신체계가 이루어져 있으며 이러한 각 부분들이 질서를 유지하고 서로 간의 상태를 파악해야 한다.

4. 의료정보학(Medical Information)이란 환자의 진료·의학교육·의학연구 및 의료경영에 필요한 각종의 정보를 효율적으로 체계화하여 관리하는 학문으로 인지과학, 교육심리학, 의사결정이론, 정보과학 및 컴퓨터 과학 등이 망라된 복합적인 학문으로 의료정보학의 응용은 컴퓨터와 통신기술을 실제 임상에 어떻게 적요하는냐로 귀결지을 수 있으며, 과학적 측면과 기술적 측면으로 분류한다

수 행 평 가

1 심근경색 협심증, 관동맥 질환과 심장이상의 유무의 확인, 조사 등, 사용범위나 응용면이 광대하고, 심장 질환의 진단학상 아주 중요한 부분을 알 수 있는 측정파형은 무엇인가?

▶ 심전도 : 심장질환의 진단학상을 알수 있는 하나의 기기로써, 심장전기도의 약어로서 ECG(미국식), EKG(독일식) 이 있고, 심근의 흥분은 정맥동에서 일어나 심방 , 심실 방향으로 나가므로 이것의 흥분을 임의의 두 점에서 심전계에 유도하면 심장의 활동전류가 그래프로 표시된다.

2 생체전기 신호의 구분에서 모든 생체 신호이자 연속적인 특성을 갖는 신호는 무엇인가?

▶ 시간적으로 연속인 전압, 전류 또는 그 밖의 형태의 신호. 직류, 정현파 등도 포함한다. 넓은 의미로는 톱니파 등을 포함한 디지털 신호 이외의 신호를 말한다.

3 의료정보의 종류는 임상정보, 병원관리정보, 보건복지 및 의료통계, 보건의료망, 컴퓨터보조교육 등으로 나누어진다. 이중에서 의무기록과 각종병리검사 등은 어디에 속하는가 ?

▶ 의무기록, 각종 병리검사 혈액검사등은 임상정보에 속한다.

4 의사처방이 기록된 수기처방전을 환자가 소지하고 이동하여 각 진료지원부서에 접수하여야 하는 불편을 해소하고 처방전 분실위험 방지 등 환자 진료서비스의 개선 및 업무 생산성 향상을 위하여 개발된 시스템은 무엇인가?

▶ OCS(Order Communication System : 처방전달시스템) : 의사처방이 기록된 수기처방전을 환자가 소지하고 이동하여 각 진료지원부서에 접수하여야 하는 불편을 해소하고 처방전 분실위험 방지 등 환자 진료서비스의 개선 및 업무 생산성 향상을 위하여 개발된 처방 자동전달 시스템이다.

학습평가문제

Ⅰ. 의공학의 개요

1 다음 중 의용공학의 특성에 해당하지 않는 것은?

① 인체는 고유의 가변성을 가지고 있다.

② 인체 접촉 때문에 고도의 안정성과 신뢰성이 요구된다.

③ 인체의 신호는 대부분 크고 주파수가 높은 측면이 있다.

④ 인체 내부를 측정해야 하는 특성이 있다.

⑤ 측정한 데이터의 다양한 분석이 필요하다.

▶ 인체에서 발생하는 신호는 주파수가 낮고 진폭이 작은 특징이 있다. 인체 시스템은 이물질에 대한 거부 반응 특성이 있으며, 계측한 인체 신호의 수치화와 정보화가 어렵다.

2 다음 그림에서 원 안의 (가)와 (나)에 해당하는 것은?

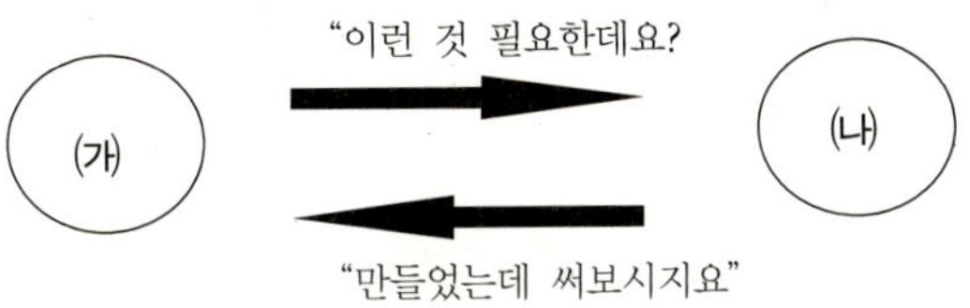

① (가)–의학측, (나)–공학측

② (가)–공학측, (나)–의학측

③ (가)–의학측, (나)–생체측

④ (가)–생체측, (나)–공학측

⑤ (가)–생체측, (나)–생체측

▶ 의학 측에선 NEED를 공학 측에선 SEED로 협조 발전한다.

3 다음 중 심장의 활동에 의해 발생된 전위를 기록하는 것을 무엇인가?

① EOG(안구전도) ② ECG(심전도)

③ EMG(근전도) ④ EEG(뇌전도)

⑤ 동방결절

▶ 심전도(electrocardiogram)는 심장의 전기적 활동을 반영하는 미묘한 전압차를 신체표면에서 측정하는 것이다.

4 신호전달의 근원으로서 미세한 전기적 신호를 발생시키고, 전달시키며, 화학적 물질을 분비하여 다른 신경원으로 신호를 전달하는 능력을 가진 세포를 무엇이라 하는가?

① 뉴런 ② 척수
③ 연수 ④ 뇌세포
⑤ 심장

▶ ㉠ 뉴런 : 신호전달의 근원으로서 미세한 전기적 신호를 발생시키기도 하고, 전달시킬 수 있으며, 화학적 물질을 분비하여 다른 신경원으로 신호전달을 하는 능력을 가진 세포이다.
㉡ 척수 : 뇌와 말초 신경 사이의 자극 전달과 반사 기능을 담당한다.
㉢ 연수 : 뇌의 한 부분으로 뇌간에 속한다. 뇌간에서는 가장 아래이며 전체 뇌의 구조에 있어서도 가장 아래에 있다. 척수와 곧바로 연결되어 있으며 호흡이나 혈액 순환을 조절한다.

5 세포 내 구조인 미토콘드리아(mitochondria)의 역할은 무엇인가?

① 영양소로부터 에너지를 추출
② 여러 세포소기관들과의 상호작용을 통하여 단백질을 합성하는 역할
③ 흥분과 긴장상태에서 활성화된다.
④ 독성 물질을 해독하는 등의 세포 보호기능
⑤ 혈액에서 영양소를 추출한다.

▶ 미토콘드리아 : 생명체가 살아가기 위해서 필요한 에너지를 만드는 역할을 한다. 그래서 미토콘드리아를 '세포 내의 발전소'라고도 한다.

6 심장은 부위에 따라 자극발생의 빈도가 다른데, 정상적인 심박동수는 어느 부위의 자극발생 빈도를 따르게 되는가?

① 동방결절 ② 방실결절
③ 심실 ④ 심방
⑤ 모세혈관

▶ 심장의 자동성 : 상위기관인 동방결절(제1차 자극생성중추)이 가장 현저하며, 하위기관인 방실결절(제2차 자극생성중추), 심실(제3차 자극생성중추), 그 외에 심방, 히스속, 각, 프르킨예 섬유 등도 미약하지만 자동성이 있다. 자극발생의 빈도는 동방결절에서 60~80회/분, 방실결절에서 40~60회/분, 심실에서 20~40회/분이며, 정상 심장에서는 동방결절에 원시 자극중추가 있어 이것이 하위기관인 방실결절 이하를 지배하고 있으므로 정상 심박동수는 60~80회/분이 된다.

7 1786년 생체전기현상에 관심을 가지고 개구리의 다리근육으로 생체에 전기적 흐름을 실험한 인물은?

① 히포크라테스 ② 소크라테스
③ 아리스토텔레스 ④ 트랜스튜서
⑤ 갈바니

▶ 갈바니(L. Galvani)는 1786년 생체전기현상에 관심을 가지고 개구리의 다리근육으로 생체에 전기적 흐름을 실험했다.

Ⅱ

인체의 이해

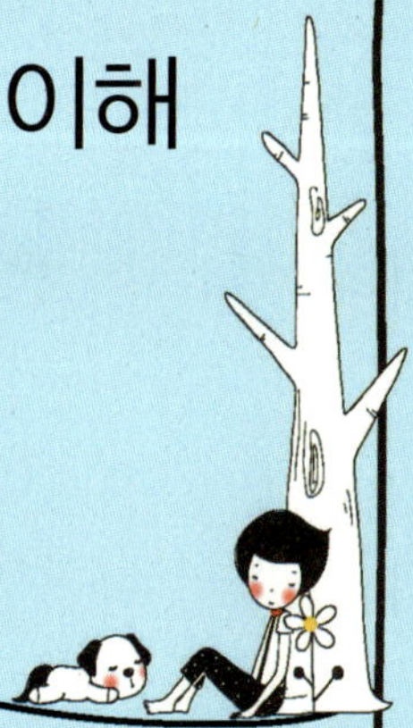

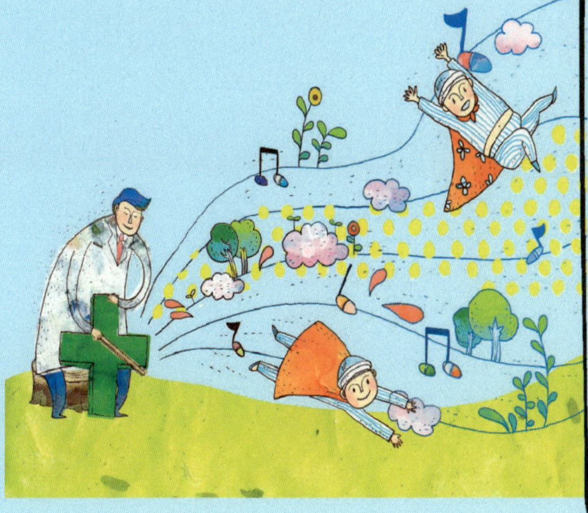

1 근골격의 기능과 분류

학습목표

- 뼈와 근육의 기능을 이해할 수 있다.
- 뼈와 근육을 분류할 수 있다.

가. 뼈의 기능

우리 몸은 총 206개의 뼈로 구성되어 있다. 뼈의 기능에는 무기물의 저장 역할, 지주대 역할, 운동 역할, 보호 역할, 조혈세포를 만드는 역할을 한다. 206개의 뼈들은 서로 연결되어 뼈대를 이루어 우리 몸의 모양, 형태를 유지한다. 뼈는 근육이 붙는 자리가 되며 관절에서 운동이 일어날 때 지렛대와 같은 역할을 한다. 어떤 뼈는 속에 장기를 감싸서 보호하며, 또 뼈 속의 골수에서는 혈액세포를 만든다(그림 2-1 참조).

나. 형태에 따른 뼈의 분류

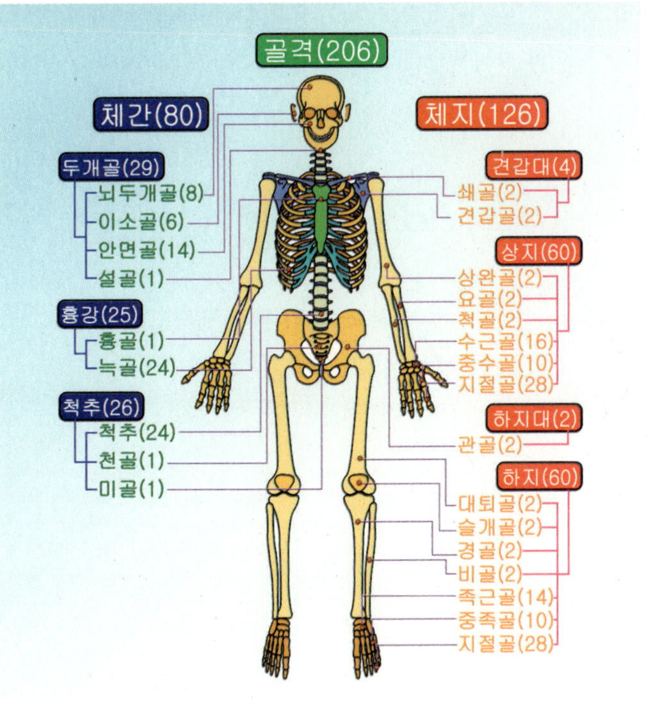

그림 2-1 인체의 골격과 뼈의 갯수

뼈[1]는 형태에 따라 긴 뼈(long bone), 짧은 뼈(short bone), 납작뼈(flat bone), 불규칙뼈(irregular bone), 공기 골(air bone), 종자뼈(sesamoid bone) 등으로 나눈다(그림 2-1 참조).

① 장뼈 : 대퇴골, 상완골 등의 관상뼈이다.
② 단뼈 : 수근골, 족근골 등이다.
③ 편평뼈 : 흉골 등이다.
④ 부정뼈(불규칙골) : 추골 등이다.
⑤ 함기뼈 : 상악골, 전두골, 사골, 접형골, 측두골(두개골에서만 볼 수 있음) 등이다.
⑥ 종자뼈 : 건 속에 있는 소골로 인체 최대의 종자골은 슬개골이다.

다. 뼈의 구조

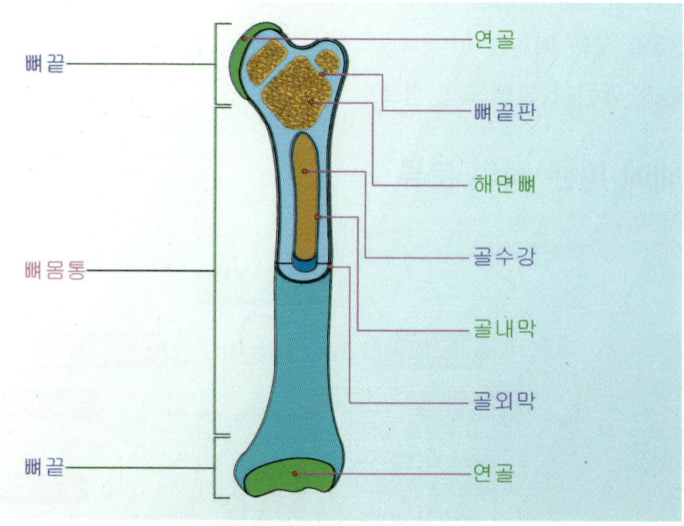

그림 2-2 긴 뼈의 구조

1) 뼈 : 한자어로 표기하면 골(骨)이라 하고 우리말로 뼈이다.

① 뼈몸통(diaphysis) : 뼈의 중심부를 이루며 치밀뼈로 구성되어 있고, 중앙에 골수강이 있다.

② 뼈끝(epiphysis) : 뼈 양 끝단을 이르며, 해면뼈로 구성되어 있고, 관절 주위에 근육이 붙을 수 있는 넓은 면을 제공하고 있다. 그리고 대부분 초자연골로 되어 있으며 뼈의 나이 판정에 이용되므로 골단연골(골단판)이 비후(비대)되어 키가 커지는 것과 연관이 있다.

③ 뼈끝판(epiphysial disc) : 뼈몸통과 뼈끝의 연결부위의 경골부위로 키가 크기 위해 뼈의 성장이 밀집이 되어 있는 곳이다.

④ 골수강(medullary cavity) : 혈액세포를 만들기 위해 골수강에는 세망조직 형태인 골수(bone marrow)가 들어 있다. 골수의 종류로는 적골수, 황골수, 교양골수가 있다.

㉠ 적골수 : 조혈작용이 진행 중인 골수이다.

㉡ 황골수 : 지방세포로 대치되어 조혈이 중지된 골수이다.

㉢ 교양골수 : 황골수의 변형으로 노인이나 소모성 질환환자에게 볼 수 있다.

㉣ 조혈작용 : 갈비뼈, 척추뼈, 가슴뼈, 엉덩이뼈에만 있다.

⑤ 골외막(periosteum) : 뼈의 신경 중 주로 감각신경이 위치하고, 골의 표면(관절연골 제외)을 싸고 있는 질긴 두 겹의 섬유막으로 기능적인 면에서 뼈의 보호 · 영양 · 재생 · 성장을 담당하고 뼈의 부피가 증가되는 곳이다.

⑥ 치밀층(compact layer) : 뼈의 가장 외부층에 있고, 신경과 혈관의 통로인 하버스관과 볼크만관이 발달되어 있다.

⑦ 해면층(spongy layer) : 뼈의 중간층(골단에 발달)으로 골소주가 발달되어 있어 압력과 장력층 판에 영향을 미친다.

⑧ 골내막(endosteum) : 해면층과 골수강의 경계막 선으로 세망조직으로서 뼈형성과 조혈작용이 잠재되어 있다.

⑨ 연골(cartilage) : 골격계의 일부로서 지지조직에 속하며 연골세포 사이를 채우고 있는 다량의 연골기질로 구성된 조직이다.

라. 근 육

1) 인체의 부위별 근육의 명칭

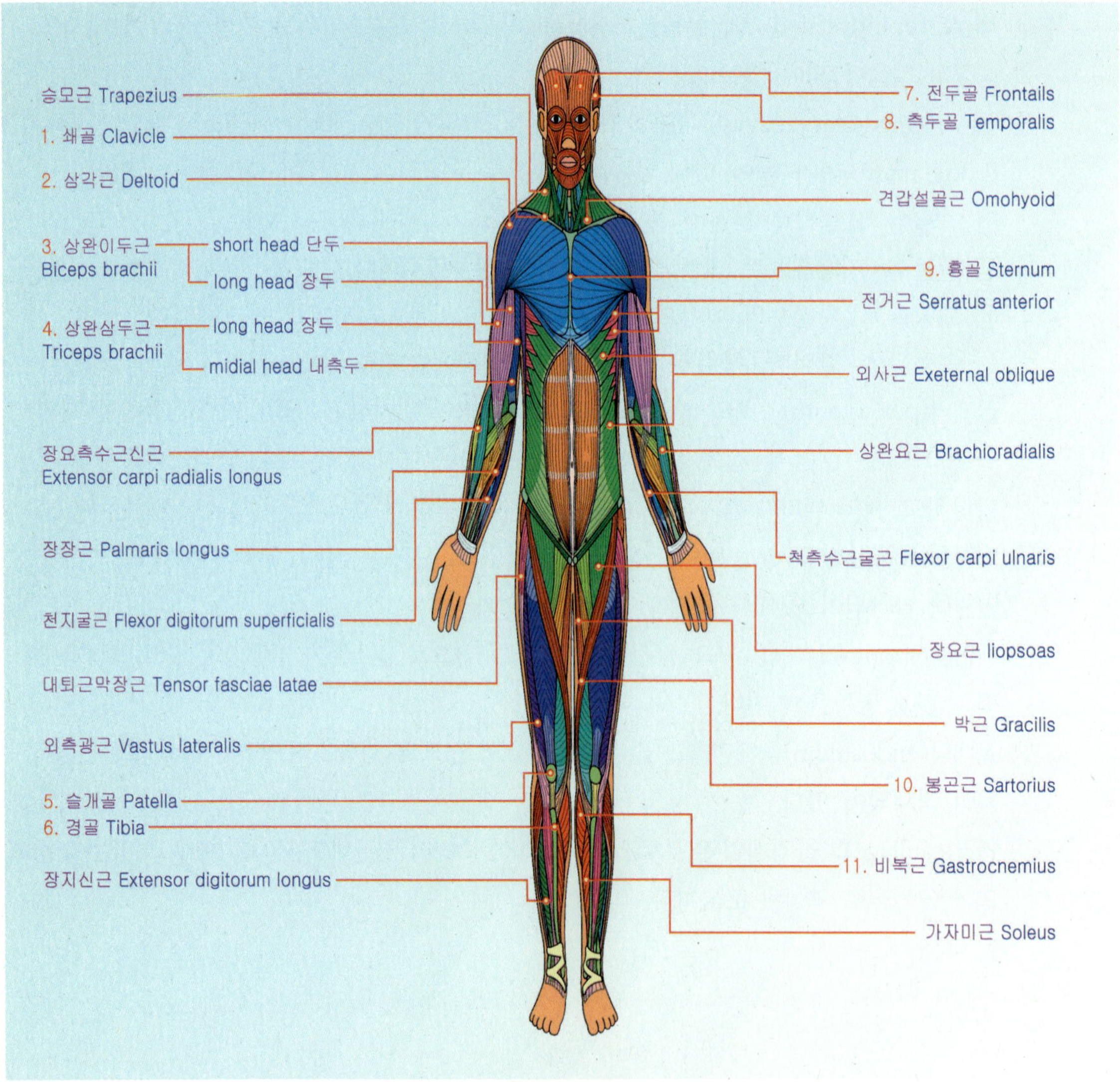

그림 2-3 인체 전면의 근육(muscle)

1. 쇄골(clavicle) : 좌우 견갑골의 어깨 봉우리 끝부분과 가슴뼈 상단을 연결하는 1쌍의 긴 뼈. 빗장뼈라고 한다.
2. 삼각근(deltoid) : 견관절을 앞뒤 및 바깥쪽에서 덮고 있는 삼각형 모양의 강하고 큰 근육이다.
3. 상완이두근(biceps branchii) : 위팔의 앞쪽에 있는 큰 근육. 주로 아래팔을 굽히는 작용을 하며 이 근육을 수축하면 알통이 생긴다.
4. 상완삼두근 (triceps branchii) : 위팔의 뒤쪽에 있는 큰 근육. 주로 팔꿈치를 펴는 작용을 한다.
5. 슬개골(patella) : 종지뼈라 하며 무릎을 덮고 있는 종지 모양의 오목한 뼈이다.
6. 경골(tibia) : 하지골의 하나로 정강이뼈라 하며 인체골격 중 대퇴골 다음으로 크다.
7. 전두골(frontalis) : 앞머리뼈라 한다(머리의 앞부분을 이룬 뼈)이다.
8. 측두골(temporalis) : 옆머리뼈라 한다(머리뼈의 옆면을 이룬 뼈)이다.
9. 흉골(sternum) : 가슴뼈라 한다(가슴 한복판에 좌우 갈빗대와 잇닿은 뼈)이다.
10. 봉공근(sartorius) : 대퇴의 앞부분에 있는, 다리를 펴는 작용을 하는 근육이다.
11. 비복근(gastrocnemius) : 하퇴 뒤쪽에 있는 장딴지를 만드는 강대한 굴근[2)]이다.

가) 근육의 역할

근육은 힘과 운동을 일으키기 위해 화학 에너지를 사용할 수 있는 세포를 가지고 있으며, 근육세포는 수축을 통해 인체을 움직이게 한다. 즉 운동이나 개체이동에 의한 외적 환경에 대처하는 행동을 할 수 있고, 내적 환경 변화에 대한 조절반응을 나타낼 수 있다. 또한 말하고, 글을 쓰고, 예술적인 표현을 하는 것과 같은 의사소통의 능력도 근육의 수축에 의해서이다.

나) 근육의 종류

근육조직은 구조, 수축성, 조절기전에 따라 3종류로 분류된다. 내장근은 평활근이라 하며 내장기관에 널리 분포하고 그 기관들을 움직이는 넓은 의미에서 운동을 담당한다. 일반적으로 근육이란 골격근을 가리킨다. 골격근은 횡문근이라 하며 주로 골격에 부착에서 골격을 움직이거나 지탱한다. 심근은 심장근이라 하며 심장을 둘러싸고 있는 근육으로 가로무늬가 있으며 리듬적으로 수축을 한다.

2) 굴근(屈筋) : 팔꿈치나 무릎을 구부리는 것처럼 관절 양쪽에 있는 뼈사이의 각도를 줄이는 근육이다.

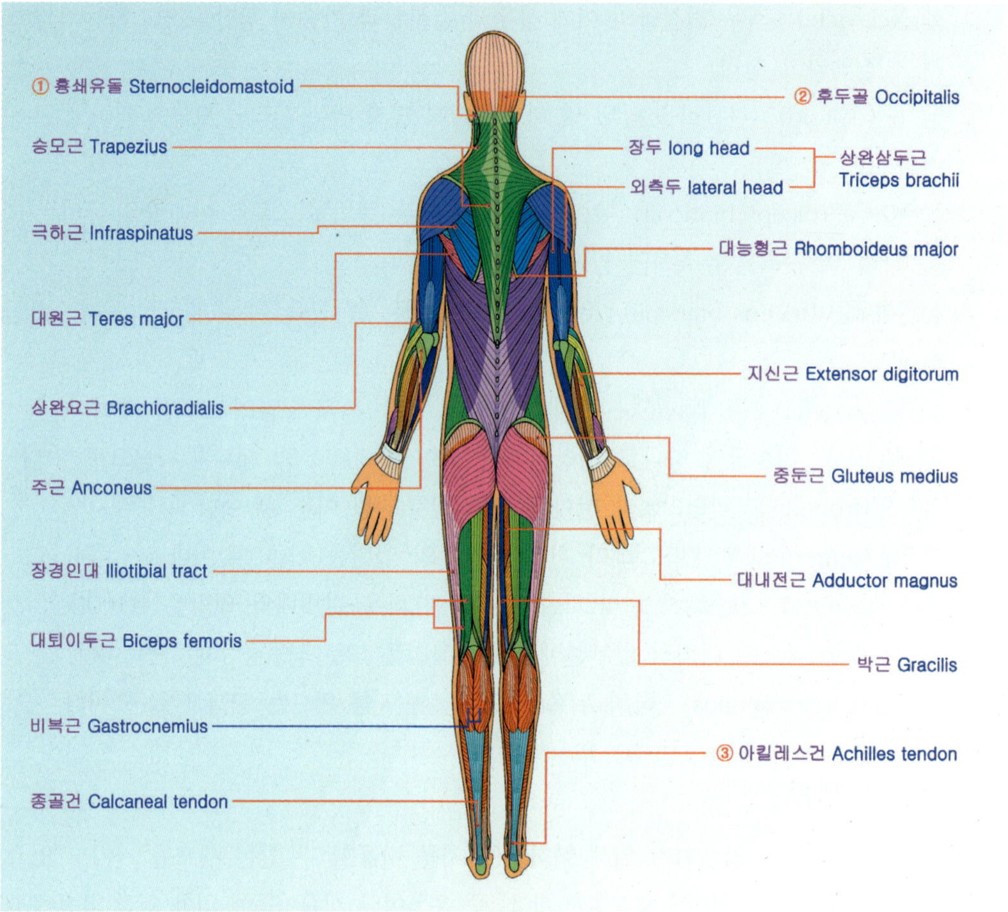

그림 2-4 인체 후면의 근육

① 승모근(trapezius) : 등의 한가운데 선에서 시작하여 다른 근육과 함께 어깨뼈의 운동을 맡은 세모꼴의 근육이다.

② 후두골(occipitalis) : 뒷머리 뼈라 하며 두개골의 뒤쪽을 차지하는 큰 뼈이다.

③ 아킬레스 힘줄(건)(Achilles' tendon) : 종아리 뒷부분의 장딴지 아래에서 발뒤꿈치의 뼈를 향해 뻗고 피하에 닿은 줄 모양의 힘줄이다.

2) 골격근의 조직

골격근은 근외막으로 둘러싸인 근섬유속(근섬유다발)으로 구성된다. 다발은 근주막의 연결조직섬유에 의해 분리되고, 각각의 다발 내에서 근섬유는 근내막에 의해 둘러싸여 있다.

① 골격근의 특징은 횡문근이 구성되고 핵이 여러 개가 들어 있으며 섬유가 길고 원통 모양

형태로 되어 있고 운동신경의 지배를 받아 자신의 의지대로 움직일 수 있는 수의근으로 되어 있다. 각각의 근섬유에는 핵이 많고 세포질은 미토콘드리아와 다른 세포기관들을 포함한다(그림 2-5(a) 참조).

② 근섬유의 구조를 보면 그림 2-5(b)와 같다.

㉠ A－band : 어두운 부위(암대), myosin과 actin이 겹쳐 있는 곳이다.

㉡ I－band : 밝은 부위(명대), actin만 있는 곳이다.

㉢ 근절 : Z-line～Z-line 사이, 골격근의 기본단위이다.

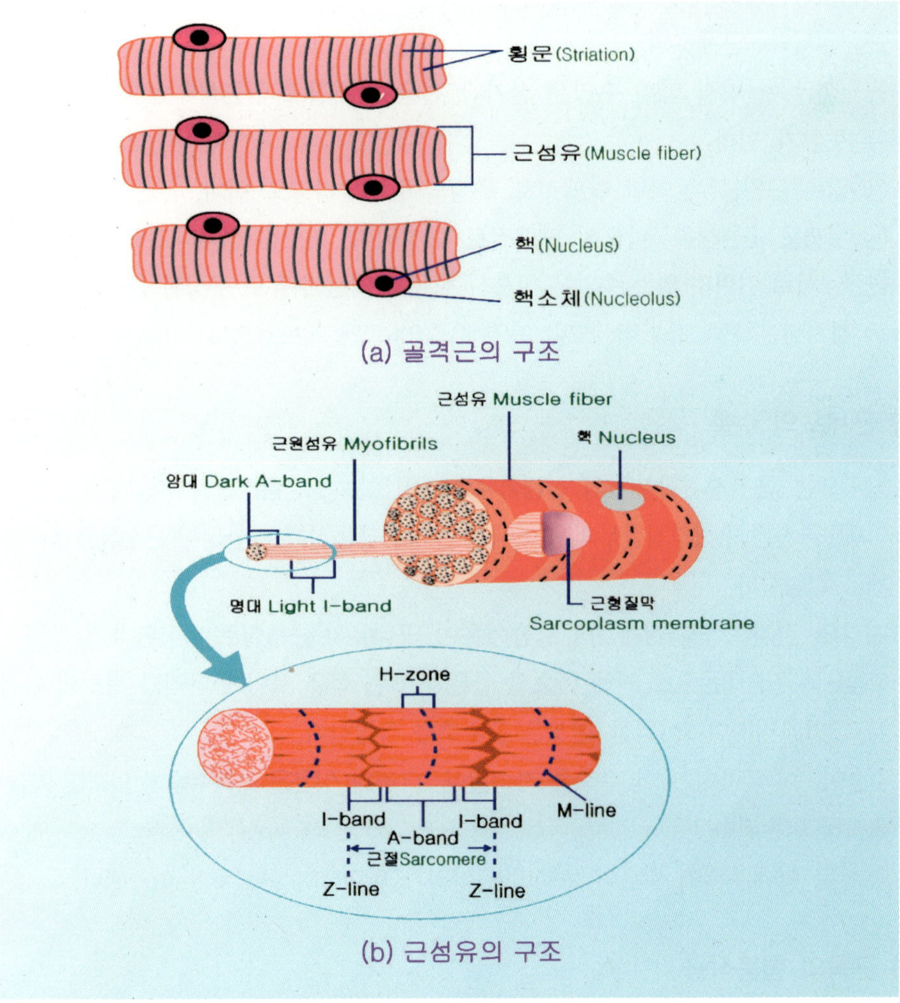

그림 2-5 근육세포의 구조

3) 근세포

근육은 근섬유 곧 근세포들로 구성되어 있다. 즉, 근육은 수많은 근세포들로 구성되어 있다. 각 근세포들은 세포의 최대 길이만큼 신장시킬 수 있는 얇고 모서리가 둥근 원통 모양을 지니고 있다.

가) 근육세포의 구성(그림 2-5(b))

① 근섬유막 : 근세포의 세포막이다.
② 근형질 : 근세포의 세포질로 수많은 미토콘드리아를 포함한다.
③ 근형질세막 : 근세포의 근형질 내에 위치하는 막이다.
④ 근원섬유 : 근형질 안의 수많은 실가닥 같은 단백질로 근원섬유는 서로 평행을 이루며, 두 종류가 있다.
　㉠ 얇은 근원섬유 : 액틴 단백질로 구성되며 섬유라고도 한다.
　㉡ 두꺼운 근원섬유 : 미오신 단백질로 구성되며, 미오신 섬유라고도 한다.
⑤ 근절 : 서로 겹쳐져 있는 수많은 미오신 섬유와 액틴 섬유로 구성된 근세포의 중요한 단위로 겹쳐짐은 근세포의 바깥모양 표면에 끈이나 밴드 모양으로 나타난다.

나) 근세포의 수축

① 근세포는 근신경접합부위의 신경섬유로부터 오는 신경흥분으로 자극된다.
② 아세틸콜린은 근신경접합부의 사이에서 신경전달물질이 확산되어 근섬유를 자극하는 수용체로 결합한다.
③ 자극의 결과로 근형질세망의 칼슘이온이 근섬유의 근형질로 확산된다.
④ 고농도의 칼슘이온으로 인해 미오신 섬유와 액틴 섬유 사이에 다리가 형성되며, 섬유들은 서로 미끄러진다. 이러한 현상은 근수축을 유발한다.
⑤ 칼슘이온이 존재하는 한 수축은 지속된다. 그러나 이온은 능동수송에 의해 근형질세망으로 급속히 이동된다.
⑥ 근형질 아래부위에 칼슘이 농축되면 다리가 파괴되며 근섬유가 이완된다.

다) 근육의 협동작용

① 주동근 : 실제의 원하는 운동을 주로 움직일 수 있는 근육이다.
② 길항근 : 주동근의 수축시 이완되는 근육으로 반대작용을 하는 근육이다.
③ 협동근 : 주동근 수축시 동시에 수축하여 주동근의 운동을 보조, 협동하는 근육이다.

2 심장의 구조와 기능

학습목표

- 심장의 구조를 이해할 수 있다.
- 심장의 기능을 설명할 수 있다.

가. 심장의 구조

순환기계는 심장, 혈관, 혈액으로 이루어져 있으며 순환기계의 역할은 세포에 필요한 산소, 영양분, 호르몬 등을 세포로 운반하고, 반대로 대사결과 조직에서 생성된 CO_2와 노폐물을 배설기관으로 이동, 운반하는 일을 한다. 이러한 물질운반은 혈관 속으로 흐르는 혈액에 의해서 이루어지는데 이러한 혈액의 흐름을 일으키게 하는 곳은 펌프 작용을 하는 심장이다.

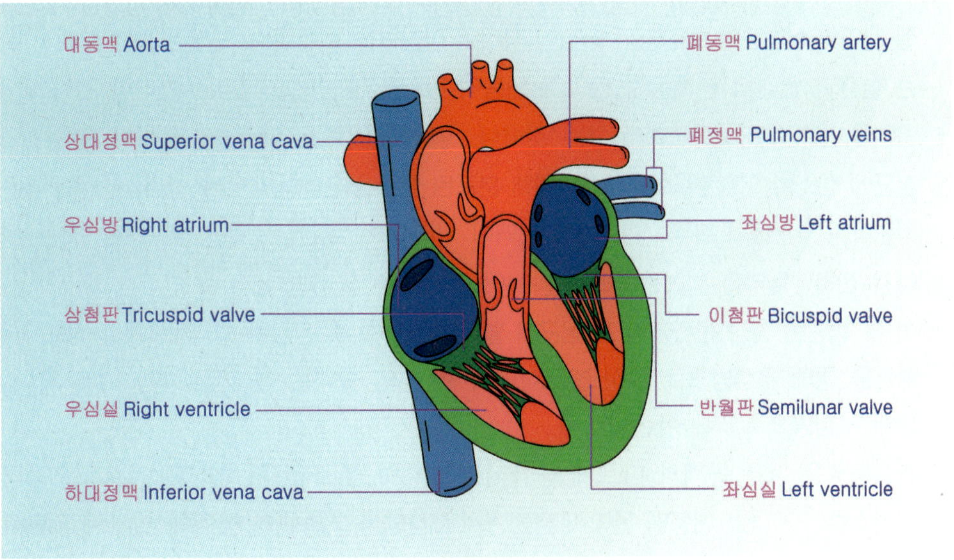

그림 2-6 심장의 구조(structure of heart)

① 심장은 심방과 심실로 구성된 원추형 근육기관으로 흉부내강(가슴부위 속 공간)과 종격동내(가운데 뼈 막부위 공간 안에) 폐 사이인 제2늑골에서 제5늑골 사이에 위치하고 있다. 심장의 무게는 보통 성인 여성의 경우 225[mg], 성인 남성의 경우 310[mg]으로 심장의 약 2/3는 정중선에서 왼쪽으로 치우쳐 있다. 심첨판은 좌측흉부의 제5늑간의 정중쇄골선에 있

으며 심장박동을 촉진할 수 있다. 이 지점을 최대 박동지점이라 한다.

② 심장벽은 심내막, 심근, 심외막으로 구성되어 있다. 심장은 특수한 외부피부로 싸여 있는데 이를 심낭이라 한다. 심내막은 심장의 가장 안쪽에 내피세포로 구성되어 있고, 혈액과 직접 접촉하고 있으며, 심내막이 연결되어 판막을 형성한다. 심근은 심벽두께의 75[%]를 차지하며 심근의 율동적인 수축은 순환을 유지하는 원동력을 제공하는 주요기능을 담당한다. 심근은 구조상으로는 횡문근이고 기능상으로는 불수의근이면서 자율신경의 지배를 받으며 자동능력을 지니고 있어서 중추로부터 신경을 차단하여도 스스로 수축할 수 있다. 심방의 심근층은 심실의 심근층보다 얇고 좌심실벽은 우심실벽보다 3배 정도 두꺼워 더 많은 양의 혈액을 내보낼 수 있다.

③ 심장외부막 : 장측 심낭으로도 불린다. 심낭은 두 개의 막으로 구성되어 있는데 안쪽을 장측 심낭, 바깥쪽은 벽측 심낭으로 이 두 층 사이의 공간을 심낭강이라 한다. 심낭강에는 약 30[ml] 정도의 심낭액이 있으며 심장의 수축과 확장시 마찰을 방지하는 역할을 한다.

④ 심장은 2개의 심방과 2개의 심실로 구성되어 있다. 심방 사이에는 얇은 근육층인 심방중격에 의해 좌심방과 우심방으로 나뉜다. 심실 사이에는 두꺼운 근육층인 심실중격에 의해 좌심실과 우심실로 구분된다. 방실판은 심방과 심실 사이에 위치한 판막으로 우심방과 우심실 사이의 삼첨판과 좌심방과 좌심실 사이의 이첨판을 포함한다. 반월판은 심장에서 두 개의 큰 혈관과 연결되는 폐동맥 판막과 대동맥 판막을 포함하고 있다. 이러한 판막의 역할은 혈액을 한 방향으로 흐르게 하는 것이다. 혈액의 역류를 막는 것이다.

⑤ 심근에 산소와 영양분을 공급하기 위해 분포된 혈관을 관상동맥이라 한다. 관상동맥은 대동맥판막 윗부분에서 좌우 2개의 관상동맥이 시작되며, 우관상동맥은 우심장을, 좌관상동맥은 다시 전하행동맥과 회선동맥으로 나뉘어 좌심장을 둘러싼다.

이 두 혈관은 심장 전체에 퍼져 심근에 혈액을 공급한 후 공급된 혈액의 70[%] 정도가 관상정맥동을 통해 우심방으로 돌아오고 나머지 30[%]의 혈액은 전심장정맥과 테베시안 정맥을 통해 우심방으로 되돌아온다.

⑥ 관상동맥은 다른 동맥과 다르게 공급되는 혈액의 약 75[%]가 심장의 이완기에 공급된다. 심실수축이 끝나고 대동맥 판막이 닫히면서 대동맥을 통과했던 혈액의 일부가 역류하는 이완기 때의 압력에 의해 좌우 관상동맥으로 혈액이 공급된다.

⑦ 수축기에는 심근의 수축으로 심근 사이에 분포되어 있는 관상동맥이 압박을 받아 혈류량이 적어진다. 그러므로 관상순환이 이루어지기 위해서는 이완기의 압력이 적어도 60[mmHg]가 되어야 한다.

나. 심근의 특성

심근의 특성(diagnosis of heart muscle)으로 인하여 심장은 생명이 유지되는 동안 일정한 속도로 수축운동을 하여 혈액을 펌프하여 온몸으로 보내고 있다.

① 심근의 특성에는 심장의 전기적 활동과정, 즉 심장활동전압, 특별한 전도조직에 따른 전도성 활동전압, 흥분과 불응기, 심박동수를 조절하는 자율신경계 영향, 전도속도, 흥분성 그리고 심전도 등 모두 포함한다.

② 심장의 기능은 맥관계로부터 혈액을 펌프하는 기능을 가진다. 펌프를 하기 위해서는 심실이 전기적으로 활동된 후 수축한다.

③ 심장근육의 전기적 활동은 정상적으로는 동방결절에서 시작된다. 동방결절에서 시작된 활동전압은 특히 심근 전체에 연속적으로 전달된다. 수축 또한 연속적으로 나타난다.

1) 심근의 형태적 특성

심근은 결절조직, 퍼킨제 섬유, 횡문근의 세 종류의 조직으로 구성된다.

① 심장근육의 세포는 수축세포와 전도세포로 이루어져 있다. 수축세포는 전반적으로 심방과 심실조직에 분포되어 있으며 심장의 활동세포로서 기능한다. 수축세포의 활동전압은 수축을 유도하고 압력 또는 힘을 일으킨다.

② 심근섬유는 중간원반 부위에서 다른 근섬유와 연결되는데 이로 인하여 심근의 특정 지점에 흥분이 발생하면 모든 심근섬유로 빠르게 전달되어 마치 한 개의 세포와 같이 행동하며 이를 심근의 기능적 세포결체라 한다.

2) 심근의 기능적 특성

심장의 기능적 특성은 율동성, 흥분성, 전도성, 수축성 등이다.

가) 자동성

심장은 조건을 갖추면 스스로 박동하는 능력을 갖춘 기관이며 이를 자동능이라 하며 혈액을 계속 순환시키기 위하여 흥분성이 일정한 주기로 발생한다.

① 전도세포가 분포되어 있는 동방결절, 방실결절, 히스속과 퍼킨제 섬유가 있기 때문이다. 이들을 흥분전도계라 한다.

② 전도세포는 특수근육세포 속에 분포되어 있는데 수축이나 힘을 발생시키지 않는 대신에

심근 전체에 빠르게 활동전압을 전달하는 기능을 가지고 있다. 전도세포는 활동전압을 자연적으로 발생시키는 능력을 가지고 있는데 박동의 시작부위는 동방결절이다.

③ 동방결절의 심근세포가 자동적 · 율동적으로 흥분을 계속하고, 심방근 전체에 퍼지며 자극전도계를 따라 심실까지 전파된다. 이 경우 동방결절을 심장박동의 위치를 잡아주는 일이라고 한다.

④ 정상적인 동성리듬은 다음과 같은 세 가지 특징이 있다.

㉠ 활동전압은 동방결절에서 시작된다.

㉡ 동방결절의 흥분은 반드시 규칙적으로 1분에 60~100회이어야 한다.

㉢ 심근의 활동은 정확한 시간과 지연(delay)이 연속적으로 나타나야 한다(그림 2-7 참조).

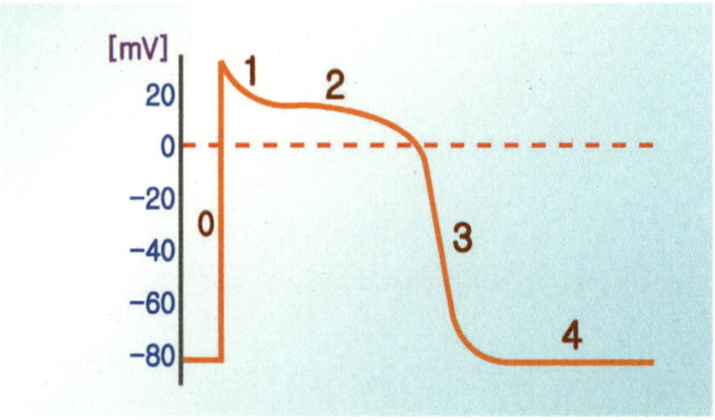

㉮ Phase 0 : 탈분극기

㉯ Phase 1 : 재분극 시작

㉰ Phase 2 : 고평부

㉱ Phase 3 : 재분극

㉲ Phase 4 : 안정막 전압

그림 2-7 심장세포의 활동전압 곡선

나) 흥분성

흥분성이라 함은 어떠한 자극에 대하여 반응할 수 있는 성질을 말하는 것으로 심근에도 흥분성 즉 활동전압을 형성할 수 있는 능력이 있다(그림 2-7).

심장세포의 안정막 전압은 −90[mV]이며 세포 내 전압변화를 곡선으로 나타낸 것을 활동전압 곡선이라 하며 Phase 0에서 Phase 4로 나눈다.

(1) Phase 0, 가시파(탈분극기)

심방, 심실, 퍼킨제 섬유의 활동전압은 매우 빠른 탈분극으로 시작되는데 이를 upstroke라 한다. 신경과 골격근에서의 upstroke는 Na^+(나트륨이온) 통로가 열리면서 Na^+ 투과도가 일시적으로 증가하기 때문이다. Na^+ 통로는 급속히 열리고 닫히게 된다. Upstroke의 정점에서 막전압이 +20[mV]에서 탈분극된다.

(2) Phase 1, 재분극 시작

심실, 심방, 퍼킨제 섬유가 재분극을 일으키는 단계로 upstroke가 일어난 직후 나타난다. 짧은 기간 동안 일어나는 약간의 재분극으로서 Na^{+}(나트륨이온) 통로가 갑자기 폐쇄되면서 Na^{+}(나트륨이온) 투과도가 감소하기 시작하여 세포 내 전압이 0[mV]로 급격히 감소되는 시기이다.

(3) Phase 2, 고평부

고평부 동안은 상대적으로 막전압이 일정하게 유지되는 기간이다. 이 기간은 Ca^{2+}(칼슘이온) 투과도의 느린 증가에 의한 유입이 K^{+}(칼륨이온)의 유출과 평형을 이루는 시기이다. 고평부 동안 열리는 Ca^{2+}통로는 차단제에 의해 억제된다.

(4) Phase 3, 재분극

막전압이 안정막과 전압까지 재분극되는 시기로서 Ca^{2+} 투과도의 감소와 함께 K^{+} 투과도 증가함으로써 세포 내 안정전위로 회복되는 시기이다. 1기, 2기, 3기를 합쳐서 재분극이라 한다.

(5) Phase 4, 안정막 전압

Phase 3에서 막전압이 완전히 재분극되고 안정막이 약 −85[mV]로 되돌아가는 것을 의미한다. 심근에서 발생하는 활동전압 기간은 200~500[msec]으로 신경이나 골격근섬유에 비해 길다. 심근의 활동전압이 긴 것은 활동전압이 끝날 때까지는 새로운 활동전압을 형성할 수 없음을 의미한다. 활동전압을 형성하는 기간 중에는 어떠한 자극에도 반응하지 않는 불응기가 있다. 심근의 활동전압은 불응기를 길게 하여 수축이 끝나기 전에 다시 심근이 흥분되는 일이 없도록 해준다. 심장에서는 가중현상이나 강축현상이 일어날 수 없고 그 결과 심근이 펌프로서 기능을 할 수 있게 한다.

다) 전도성

심근은 흥분을 세포에서 세포로 전달할 수 있으며 심근조직에서 전도능이 특히 발달된 것이 퍼킨제 섬유이다. 심장에서의 전도속도가 모든 심근조직에서 같은 속도로 전달되는 것은 아니다. 방실결절이 가장 늦으며 0.01~0.05 [m/sec]이며, 퍼킨제 섬유가 가장 빠르고 2~4 [m/sec]이다. 활동전압이 동방결절에서 제로로 시작, 심방으로 전달되어 방실결절, 히스속과 퍼킨제 섬유 그리고 심실까지 전달되는 총 시간은 220[m/sec]이다. 방실결절을 통과하는 전도는 총 전도속도의 1/2이 요구되는데, 지연되는 이유로는 방실결절의 전도속도가 가장 느리기 때문에 0.01~0.05 [m/sec]이며, 전도시간이 가장 길며 100[m/sec]이다, 이는 심방수축이 일어난 다음 심실이 수축할 시간을 가지게 된다.

㉮ 방실결절의 느린 전도속도는 심실이 이전에 활동하지 못하도록 한다. 반면 퍼킨제 섬유의 전도속도가 매우 빠른 것은 심실을 빠르게 활동하게 하여 충분한 혈액을 분출하게 하기 위함이다.

라) 수축성

동방결절에서 발생한 흥분이 심근 전체로 파급되면 심방과 심실은 각기 하나의 근섬유처럼 동시에 수축하게 된다. 심근의 수축력은 일정한 범위 내에서는 심근섬유의 길이에 비례하는데 이것을 starling의 심장의 법칙이라고 한다. 이완기의 심실내압 또는 용량은 수축 직전의 심근길이에 영향을 주며, 심실 수축시 내압이 증가하므로 수축기의 심실내압의 크기는 심근의 수축력을 나타낸다. 이완기의 심실내압의 변동에 따른 수축기의 심실압력의 관계는 양 심실 중 한쪽 심실에서 심박출량이 감소하면 혈액이 그 심실에 잔류하므로 그 다음에 유입된 혈액과 합쳐져 혈액량이 전보다 증가한다. 심실근의 길이가 증가되고 수축력이 보다 증가하므로 많은 양의 혈액을 박출하여 이완기의 심실용적을 원래의 양으로 회복시킨다.

마) 실무율

심근의 형태적 특성 때문에 한 세포의 자극은 심근 전체로 파급되는데, 이때 역치 이하의 자극에는 반응을 하지 않으며 역치 이상의 자극에는 최대의 동일한 반응형태를 나타낸다.

다. 심장주기

심방수축을 시작해서 다음 심방수축을 시작할 때까지를 심장주기(cycle of heart)라 하고 안정시 심박동수는 분당 75회일 경우 심장주기는 0.8초이다.

1회 심장주기 때 나타나는 전기적 현상과 기전으로 심장주기는 마지막까지 7단계로 나눈다(그림 2-8 참조).

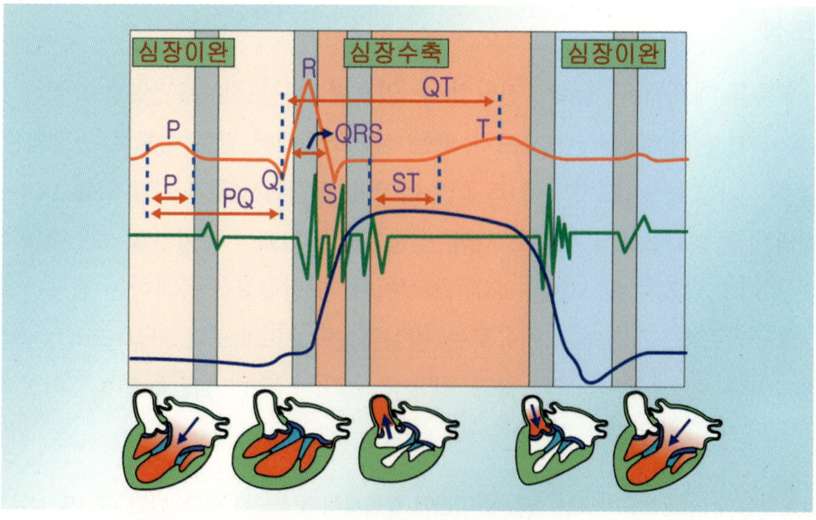

그림 2-8 심장주기

1) 심방수축기

심방수축기는 심방수축이 나타나는 시기이다.

① ECG상에서 볼 때 P파가 선행된 후에 나타난다.
② 좌심방의 수축은 좌심방 압력을 증가시킨다.
③ 이 시기에 좌심실은 이완되며 승모판이 열리고, 심방수축기 전에 심방에서 심실로 혈액이 유입된다.
④ 심방수축은 승모판을 통해 좌심방에서 좌심실로 혈액을 박출시켜 좌심실 용적을 증가시키게 된다.

2) 심실 등장성 수축기

심실 등장성 수축은 QRS군이 형성되는 동안 시작하며 심실의 전기적 활성화를 의미한다.

① 좌심실이 수축하면 좌심실 압력이 증가하기 시작한다.
② 좌심실의 압력이 좌심방 압력보다 올라갈 때 바로 승모판이 닫히게 된다.
③ 방실판이 닫히게 되면 제1심음이 발생한다.
④ 승모판이 삼첨판보다 조금 일찍 닫히게 되면 분리될 수 있다.
⑤ 이 기간 동안 심실압력은 급속히 증가하나 모든 판막이 닫혀 있기 때문에 심실용적은 일정하게 유지된다.

3) 급속 분출기

심실이 지속적으로 수축하면 심실 내 압력이 가장 높은 압력에 도달하게 된다.

① 심실압력이 대동맥 압력보다 훨씬 더 높아지게 되면 대동맥판이 열리게 된다.
② 혈액은 대동맥판을 통해 좌심실에서 대동맥으로 빠르게 분출된다.
③ 거의 모든 일박출량은 급속 심실 구출기 동안에 박출하는 것으로 심실용적이 빠르게 저하된다.
④ 대동맥은 갑자기 유입된 많은 양의 혈액에 의해 대동맥 압력은 상승한다.
⑤ 이 기간 동안 심방으로 혈액이 유입되기 시작하고 좌심방 압력은 폐순환으로부터 좌심방으로 돌아오는 혈액에 의해 서서히 상승하게 된다.
⑥ 이 시기 말기는 심실수축기 말기로 ECG상에 ST분절이 나타난다.

4) 감소 분출기

심실구출이 감소되는 동안 심실은 재분극이 시작되고 ECG에서는 T파가 나타나기 시작한다.

① 심실이 더 이상 수축하지 않게 되어 심실 내 압력은 저하된다.
② 대동맥판이 열려 있고 좌심실에서 대동맥으로 여전히 혈액을 박출한다.
③ 심실용적은 감소되고 박동수도 감소된다.
④ 좌심방 압력은 폐에서 좌심방으로 혈액이 돌아옴에 따라 꾸준히 증가한다.

5) 등장성 이완기

등장성 심실이완기의 시작은 심실이 충분히 재분극을 나타낼 때이며 ECG에서는 T파 말기에 나타난다.

① 좌심실이 이완하면 좌심실 압력은 급격히 떨어진다.
② 좌심실 압력이 대동맥 압력보다 떨어지면 대동맥 판막은 닫힌다.
③ 대동맥 판막은 폐동맥 판막보다 일찍 닫히게 되고 제2심음을 나타낸다.
④ 흡기는 폐동맥 판막이 닫히는 것을 늦추고 폐동맥 판막과 대동맥 판막이 닫히는 시간이 크게 차이가 나는데 이는 제2심음 분리음의 원인이 된다.
⑤ 대동맥 판막이 닫히는 시점에서 대동맥압 곡선에 나타나는 함몰부를 절흔이라 한다.
⑥ 이 기간 동안 모든 판막은 닫혀 있어 심실용적은 일정하게 유지된다.
⑦ 심장은 휴식을 취하면서 소비된 O_2(산소)와 영양물질의 공급을 받고 대사산물은 내보냄과 동시에 심실은 확장하여 혈액이 가득 차게 되므로 이 단계는 다음 수축을 준비하는 시기라 할 수 있다.

6) 급속 충만기

심실의 압력이 최하로 감소하면 승모판이 열린다. 승모판이 열리게 되면 좌심방으로부터 혈액이 흘러들어오고 심실용적은 빠르게 증가한다. 심실이 이완되어 있기 때문에 심실 압은 여전히 낮다. 심방에서 심실로 빠르게 유입되는 혈액의 속도는 제3심음을 나타내는데 어린이의 경우 제3심음을 들을 수 있으나, 정상성인의 경우 들을 수 없다. 이 기간 동안 대동맥에서 동맥가지로 혈액을 보내기 때문에 대동맥압은 감소된다.

7) 감소된 충만기

조기 심실충만 또는 분리기는 심장주기 중 가장 길고 심실충만의 마지막 부분이며 앞의 기간보다 천천히 나타난다. 이 시점에서 심실용적은 이완기말 용적과 같다. 심장박동수의 변화는 분리기의 시간을 변화시켜 심장주기의 가장 긴 기간을 가지게 된다.

> ㉥ 심박동수의 증가는 다음 P파가 나오기 전의 시간간격을 감소시키고 심실충만의 마지막 부분을 없게 하거나 감소시킨다. 만일 심박동수 증가에 분리기가 감소되면 심실충만과 이완기말 용적은 감소되어 결과적으로 하루박출량은 감소된다.

라. 심 음

심장 근처의 가슴벽에 청진기를 대거나 또는 귀를 직접 가슴에 대면 특별한 소리가 들리는 것을 심음이라고 한다.

① 심음(phonocardiogram)은 심장수축과 이완에 따라 심장판막의 열림과 닫힘, 혈액의 흐름, 심장벽의 진동으로 나타난다. 즉 심장의 소리 에너지(심음, 심장음)라는 기계적 현상을 심음계를 이용 전기적 에너지로 바꾸어 그래프화한다. 제1심음은 수축기음으로 심실수축기시 방실판(삼첨판과 승모판)의 폐쇄음이 나타난다. 제2심음은 확장기음으로 심실확장기시 반월판막(대동맥판 및 폐동맥판)의 폐쇄음을 나타낸다.

② 심실확장기 음으로 심실벽의 진동음으로 어린이나 젊은 사람에게 있고 청진기로는 듣기 어렵지만 가슴 위에 아주 예민한 마이크로폰(작은 마이크)을 부착시키면 제2심음이 지난 다음에 또 하나의 진폭을 얻을 수 있다. 이것을 제3심음이라고 한다. 또한 심방수축에 앞서 혈액이 열린 방실판 구멍을 통해 심실로 들어갈 때 낮고 약한 소리를 내는데 보통 청진기로 듣기 곤란하며 이를 제4심음이라고 한다.

③ 심음의 발생기전은 심장근의 수축과 판막의 폐쇄 및 혈액의 흐름 등으로 발생되는 진동 때문에 생긴다. 제1심음은 심실근의 수축 초기에 방실판이 닫힘과 동시에 혈액이 판막벽에 부딪힘으로써 생긴 진동음이다. 방실판의 폐쇄부전 또는 협착증이 있을 때는 제1심음은 제2심음이 들릴 때까지 계속하여 들린다. 제2심음은 심실확장기의 시작 직후에 대동맥 판막과 폐동맥 판막이 닫힘으로써 일어나는 진동음이다. 대동맥과 폐동맥 판막의 결손이 있을 경우에는 역시 제2심음이 계속하여 나타나서 다음 심장주기의 제1심음이 일어날 때까지 이어진다. 제3심음은 확장기 심음으로 제2심음보다 0.1~0.2초 후에 들리며 심실의 급속충만기 끝에 심방으로부터 심실로 유입되는 혈액이 심실을 진동시키기 때문에 나타난다. 심음을 듣고 진단함으로써 심장의 상태를 파악할 수 있어서 질병의 진단에 많은 도움을 주고 있다.

3 호흡의 과정

학습목표

- 폐의 구조을 이해할 수 있다.
- 호흡의 과정을 설명할 수 있다.

생체가 생명에 필요한 대부분의 에너지를 산화과정에서 얻고 있으며 이때 필요한 O_2를 공급, CO_2를 배출하는 전 과정을 호흡하는 것을 말한다. 호흡(respiration)에는 내호흡과 외호흡이 있다.

외호흡은 3단계 과정으로 나눌 수 있다.

① 공기가 폐포 내로 들어가는 과정이다.
② 폐포 내 공기가 폐포에 분포된 혈관 내로 이동되는 과정이다.
③ 혈액 내에서 일반조직으로 이동하는 과정이다.

내호흡은 혈액에서 얻은 산소를 세포 내에서 대사과정에 이용하는 과정이므로 이것은 생화학에서 취급하고 있다. 생리학에서는 외호흡만을 취급한다.

가. 호흡기의 구조

호흡기(structure of respiratory)는 코 → 비강 → 인두 → 후두 → 기관 → 기관지 → 폐로 구성되어 있다(표 2-1와 그림 2-9 참고).

표 2-1 호흡기계의 구성

구분	구성
기도(전도영역)	비강 : 섬모원주 상피(가온, 이물질 제거)
	인두 : 호흡계, 소화기계 공동 통로이다.
	후두 : 후두개(분리)
	기관 : 10~12[cm], 섬모원주 상피, 점액
	기관지, 세기관지, 종말 세기관지
평활근	교감신경 : epinephrine, isoprotereol – 이완
	부교감신경 : histamine – 수축

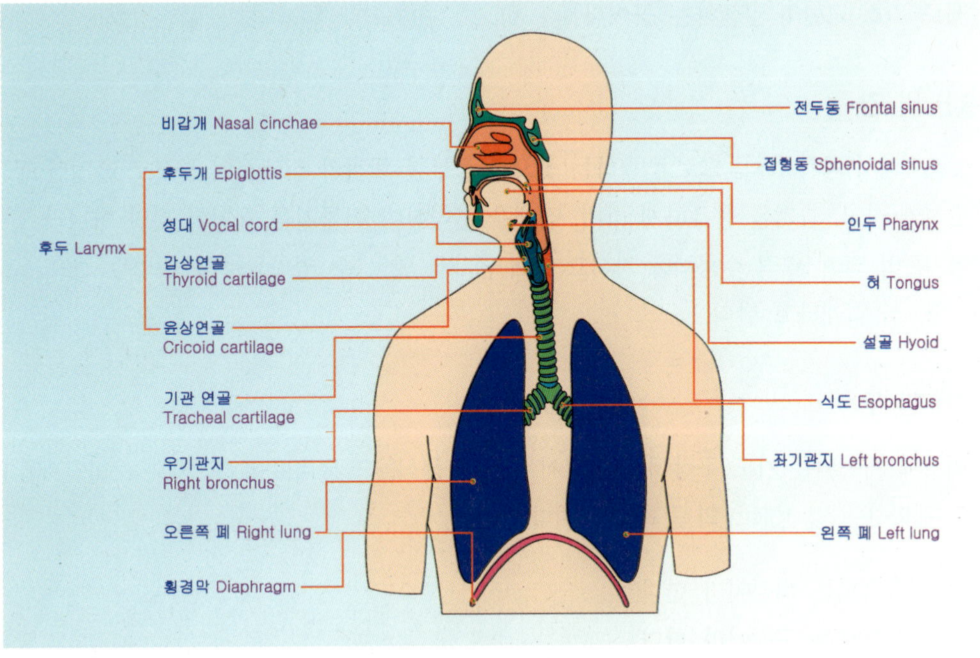

그림 2-9 호흡기계의 구조

나. 호흡단계

1) 외호흡

외호흡(external respiration)은 인체와 대기 사이에 일어나는 가스 교환, 즉 공기를 폐에 출입시켜 혈액과의 사이에 가스 교환이 일어나게 하는 기능을 한다.

2) 내호흡

내호흡(internal respiration)은 체액과 세포 사이에 일어는 가스 교환, 즉 혈액과 조직세포 사이의 가스를 교환한다.

가) 호흡기

내 호흡 기능에 따라 분류하면 전도영역과 호흡영역으로 구분한다. 전도영역은 흡시 공기의 통로가 되는 부분으로 코, 비강부터 인두, 후두, 기관, 기관지 및 종말세기관지로 구성되며, 가스 교환이 일어나지 않는 부위이다. 호흡영역은 호흡세기관지, 폐포관, 폐포낭 및 폐포로 구성되며,

실제로 가스 교환이 발생하는 곳이다.

나) 비 강

호흡계에서 공기가 처음으로 접촉하는 곳으로 풍부한 혈관과 점액선의 분포로 흡입한 공기를 따뜻하게 하고, 습기를 풍부하게 하며, 점액을 분비하여 이물질을 제거할 뿐만 아니라 발성시 공명기관이 되며, 후각 수용체를 가지고 있어 냄새를 맡을 수 있다. 비강 내벽의 3개의 융기를 상·중·하 갑개라고 한다.

다) 인 두

비강에 계속되는 기도 구강에 연결되어 있으며 음식물의 통로로 호흡기계와 소화기계에 공동으로 관여하는 약 13[cm]의 근육성 관이다.

① 위쪽으로는 비강이라 한다.
② 앞쪽으로는 구강이라 한다.
③ 밑쪽으로는 식도와 후두로 통해 있다.

인두는 다시 3부분, 즉 비인두, 구인두, 후두인두로 나뉜다. 구인두에 편도선이 위치한다.

라) 후 두

인두 바로 아래에 위치하며 후두개에 의해 음식물이나 삼킨 이물질이 호흡기 내에 유입되는 것을 방지한다. 또한 성대가 있어 발성기관으로서 기능을 한다. 기관은 성인의 경우 길이가 10~12[cm], 직경이 2.5[cm]이고 흉골각의 높이, 즉 5번째 흉추에서 좌우 기관지로 나뉜다. 기관벽에는 15~20개의 C자형 기관 연골이 있어 이것이 기관을 둘러싸고 그 형태를 유지하는 역할을 한다. 기관의 내부표면에 섬모원주상피가 있는데 이 섬모가 위쪽으로 물결치므로 점액을 후두 바깥쪽으로 밀어내며, 이러한 청소기능은 기침, 가래와 함께 호흡기계에 들어온 불순물이나 흡입된 먼지 등을 내보내는 데 중요한 역할을 한다.

마) 기관지

기관과 폐 사이를 연결하는 관으로 폐 외 기관지와 폐 내 기관지로 구분된다. 폐외 기관지는 좌우 기관지로 갈라지는 부위에서 폐문까지이다. 좌우 기관지가 이루는 각도는 70°이다. 기관지와 세기관지의 벽에는 평활근이 포함되어 있어 자율신경계의 영향으로 그 직경이 변화한다. 부교감신경의 자극에 의해 수축하고, 교감신경의 자극에 의해 수축을 억제된다. 아세틸콜린

(acetylcholine), 히스타민(histamine), 필로카프린(pilocarpine) 등은 수축을 촉진하고, 아드레날린(adrenaline), 에피네프린(epinephrine), 아트로핀(atropine) 등은 수축을 억제한다.

바) 폐

우측 3엽, 좌측 2엽으로 구성되어 있으며 각 폐엽은 늑막의 견고한 섬유성 막으로 싸여 있다. 폐문을 통하여 들어간 폐 내 기관지는 우측은 3개, 좌측은 2개로 갈라져 각 폐엽 속으로 들어가 엽기관지로 되고 이들은 엽내에서 다시 갈라져서 구회 기관지로 되며 이는 다시 세기관지로 된다. 세기관지의 끝은 두 개 혹은 그 이상의 호흡 세기관지로 계속되고 각 호흡 세기관지 끝에는 여러 개의 폐포가 달려 있다.

사) 폐 포

폐포관 및 폐포낭 모두를 말한다. 폐포의 내면은 모세혈관과의 사이에 가스 교환이 일어날 수 있는 단층편평상피, 즉 호흡상피로 덮여 있다(그림 2-10 참조). 폐포의 직경은 약 250[μ]이고 폐의 모세혈관의 직경은 약 8[μ]이다. 폐포의 수는 양쪽 폐에 약 3억 개로 추정되고 총 호흡면적은 75[m^2], 체표면적에 약 50배이다. 호흡상피는 두께가 약 0.1[μ]의 얇은 막으로 모세혈관에 접해 있어 쉽게 공기가 확산되어 호흡표면을 형성하고 있다. 1개의 폐포를 둘러싸는 모세혈관의 수는 약 2,000개로 추정된다. 산소가 폐포로부터 적혈구 내로 확산하기 위해서는 호흡상피, 기저막, 모세혈관내피, 혈장, 적혈구의 세포막 등을 관통하지 않으면 안된다.

호흡상피, 기저막, 모세혈관내피를 합한 호흡표면의 두께는 전체가 약 0.2~0.6[μ]에 지나지 않는다.

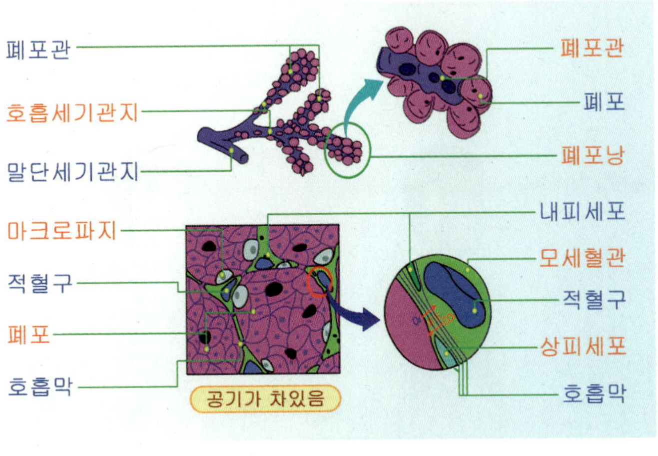

그림 2-10 폐포의 구조

폐포상피세포는 표면상피세포와 중격세포로 구분되는데, 표면상피세포는 단층의 편평상피세포로 되어 있으며 가스 교환의 기능을 한다. 중격세포는 계면활성 물질을 분비하는데 계면활성제는 폐포를 둘러싼 액체의 표면장력을 약화시켜서 폐포를 쉽게 확장시킨다. 계면활성제는 폐포허탈을 방지하며 이것이 부족할 때 폐포에 7~14배의 힘이 가해져야만 확장이 되므로 이때 흡식에 관여하는 근육이 지치게 된다. 계면활성제는 폐가 일정한 용적을 유지하는 데 중요한 역할을 한다. 폐포에서 기체교환이 잘되는 폐포의 구조적 특성으로는 폐포벽과 폐포 주위 모세혈관벽 사이의 기체 확산 거리가 매우 짧으며, 또한 폐포벽이 단일 세포층으로 이루어져 있고 모세혈관막도 내피세포만으로 되어 매우 얇을 뿐만 아니라 두 막 사이의 간질공간이 매우 좁다. 뿐만 아니라 폐포 안쪽의 호흡상피 표면에 계면활성제로 덮여 있기 때문이다. 폐포에는 운동성이 강한 대식세포가 있어 식균작용으로 이물질을 제거한다. 폐포모세혈관은 우심실에서 오는 폐동맥에서 유래하지만 기관지 모세혈관은 좌심실에서 오는 기관지동맥에서 유래한다.

다. 폐환기

횡격막과 늑간근의 수축과 이완에 의해 공기가 폐의 외부와 내부로 이동하는 것을 폐환기라고 한다.

1) 호흡운동

공기는 압력이 높은 곳에서 낮은 곳으로 이동된다. 흡식은 대기로부터 공기가 폐 안으로 들어오는 것이며 대기압이 폐 내 압력보다 높기 때문에 일어난다. 호식은 폐내의 공기가 밖으로

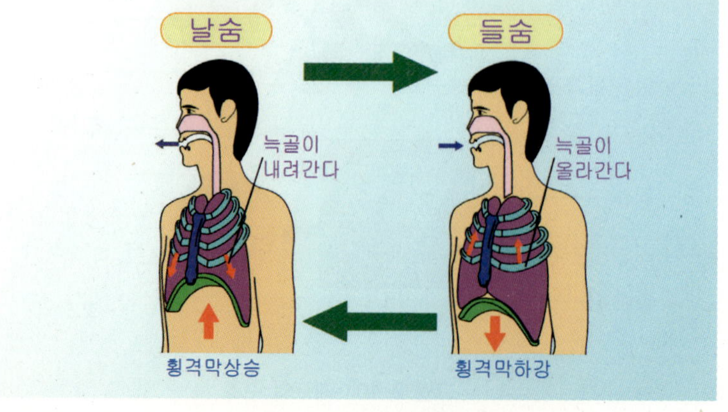

그림 2-11 호흡운동

나온 것으로 폐 내 압력이 대기압보다 높아야 한다. 폐 내의 압력은 흉곽의 크기에 따라 변화하는데, 즉 흉곽의 크기가 커지면 폐 내의 압력이 줄어들어 대기압과 같아질 때까지 공기가 폐로 들어온다. 이것은 폐에서는 탄력섬유는 풍부하지만 근육이 없기 때문에 폐 스스로 움직이지는 못하지만 흉곽이 안정되면 이에 따라 수동적으로 확장되기 때문이다(그림 2-11 참조).

가) 흡 식

공기의 흡입은 공기를 폐 속으로 빨아들이는 숨으로 흉곽 확장과 횡격막 수축에 의해 흉강용적이 확대되어 폐포 내압이 대기압보다 낮아 폐 내로 공기가 수동적으로 유입되기 때문에 일어난다. 안정시 흡식(inspiration)이 일어날 때 폐 내 압력이 대기압보다 1~2[mmHg] 정도 낮아매 흡식 때마다 500[ml]의 공기가 폐 내로 들어온다. 흉곽의 확장은 주로 외늑간근 및 늑연골부의 내늑간의 수축에 의한다. 이때 늑골은 전, 후, 좌, 우로 치켜 올라감으로써 흉강이 넓어진다. 횡격막의 수축으로 흉강 내로 올라와 있던 횡격막이 복강으로 내려감으로써 흉강이 넓어진다. 늑간근과 횡격막을 주호흡근이라고 한다. 늑간근은 흉수(T_1~T_{12})에서 나오는 늑간신경의 지배를 받는다. 늑골의 거상에 의한 가슴둘레의 확대는 상위늑골부에서는 주로 전방으로, 하위늑골부에서는 주로 옆 방향으로 확장된다. 심호흡 때에는 더욱이 척추를 펴는 근(후거근, 늑간근 등)이나 어깨를 올리는 근(승모근, 견갑거근, 능현근 등)도 관여한다. 이들 근을 보조 흡식근이라고 한다. 횡격막의 수축에 의해 좌우 2개의 원개부(등근덮개부위)가 1.5[cm](심호흡시는 6~7[cm]) 내려간다. 횡격막의 면적은 약 300[cm^2]로 횡격막 운동에 의해서만 흡입량은 약 450[ml]이다. 안정시에는 주로 횡격막 호흡에 의한다. 횡격막이 내려감으로써 복부내장은 그만큼 앞쪽으로 내밀린다. 노력성 흡식을 하는 동안 외늑간근의 수축이 두드러진다.

나) 호 식

폐 속의 공기를 외부로 배출. 흡식운동의 역작용으로 에너지가 필요하지 않는 수동적 운동을 하는 것으로 안정시 호식은 흡식시 수축되었던 횡격막과 외늑간근의 이완으로 탄성반동에 의해 늑골과 횡격막이 제자리에 되돌아온다. 그 결과 흉곽의 크기는 줄고 폐 내 압력은 증가된다. 노력성 호식(expiration)은 주호식근, 즉 내늑간근의 수축에 의해 흉곽의 하강 및 보조호식근인 복벽근(복직근 등)이 수축에 의해 횡격막이 올라오는 것에 의한다. 흉곽의 수동적 운동에 의한 호흡을 흉식호흡, 횡격막의 운동에 의한 것을 복식호흡이라고 한다. 호흡은 보통 양자의 합병된 흉복식 호흡이다. 여자는 흉식호흡을 많이 하는 것으로 알려졌다. 이는 복근의 긴장이 약한 것과 후천적으로 허리띠나 코르셋으로 압박하는 경우 때문이다.

2) 폐용적과 폐용량

폐가 간직하는 공기량을 조건에 따라 4개의 용적과 4개의 용량으로 구분한다(그림 2-12 참조).

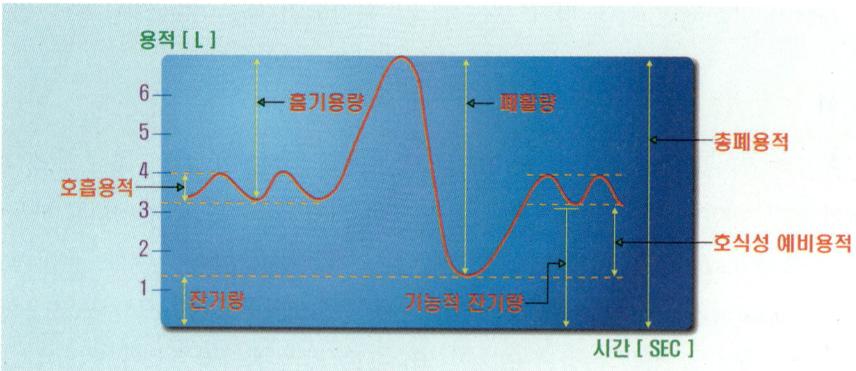

그림 2-12 호흡곡선

가) 1회 호흡용적

1회 호흡용적(TV : Tidal Volume)은 안정상태에서 호흡시 1회 들이마시거나 내쉬는 공기의 용적을 말하며, 1회 호흡량이라고도 하며 정상 성인은 보통 500[ml]이다.

나) 흡기예비용적

흡기예비용적(IRV : Inspiratory Reserve Volume)은 정상 호흡에서 공기를 들이마신 후 최대로 더 공기를 들이마실 수 있는 공기의 양을 말하며, 정상범위는 2,500~3,500[ml]이다.

다) 호기예비용적

호기예비용적(ERV : Expiratory Reserve Volume)은 정상 호흡에서 내쉰 후에도 폐에는 여전히 많은 공기가 남아 있는데, 이 중 호식근육들의 적극적인 수축으로 최대로 내쉴 수 있는 공기량을 말하며 보통 1,200[ml]이다.

라) 잔류 용적

잔류 용적(RV : Residual Volume)은 최대로 강하게 호식을 한 후에도 폐 안에는 여전히 공기가 남아 있는데, 이 남아 있는 공기의 양을 말하며, 정상치는 약 1,200[ml]이다.

3) 폐용량

폐용적 중 두 가지 이상을 합한 것을 말한다.

가) 흡기용량

흡기용량(IC : Inspiratory Capacity)은 1회 호흡용적과 흡기예비용적을 합한 것(TV+IRV)을 말하며 정상적으로 흡식한 공기의 양과 최대한으로 들이마실 수 있는 공기의 양을 합한 양으로 약 3,600[ml]이다.

나) 기능적 잔기용량

기능적 잔기용량(FRC : Functional Residual Capacity)은 잔기용적과 호기예비용적을 합한 것(RV+ERV)으로 정상적인 호식 후 폐에 남아 있는 공기의 양을 말하며 약 2,400[ml]이다.

다) 폐활량

폐활량(VC : Vital Capacity)은 최대한으로 숨을 들이마신 후에 최대한으로 내쉴 수 있는 공기의 양을 말하며, 1회 호흡용적과 흡기예비용적에 호기예비용적을 합한 값(TV+IRV+ERV)으로 약 4,800[ml]이다.

라) 총폐활량

총폐활량(TLC : Total Lung Capacity)은 최대의 흡식으로 폐 내에 수용할 수 있는 공기량으로 모든 폐용적을 합한 것(VC+RV)이다. 정상 성인의 정상치는 약 6[L]인데 나이, 성별, 체격에 따라 다르다.

마) 강제 폐활량

폐환기 능력을 평가하는 가장 유용한 측정치는 강제 폐활량이다. 강제 폐활량은 최대 흡식 후 강하고 빠르게 호식함으로써 불어낼 수 있는 최대의 공기용적이다. 강제폐활량을 결정하는 요인은 흉벽 및 복벽의 근력, 기도저항, 폐의 크기, 폐의 탄력성 등이다.

4) 호흡량과 환기율

1분간 호흡기를 통하여 들어오고 나간 공기의 양을 매분 호흡량이라 하는데, 이는 매 호흡시 출입하는 공기의 양과 일 분간 호흡수를 곱한 수치로, 일회 호흡용적×호흡수(회/분)로 나타낼 수 있다. 호흡기가 폐포 환기에 관여하더라도 폐포 내 가스 및 혈액 계면에서 가스 교환을 하지 못하면 그 공간도 호흡 무효공간에 포함되어야 한다. 해부학적 호흡 무효공간을 포함하여 혈액과의 가스 교환에 관여하지 못하는 모든 폐 내 공간을 생리학적 호흡 무효공간 또는 사강(dead space)이라 하며, 용적은 약 150[ml]이다. 일회 호흡용적이 500[ml]일 때 호흡사강에 속하는 150[ml]를 제외한 350[ml]만이 공기교환에 참여하게 된다. 폐포 환기율은 1분 동안 폐포로 출입한 공기의 양, 즉 실제 공기교환에 차지하는 공기의 양을 의미하며 식 (2-1)이다.

폐포 환기율(ml/분) = 호흡수(회/분) × (일회 호흡용적 − 호흡사강용적) (2-1)

예 12회×(500[ml] − 150[ml]) = 4200[ml]가 된다.

4 신경세포의 활동

학습목표

- 신경세포를 기능과 위치에 따라 분류할 수 있다.
- 신경세포의 활동을 설명할 수 있다.

신경계(nerve system)는 100여 개의 신경(nervous)으로 구성되어 있다. 자극에 의해 흥분을 일으키는 자극 감수성(irritability)이고 흥분을 말초신경에서 중추신경 쪽으로 전달하는 일은 전도성(conductivity)이라 하며 구심성 신경이 역할을 한다. 중추신경으로부터 말초신경 쪽으로 다시 전도하는 일은 원심성 신경이 한다..

그림 2-13는 우리몸의 신경세포를 나타내는 그림이다. 신경세포를 기능에 따라 분류하면 운동신경, 감각신경, 혼합신경으로 나누어지고 위치에 따른 분류하면 중추신경계, 말초신경계, 자율신경계로 나눌 수 있다. 기능에 따른 분류는 표 2-2이고 위치에 따른 분류는 표 2-3이다.

표 2-2 신경세포의 기능에 따른 분류

구 분	신경의 특징
운동신경	중추의 흥분을 전달한다.
감각신경	감각의 정보를 중추로 전달한다.
혼합신경	운동신경과 감각신경을 합한 신경이다.

표 2-3 신경세포의 위치에 따른 분류

구 분	신경의 특징
중추신경계	뇌는 신경계의 핵심으로 머리부분이다.
	척수는 척추를 따라서 연결된다.
말초신경계	뇌신경은 운동, 호흡, 감각을 담당한다.
	척수신경 혼합하여 담당한다.
자율신경계	교감신경은 흥분, 위급상태를 지배한다.
	부교감신경은 편안한 상태를 지배한다.

가. 중추신경계

중추신경계(central nervous system)는 뇌(brain)와 척수로 구성된다.

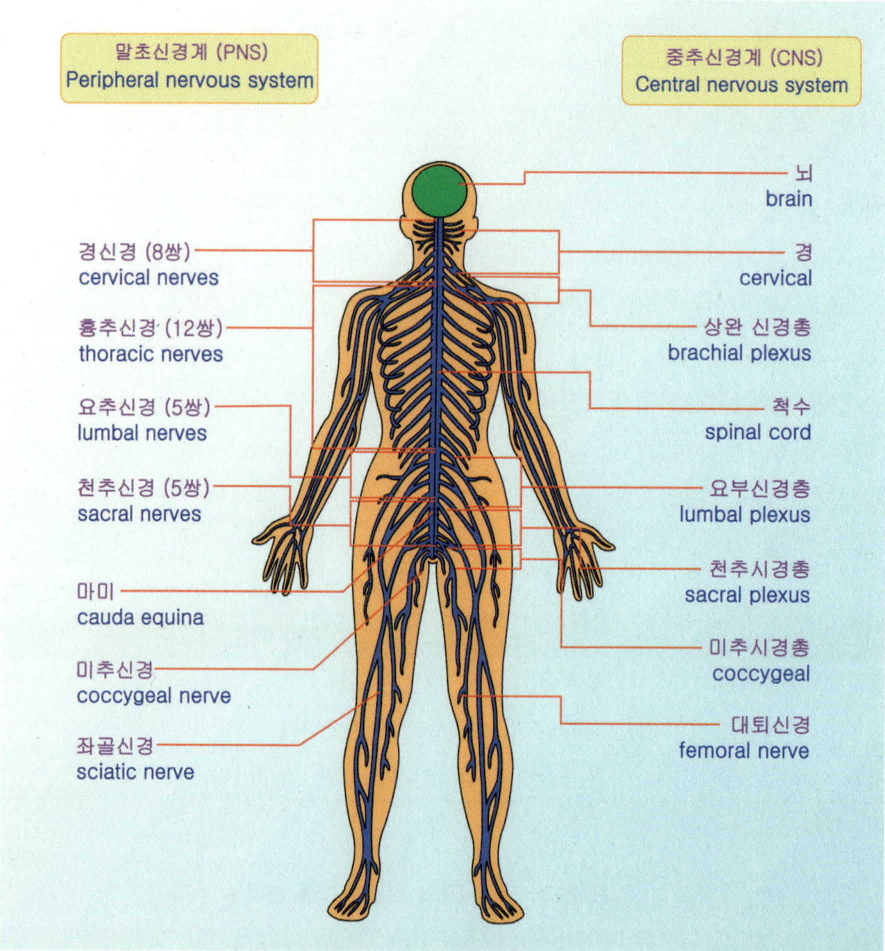

그림 2-13 인체의 신경 분포

1) 뇌

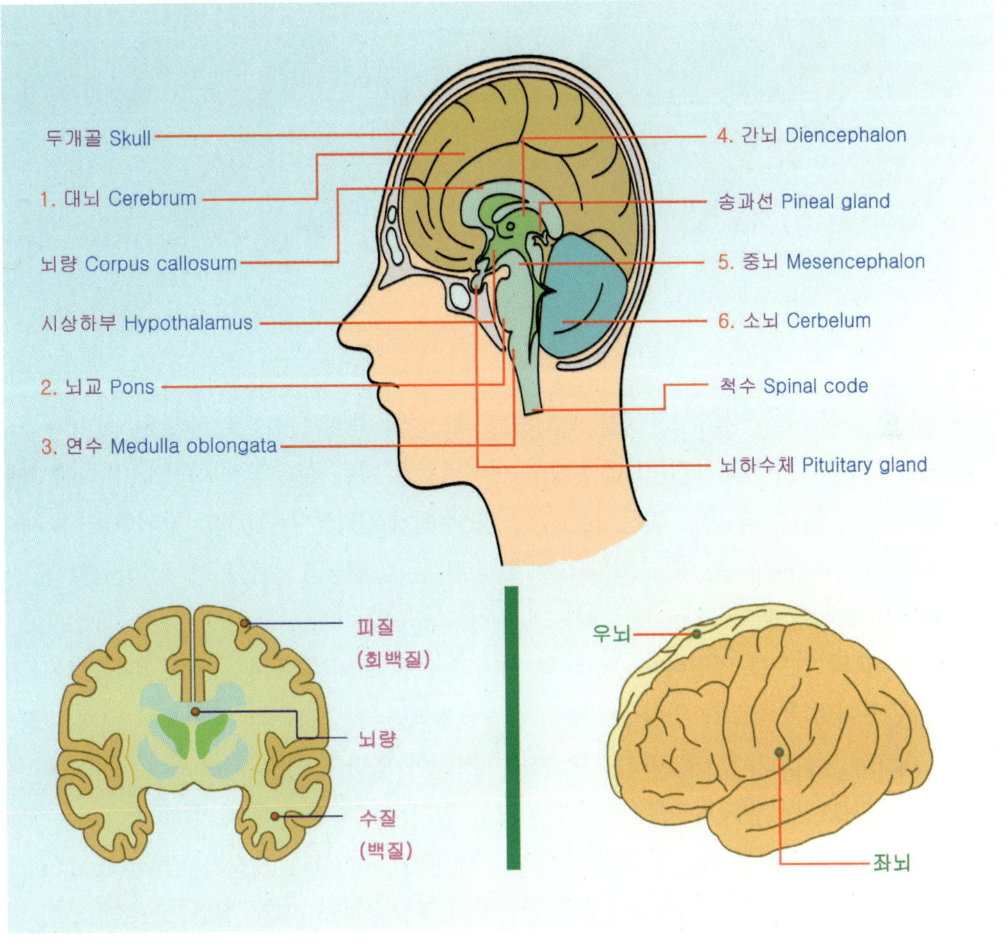

그림 2-14 뇌의 구조 1

뇌는 신경계의 핵심으로서 발생은 외배엽에서 유래하며 두개골 속에 있는 무게 약 1,500[g] 정도의 기관이다. 우리 인체에서 혈류량이 큰 변화가 없는 게 뇌이다. 중추신경계에서 척수를 제외한 나머지 부분을 뇌라고 하며, 척수와 마찬가지로 반사중추의 역할도 하지만 부위에 따라 보다 더 고차원적인 기능의 다양한 활동을 한다.

뇌는 크게 대뇌 피질, 대뇌 기저핵, 변연계 등을 포함하는 대뇌, 시상, 시상하부 등을 포함하는 간뇌, 중뇌, 교, 연수를 포함하는 뇌간, 소뇌로 나눈다(그림 2-14, 그림 2-15).

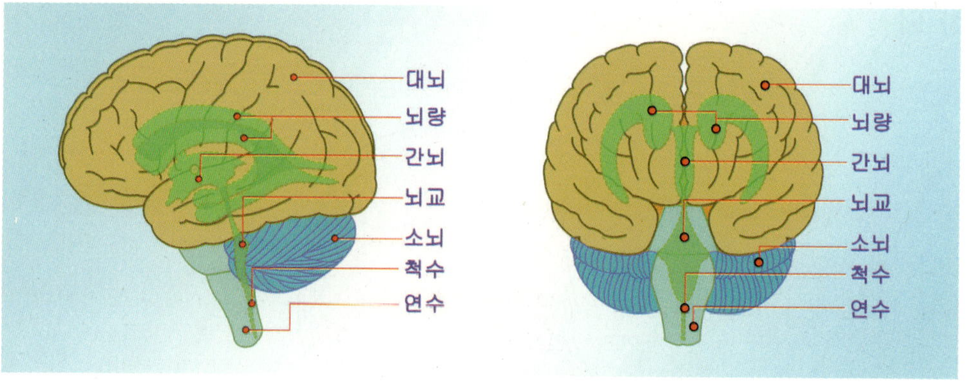

그림 2-15 뇌의 구조 2

① 대뇌 : 뇌 전체 중량의 80[%]를 차지하는 대뇌. 뇌 중에서 최고로 발달된 곳이다.

② 뇌교 : 백질로 구성되어 있고 연수에서 대뇌피질로 가는 섬유의 연락장소이며 대뇌에 출입하는 신경섬유 속이다. 많은 뇌신경들이 연수에서 시작한다. 그리고 중뇌와 연수 사이에 볼록하게 튀어나온 부위, 교의 배측부 회백질에는 삼차신경, 외전신경, 안면신경, 내이신경의 기시핵들이 있다.

③ 연수 : 교와 연수를 연결하는 곳. 뇌의 마지막 부분 소뇌 앞에 위치하며 추체교차가 일어나는 곳이며 추체로가 있다. 호흡중추, 심장활동중추, 연하중추, 구토중추 및 혈관중추가 존재하며 망상체가 있어 의식을 유지하는 기능이 있다.

④ 간뇌 : 말초에서 대뇌피질로 전달되는 모든 감각신경(후각신경 제외)을 중계하는 곳이고 위치는 중뇌와 대뇌 사이에 있다. 구획은 시상(thalamus)과 시상하부(hypothalamus)가 있다. 기본적인 정서와 관련(기초 생명유지의 주보호장치 체온, 혈압, 스트레스)이 있다.

⑤ 중뇌 : 운동명령을 전달하는 운동섬유 뇌관의 가장 윗부분이다. 상하 2개씩 융기인 상구와 하구로 구성되며 상구는 시각반사중추이며 하구는 청각반사중추를 담당한다.

⑥ 소뇌 : 후두개와에 들어 있고 운동중추를 돕는다. 그리고 몸의 평형, 운동 및 근의 긴장도에 관한 감각정보를 담당하며 정상체온을 유지하는 항원 조절기로 무게는 120[g]이고 교와 연수의 뒤쪽에 위치한다.

2) 척 수

척수(spiral cord)는 거의 편평하며, 큰 구멍의 뇌바닥으로부터 나온 원통형의 비어 있는 통로로 두 번째 요추의 끝까지 이어져 있다. 척수는 척주의 척주관 안에 들어 있다(그림 2-16).

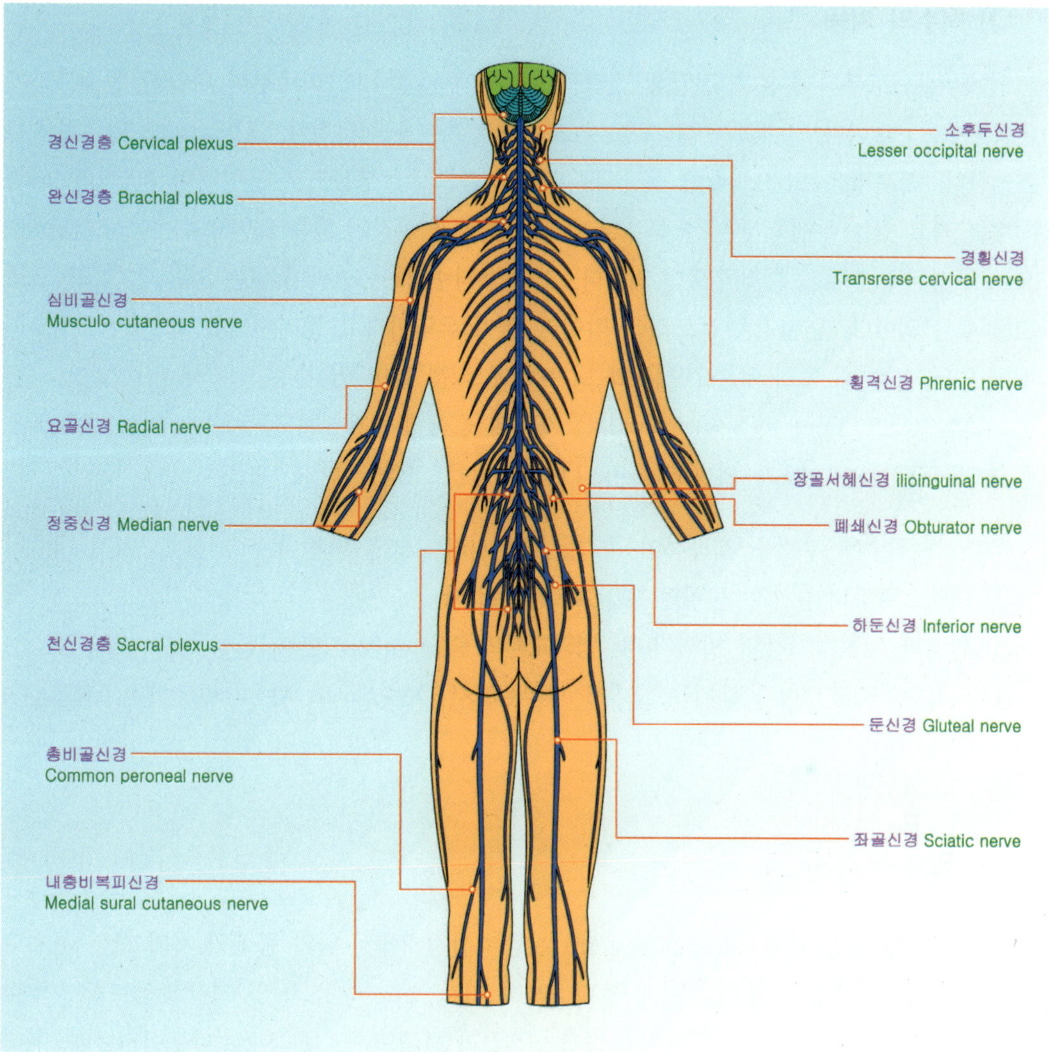

그림 2-16 척수와 말초신경

가) 척수의 구성

척수는 31개 부분으로 구성되며, 척수신경의 31쌍으로 되어 혼합신경에 속하고 경추척수신경 8쌍, 흉추척수신경 12쌍, 요추척수신경 5쌍, 천골신경 5쌍, 미골신경 1쌍으로 구성되고 다양한 인체 각 부위들로 가지를 뻗어 중추신경계로 각 부분을 연결한다.

① 길이는 42~45[cm]이고 척수분포는 연수에서 요추 1~2까지 분포한다.

② 척수는 백질로 둘러싸인 나비 모양의 회백질에 둘러싸인 중심관을 포함한다.

③ 회백질의 안쪽, 아래쪽 날개를 후각과 전각이라 한다.

나) 척수의 기능

인체부분으로부터 흥분을 전달해 감각정보를 뇌에 전달하고, 뇌로부터 다양한 인체부분에 운동흥분을 전달한다. 말초에서 전달하는 통로는 뇌로 흥분을 전달한다. 또한 인체의 많은 반사를 조절한다. 척수막은 뇌와 척수를 둘러싸고 있는 막층으로 3부분으로 구성되며 경질막은 뇌와 척수를 싸고 있는 두껍고 튼튼한 섬유질 막으로 혈관과 신경이 있는 하얀색의 섬유성 결합조직으로 구성된 가장 최외층 바깥쪽의 막이다. 거미막(지주막)은 혈관이 없는 얇은 결합조직으로 그물 같은 막이다. 연질막은 부드러운 막이라 하여 유막이라고 불리며 혈관과 신경이 풍부한 매우 얇은 가장 내 쪽의 막으로 척수와 뇌 표면에 직접 붙어 있다.

뇌척수액(CSF : Cerebro Spinal Fluid)은 가운데 공간에 존재하는 물질로 중추신경계와 말초신경계를 구분하는 척도가 되기도 하며, 다음과 같은 역할을 한다.

① 뇌와 척수에 부력을 제공하여 충격을 흡수시키는 역할을 한다.
② 혈액으로부터 여과된 물질을 녹이고 이동시킨다.
③ 혈액과 뇌척수액간의 찌꺼기 및 영양교환의 중간 역할을 한다.
④ 뇌척수액(CSF) 천자 부위는 요추 3~4부위에서 가는 침으로 지주막 하강에서 채취할 수 있다.

나. 말초신경계

말초신경계(peripheral nervous system)는 중추신경계에서 나와 몸체의 거의 모든 곳으로 분포되어 있고, 중추의 정보를 인체 조직 및 각 기관으로, 각 조직 및 기관의 정보를 중추로 전달하는 역할을 한다. 말초신경계는 12쌍의 뇌신경과 31쌍의 척수신경계로 나누어지는데, 형태학적으로 뇌에서 나오는 것을 뇌신경, 척수에서 나오는 것을 척수신경이라 말한다.

표 2-4 말초신경계(표 2-5 뇌신경번호 참조)

체신경계 (somatic nerve system)	뇌신경 척수신경	감각신경(1, 2, 8) 운동신경(3, 4, 6, 11, 12) 혼합신경(5, 7, 9, 10)
자율신경계 (automatic nervesystem)	교감신경 부교감신경	원심신경 구심신경

1) 뇌신경

뇌에서 바로 시작하는 말초신경을 뇌신경이라 하며, 순서대로 ① 속귀(내이)신경, ② 얼굴(안면)신경, ③ 혀인두(설인)신경, ④ 후각(후)신경, ⑤ 미주신경, ⑥ 혀밑(설하)신경, ⑦ 눈돌림(동안)신경, ⑧ 도르래(활차)신경, ⑨ 시각(시)신경, ⑩ 갓돌림(외전)신경, ⑪ 삼차신경, ⑫ (부)신경이 있다(그림 2-17 참조).

표 2-5 12쌍의 뇌신경 기능

번호	종 류	기 능
1	청신경, 내이신경(vestibulocochlear nerve)	청각, 평형감각
2	안면신경(facial nerve)	혀의 앞의 2/3의 미각, 얼굴, 머리, 외이, 목의 운동, 타액선분비(부교감신경)
3	설인신경(glossopharyngeal nerve)	혀의 뒤 1/3의 미각, 구개, 편도선, 인두의 촉각, 온도감각, 타액선의 분비(부교감신경)
4	후신경(olfactory nerve)	후각
5	미주신경(vagus nerve)	인두, 후두근의 운동, 심장활동억제, 기관지, 위, 췌장, 담낭, 소장, 대장의 운동과 분비조절
6	설하신경(hypoglossal nerve)	혀의 근운동
7	동안신경(oculomotor nerve)	안구운동, 부교감신경섬유를 가지므로 동공축소를 일으킴.
8	활차신경(thochlear nerve)	안구운동
9	시신경(optic nerve)	시각
10	외전신경(abducens nerve)	안구운동
11	삼차신경(trigeminal nerve)	얼굴, 눈, 코, 이, 잇몸 및 혀의 감각 하악근의 운동
12	부신경(accessory nerve)	목의 근 및 후두의 근운동

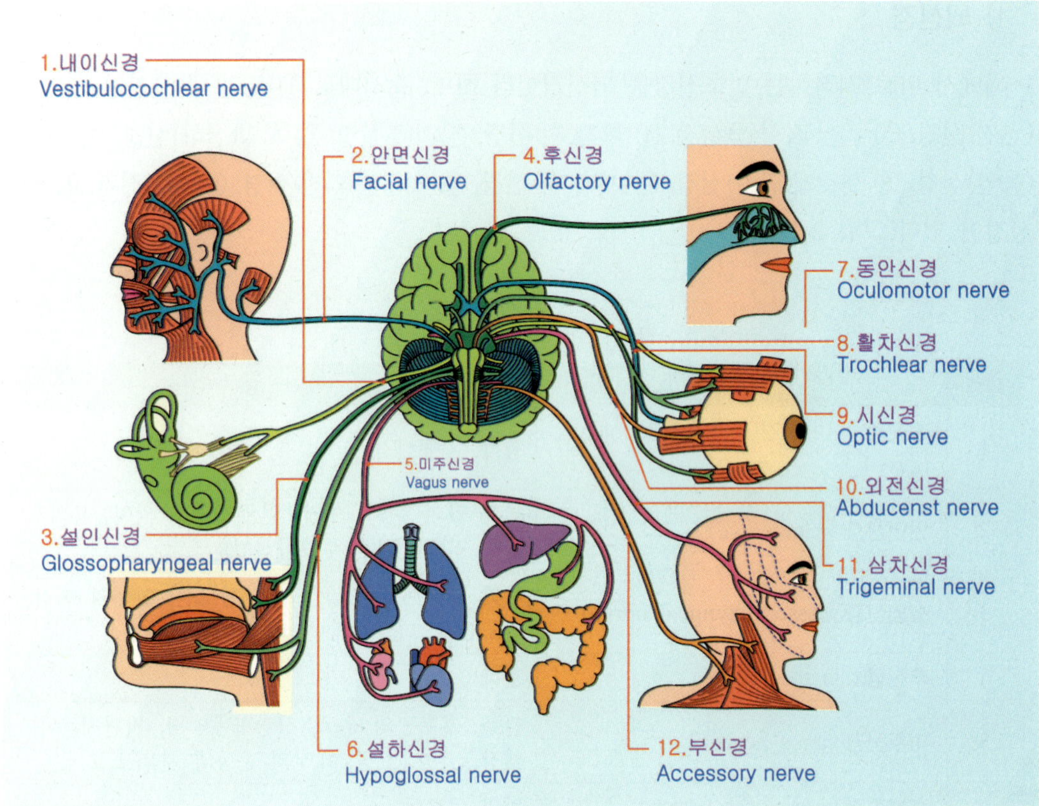

그림 2-17 12개의 뇌신경

2) 척수신경

전형적인 척수신경은 목 아래 인체 각 부분 기능을 관계하는 척수에서 두 개의 뿌리로 일어난다.

① 말초신경을 구성하는 신경섬유에는 흥분을 인체 각 부에서 중추 신경계로 전달하는 감각성 신경섬유(구심성 신경섬유)와 흥분을 중추신경계에서 인체 각 부로 전달하는 운동성 신경섬유(원심성 신경섬유)가 있다.

② 척수신경영역에서 복측(전방)에서 전근(ventral root)인 운동신경섬유가 분포하며, 척수의 배측(후방)에서 척수로 들어가는 후근(dorsal root)인 감각신경섬유가 분포한다. 감각신경섬유는 피부, 근육, 근막, 관절, 골막, 내장, 혈관 등으로부터 오는 정보를 중추신경계에 전달하는 일을 한다. 이들 정보에는 의식적인 것도 무의식적인 것도 있다.

③ 운동신경섬유는 중추신경계의 명령에 따라 골격근의 운동을 지배한다. 한편 민무늬근(내장근), 심근, 선(gland)의 기능을 조절하는 신경섬유는 자율신경섬유라고 한다.

④ 인체 각부에서 볼 수 있는 신경에는 대개의 경우 감각신경섬유, 운동신경섬유, 자율신경섬유가 여러 가지 비율로 섞여 있다(그림 2-18, 그림 2-19 참조).

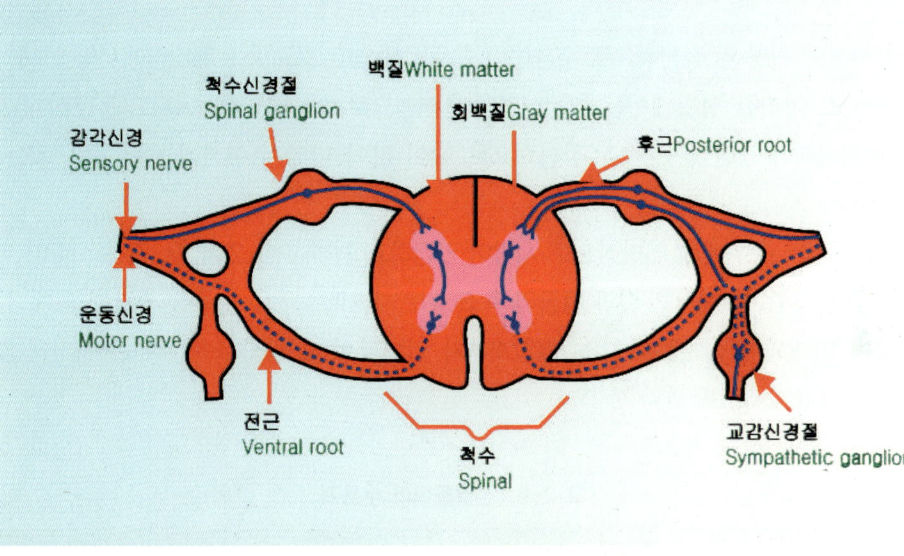

그림 2-18 척수의 단면과 척수신경

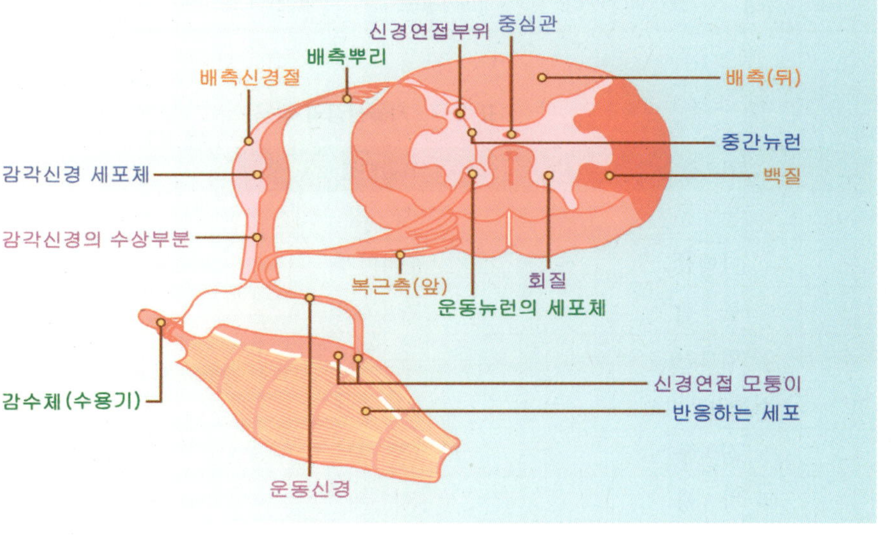

그림 2-19 척수신경이 이루는 반사궁

3) 자율신경

자율신경계는 교감신경계통, 부교감신경계통, 내장신경계통을 포함하며 직접 우리의 자발적인 의지대로 조절할 수 없어 자율신경이라고 부른다.

① 교감신경의 작용은 정신적으로 흥분이나 운동시에 높아지고 스트레스하에서의 인체기능을 담당하고, 이러한 상황에서는 교감신경이 흥분함으로써 눈이 크게 떠지고(동공산대), 얼굴은 창백해지며(안면혈관수축), 정신적으로 땀이 많이 나와서 이른바 손에 땀이 차는 상태가 된다.

② 부교감신경의 경우에는 일반적으로 사람이 안정하고 편히 쉬고 있을 때, 즉 휴식중이나 수면시에 활동이 증가한다. 그 결과 동공의 축소, 기관지 민무늬근의 수축이 생기는 외에 심장의 박동이 억제되어 심박동수 감소, 혈압저하가 일어나며 소화액분비나 비뇨생식기계 활동이 촉진된다(표 2-6, 표 2-7).

표 2-6 전달물질과 수용기

신 경	절전섬유		절후섬유	
	전달물질	수용기	전달물질	수용기
교감신경	acetylcholine	nicotinic	noradrenalin	adrenergic(α, β)
부교감신경	acetylcholine	nicotinic	acetylcholine	muscarinic

표 2-7 자율신경의 작용

기 관	교감신경	부교감신경
동 공	확 장	수 축
타액선	분비억제	분비촉진
한 선	분비촉진	분비억제
입모근	수 축	이 완
소화기분비선	분비촉진	분비억제
심박동	촉 진	억 제
방 광	이 완	수 축
괄약근	수 축	이 완

단 원 정 리

1. 우리 몸은 총 206개의 뼈로 구성되어 있다. 뼈의 기능에는 무기물의 저장 역할, 지주대 역할, 운동 역할, 보호 역할, 조혈세포를 만드는 역할을 한다. 206개의 뼈들은 서로 연결되어 뼈대를 이루어 우리 몸의 모양, 형태를 유지한다.

2. 순환기계는 심장, 혈관, 혈액으로 이루어져 있으며 순환기계는 세포에 필요한 산소, 영양분, 호르몬 등을 세포로 운반하고, 반대로 대사결과 조직에서 생성된 CO_2와 노폐물을 배설기관으로 이동, 운반하는 일을 한다.

3. 심장의 펌프작용으로 인해 혈액의 흐름을 일으켜 신체 내의 필요한 물질을 운반한다.

4. 외호흡은 3단계 과정
   ① 공기가 폐포 내로 들어가는 과정
   ② 폐포 내 공기가 폐포에 분포된 혈관 내로 이동되는 과정
   ③ 혈액 내에서 일반조직으로 이동하는 과정

5. 위치에 따른 신경계
   ㉠ 중추신경계 : 뇌와 척수로 구분되며 뇌는 전뇌(대뇌 · 간뇌), 중뇌, 후뇌(교 · 소뇌 · 연수)로 나눌 수 있다.
   ㉡ 말초신경계 : 뇌신경과 척수신경으로 나누며 뇌신경 : 12쌍(운동 · 호흡 · 감각), 척수신경 : 31쌍(혼합)으로 나눌 수 있다.
   ㉢ 자율신경계 : 교감신경(흥분 · 위급 상태), 부교감신경(편안한 상태)로 나눌 수 있다.

수 행 평 가

1 다음은 근골격 조직의 설명이다. 각 설명에 알맞은 명칭은 무엇인가?

> (①) 하중을 전달하거나 지지하는 역할을 담당하는 생체 조직으로 항시 재형성(Remodeling) 되어가는 상태에 있다.
>
> (②) 관절의 마찰력을 감소시키는 역할을 담당하는 비세포성 조직으로서 재생능력이 매우 제한적인 특성을 나타낸다. 따라서 한 번 손상을 받으면 대부분 영구적으로 회복이 불능한 상태가 되거나 지속적으로 퇴화되기도 한다.
>
> (③) 뼈와 뼈를 연결하는 수동적인 생체조직으로서 관절 근육을 수축하게 하는 전기적 신호를 내보내는 역할을 담당하기도 한다.
>
> (④) 뼈와 근육을 연결하는 생체조직

▶ 인체를 모방한 인공골의 재료는 수산화인석이 주로 사용되며 교원질이나 다른 고분자재료를 혼합하여 골이식재로 사용하기도 한다. 인공골이 인체 조직과 유사한 특성을 나타낼 수 있도록 다양한 조직 공학적 연구가 추진되고 있으면 최근에는 환자 자신에게서 얻어진 연골세포를 조직 공학적으로 시험관에서 증식한 인체재료를 결함부에 주입하여 치료하기도 한다.

2 축삭의 끝은 여러 개의 가지로 갈라지고 그 끝부분은 약간 팽창되어 종말단추를 이루면서, 다른 신경세포의 수상돌기, 세포체, 근위축삭 및 원위축삭과 접속하는 것은 무엇인가?

▶ ㉠ 슈반세포 : 수초를 형성하고 축삭의 영양과 재생에 관여한다.
㉡ 니슬소체 : RNA과립으로 단백질 합성, 영양, 재생에 관여한다.
㉢ 신경절 : 말초신경계에서 신경세포의 집단이다.

3 심장수축과 이완에 따라 심장판막의 열림과 닫힘, 혈액의 흐름, 심장벽의 진동으로 나타난다. 즉 심장의 소리를 무엇이라 하는가?

▶ 심음(phonocardiogram) : 심장수축과 이완에 따라 심장판막의 열림과 닫힘, 혈액의 흐름, 심장벽의 진동으로 나타난다. 즉 심장의 소리 에너지(심음, 심장음)라는 기계적 현상을 심음계를 이용 전기적 에너지로 바꾸어 그래프화한다.

학습평가문제

1 다음 중 산소 포화도가 낮은 정맥혈이 흐르는 혈관은 어디인가?

① 대동맥 ② 폐동맥
③ 폐정맥 ④ 관상동맥
⑤ 모세혈관

▶ 폐동맥 : 동맥이지만, 실질적으로 산소포화도가 가장 낮은 정맥혈이 흐른다. 폐동맥을 통해 폐로 들어간 혈액이 기체 교환을 통해 동맥혈로 바뀌어 폐정맥을 통해 다시 심장쪽으로 들어간다.

2 호흡을 통해 들어온 산소와 조직에서의 대사결과 발생한 이산화탄소가 교환되는 장소는?

① 폐포 ② 신장
③ 기관지 ④ 폐
⑤ 심장

▶ 호흡을 통해 들어온 산소는 폐에 있는 폐포에서 기체의 분압 차에 의한 확산의 방법으로 산소와 이산화탄소를 교환 작용한다.

3 다음 중 세포막을 통한 물질의 이동 방법 중 Na^+, K^+ 펌프를 통해 이온들이 이동하는 것과 같이 에너지를 사용하여 농도 구배를 역행하는 물질의 이동 방법은 무엇인가?

① 삼투 ② 능동수송
③ 촉진확산 ④ 확산
⑤ 여과

▶ ㉠ 삼투압 : 용액 속으로 용매가 삼투하려는 힘이다.
㉡ 능동수송 : 생체 내부에서 대사에너지를 소비하여 물리화학적 기울기에 역행하는 물질을 이동시키는 과정이다.
㉢ 촉진확산 : 생체막에 피수송 물질과 특이하게 결합하는 담체를 상정하고, 이것이 막을 가로질러서 물질을 수송한다고 하는 학설. 다니엘리(Danielli, J.F.)가 제안하였다.
㉣ 확산 : 농도가 다른 물질이 섞일 때 각 물질이 각각 공간에서 균일한 농도로 존재하려고 서로 섞이는 현상이다.

4 신경세포의 단위를 무엇이라고 하는가?

① 수상돌기 ② 랑비에결절
③ 축삭 ④ 뉴런
⑤ 결절

▶ 뉴런(neuron) : 신경세포의 단위로 신경세포체, 수상돌기, 축색돌기 등 세 종류로 구성된다.
㉠ 신경세포체 : 수상돌기, 축색돌기를 제외한 뉴런의 본체이며, 핵, 미토콘드리아, 골지체, 조면세포체로 구성되며, 뉴런의 생장·물질 대사에 관여하고, 신경에 영양 공급을 한다.
㉡ 수상돌기 : 신경세포체에서 나뭇가지 모양으로 나온 여러 개의 돌기로, 다른 뉴런에서 자극을 받아들인다.
㉢ 축색돌기 : 세포체에서 뻗어 나온 하나의 긴 돌기로 그 끝은 여러 개의 말단가지로 나뉘어 다른 뉴런이나 근육에 흥분을 전달한다.

5 다음 중 신경세포 중 전기적 자극을 세포체에 전달하는 기능을 담당하는 곳을 무엇이라 하는가?

① 축삭 ② 핵
③ 리보솜 ④ 수상돌기
⑤ 관절

▶ ㉠ 수상돌기 : 화학수용기를 가지고 있어 위의 신경말단에서 나온 신경전달물질을 수용하여 이것을 다시 전기적 신경전달신호로 전환되는 곳이다.
㉡ 축삭 : 다른 뉴런에 신호를 전하는 기능을 가지고 있다.
㉢ 리보솜 : RNA와 단백질로 이루어진 복합체로서 세포질 속에서 단백질을 합성하는 역할을 한다.
㉣ 핵 : 생물 세포의 중심에 있는 공 모양의 소. 핵막으로 싸여 있으며, 그 속에 가득 찬 핵액에는 염색사와 인이 들어 있다. 세포 작용의 중추가 되며, 세포 분열에 관계한다.

6 말초신경에 신경섬유 주위를 둘러싸고 절연역할을 하는 것은 무엇인가?

① 수상돌기 ② 랑비에결절
③ 축삭 ④ 뉴런
⑤ 결절

▶ 랑비에결절 : 1878년 프랑스의 해부학자 랑비에가 발견하였다. 말초신경에는 신경 섬유 주위를 둘러싸고 절연장치의 역할을 하는 미엘린수초가 존재하는데, 이 미엘린수초가 일정한 간격으로 중단되고 잘록한 마디를 이루는 부분을 랑비에결절이라 한다.

Ⅲ

의료기기의 종류와 동작원리

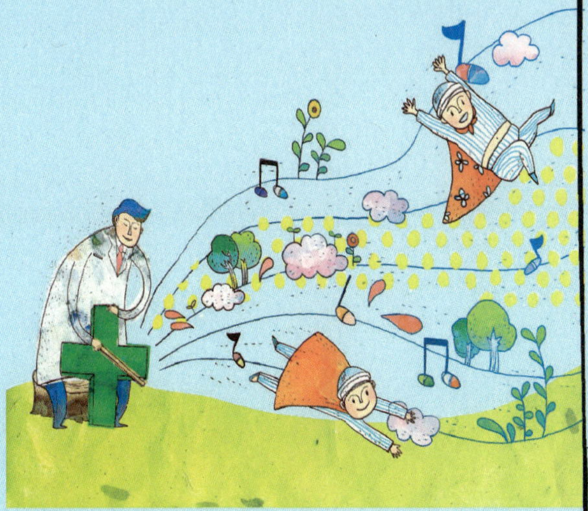

1 X-선 영상장치

학습목표

- 방사선의 특징을 이해 할 수 있다.
- 방사능의 위험성을 설명할 수 있다.

우리는 생체신호 외에 각종 정보들을 트랜스듀서(transducer : 변환기)로부터 얻어낼 수 있는데 보다 신뢰할 수 있는 정보는 직접 시각적으로 상태를 확인하는 것이다. 의사들이 타진, 촉진, 청진 등으로 유용한 진단정보를 얻고 있지만 이러한 것도 역시 시각을 통한 진단에는 미치지 못한다.

인류는 오랜 세월 생체 내부를 들여다보고자 하는 생각을 가지고 있었다. 생체 내부에 생긴 병변[1]에 대해서는 투시술을 구비하지 않는 한 정확한 진단이 어려웠으며 생체 내부의 영상 데이터는 직접적인 판단에 커다란 역할을 한다.

가. X-선 영상

1895년 11월 8일 독일의 물리학자 뢴트겐(Roentgen)에 의한 우연한 X-선의 발견은 인류에게 생체를 투시하게 되는 역사적 사건이었고, 그림 3-1은 뢴트겐이 찍은 최초의 X-선 사진이다. 일반적으로 오늘날 임상의학에 있어서 X-선 영상의 역할은 보이지 않는 인체를 투시하는 기본적인 의료기기가 되었다.

① X-선은 가시광선과 비슷한 방사 에너지 형태로 되어 있으며, 다른 방사 에너지와 마찬가지로 확실한 성질은 알려져 있지 않다. X-선은 파형 또는 진동형태, 전자기력, 방출원으로부터 여러 방향으로 방출되는 형태이다.

② X-선의 특징으로는 투과효과, 사진효과, 투시효과, 생물학적 효과, 이온화 효과 등이 있다. 이 X-선은 인체와 같은 연부조직들을 잘 투과하기 때문에 X-선을 이용해서 인체의 내부를 투시할 수 있게 되었고, 인체 내부의 여러 가지 많은 정보를 필름상으로 나타낼 수 있게 되었다.

---

1) 병변 : 인체의 조직(유사한 세포의 집단)에 변화가 생긴 곳을 말한다.

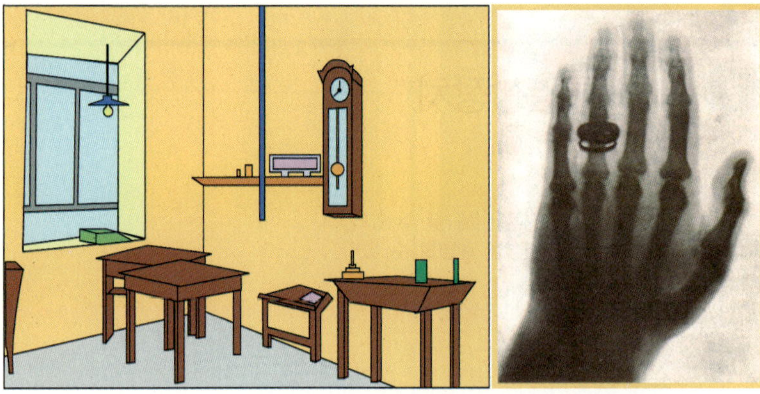

그림 3-1 뢴트겐의 실험실과 최초의 X-선 사진

③ X-선 사진은 뼈와 같은 단단한 조직에 생기는 병변의 검출에는 정확도가 높지만 뇌나 복부와 같은 연질부위에 대해서는 효과적이지 않다. 그러므로 X-선상의 선명도를 증대시키기 위한 혈관조영제, 소화관조영제 등을 투입하여 이와 같은 단점을 보완하고 있다. 그림 3-2는 현재 병원에서 사용되는 X-ray 기기이다.

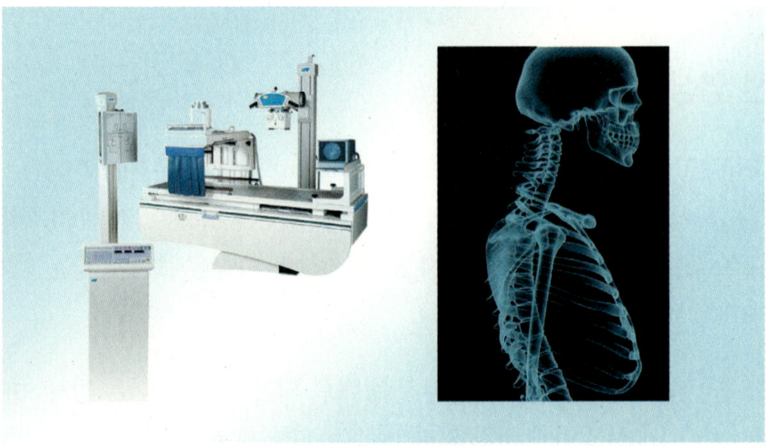

그림 3-2 진단용 X-ray 장치

나. 방사성 동위원소 섬광사진

섬광사진은 방사성 동위원소가 있는 방사성 의약품을 체내에 투입하여 그림 3-3처럼 섬광 카메라로 장기를 그려내는 것을 말하는데, 201Tl의 심근 섬광사진, 99mTc-MDP를 이용한 뼈 섬광사진, 99mTc-DPTA를 사용한 신장 섬광사진 등 각종 섬광사진이 상용화되고 있다.

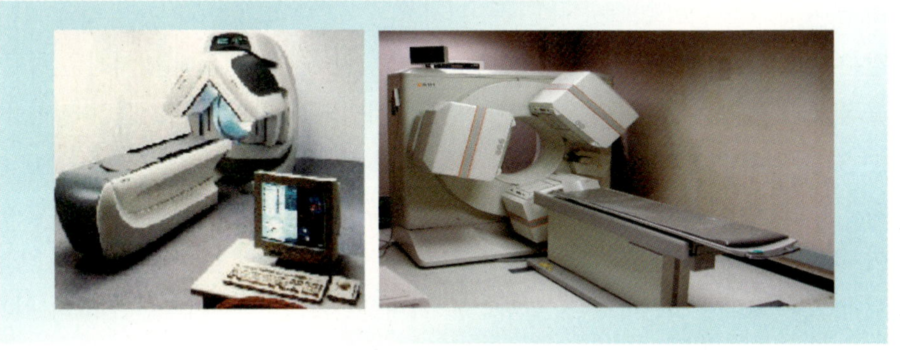

그림 3-3 섬광 카메라

다. 방사선의 특성

1) 방사선이란 무엇인가

모든 물질은 아주 작은 분자 또는 원자의 조합으로 구성되어 있으며 원자는 원자핵과 전자로 구성되어 있다. 또한 원자핵은 양전하를 띠는 양자와 전기적으로 중성인 중성자가 대부분을 이루고 있다. 그러므로 원자는 양자, 중성자, 전자가 서로 잘 조화를 이루어야 안정된 모양을 유지하게 된다.

① 균형을 이루던 원자조합이 무너지면 불안정해지는데 이때 원자는 과도한 에너지를 가지고 있기 때문에 이 남는 에너지를 원자 밖으로 분출해야 할 필요가 있다. 이처럼 과도한 에너지를 가진 원자가 잉여 에너지를 방출할 때 나오는 것이 바로 방사선이다.

② 방사선[2)]은 큰 의미로서 물질의 원자를 여기[3)]시키거나 화학반응을 촉진시키는 비전리 방사선과 원자를 전리시킬 수 있는 충분한 에너지를 갖는 전리 방사선을 포함한다.

③ 전리 방사선과 비전리 방사선의 종류를 표 3-1에 나타내었으며, 일반적으로 방사선이

표 3-1 방사선의 분류

구분		
전리 방사선	전자파	감마(γ)선, X-선 등이다.
	고속입자선	알파(α)선, 베타(β)선, 양성자선, 중성자선 등이다.
비전리 방사선	적외선, 자외선, 열파, 전파, 가시광선 등이다.	

2) 방사선 : 방사성 원소의 붕괴에 따라 물체에서 방출되는 전자기파이다. 프랑스의 물리학자 베크렐이 우라늄 화합물에서 발견한 것으로, 알파선 · 베타선 · 감마선이 있다.

3) 여기 : 원자나 분자의 가장 바깥쪽에 있는 전자는 에너지가 낮은 상태에 있으나 외부로부터 적당한 자극을 받으면 일정한 에너지를 흡수해 높은 에너지 상태로 변화한다.

라 하면 대부분 전리 방사선이다. 즉, 방사선은 물질을 투과할 수 있는 힘을 가진 광선과 같은 것으로 그 종류로는 크게 알파선, 베타선, 감마선이 있는데 방사선은 종류에 따라 물질을 투과하는 투과력이 각각 다르다. 방사선의 위험도는 방사선의 영향을 측정할 수 있는 단위인 밀리시버트[mSv]에 의해서 평가된다. 알파선(α선)은 (+)전기를 띤 입자로 Rutherford, Ernest, Baron Rutherford of Nelson(영국 물리학자)가 알파선을 모아 유리관에 채우고 불꽃 방전시켜 스펙트럼을 조사한 결과 헬륨(He)이라는 원소가 생성되어 있는 사실을 발견하였다. 알파선은 가벼운 가스인 헬륨이라는 원소의 원자핵이라는 결론을 내릴 수 있었다. 알파선도 입자로 되어 있기 때문에 알파입자라고 하며 알파선은 베타선보다 수천 배나 무겁고 크기도 훨씬 작아 종이 한 장으로 막을 수 있다. 또한 공기 중에서 몇 [cm]도 날아가지 못한다. 베타선(β선)은 속도는 빠르지만 (−)전기를 띤 입자기에 물질 속에서 쿨롱력(정전기력)을 받으므로 투과력은 그다지 강하지 않다. 감마선(γ선)은 전기를 띠지 않는 중성적 입자로 물질을 투과하는 능력이 X-선보다 훨씬 강하다.

④ 방사선을 구분하면 입자 방사선과 전자파 방사선, 간접원리 방사선과 직접원리 방사선, 자연방사선과 인공방사선 등으로 나눌 수 있다.

⑤ 시버트(Sievert) : 선량당량의 단위로 기호 [Sv]로 나타내며 선량당량은 일반인 및 방사선을 취급하는 작업자의 방사선 장해방지를 목적으로 할 경우에 한하여 사용되는 방사선 피폭량으로 식 (3-1)과 같다.

$$\text{선량당량} = \text{흡수선량} \times \text{선질계수} \times \text{수식계수} \tag{3-1}$$

흡수선량은 물질의 단위질량당 흡수된 방사선의 에너지이다. 선질계수는 생물학적 효과 비율을 말한다. 25[kV] X-선의 생물학적 효과를 1이라 정하고 생물학적 효과를 기준으로 하여 방사선의 종류, 에너지에 따라 나눈 것인데, 실제로는 x, r전자빔에 대해 그 에너지에 상관없이 1로 다룬다. 수식계수는 보정인자라고 하여 체내에 침적된 동위원소의 불균등 분포에 의한 것 등이 있다. 즉, 밀리시버트[mSv][4]가 적으면 적을수록 안전하다는 것이다.

⑥ 일반적으로 인공방사선은 자연방사선보다 더 위험하다고 믿고 있지만 이는 사실이 아니다. X-선 촬영을 한 번 함으로써 0.1[mSv]에 노출되었다면 자연방사선이 아주 높은 중국의

---

4) 밀리시버트[mSv] : 1[Sv]는 100렘, 10[mSv]는 1렘이라는 변환은 기억하기 힘들다. 국제도량형총회에서 통일한 Sievert라는 새로운 단위를 사용하고 있으며, 1[Sv]는 기존의 렘이라는 단위로 환산하면 100렘이 된다. 시버트는 방사선의 종류와는 관계없이 어떠한 방사선이든지 그 방사선으로 인한 일정한 생물학적 효과만을 나타내는 단위이다. 적은 양의 방사선량을 나타낼 때는 1[Sv]의 1천분의 1인 1[mSv]를 사용한다.

표 3-2 일상생활 중 인체에 받는 연간 평균 방사선량

일상생활 중 인체에 받는 방사선	연간 평균 방사선량
항공여행(국제선 1회)	0.01~0.05[mSv]
낙진	0.04[mSv]
원자력 발전소(또는 방사성 폐기물처분장)	0.07[mSv]
의료행위(가슴 X-선 1회)	0.3~1.0[mSv]
자연방사선	2.4[mSv]
연간합계	2.82~3.56[mSv]

광동지역에 사는 것보다 방사선의 영향을 적게 받았다고 할 수 있다. 자연방사선은 평균 2[mSv]의 크기를 가지고 있다. 일상생활에서 받는 평균 방사선량을 표 3-2와 같다.

⑦ 대부분의 사람들이 방사선이라 하면 먼저 두려움을 갖는 것이 보통인데 방사선은 공기나 물과 같이 지구를 구성하고 있는 수많은 필수요건 중의 하나로 우리와 함께 존재하고 있다.

⑧ 이처럼 방사선은 우리 생활주변 어디에나 있지만 특별히 관심을 두지 않아도 되는 적은 양이기 때문에 우리는 인체에 해가 없이 생활해 나가고 있다. 그림 3-4는 일상생활에서 일어나는 자연방사선과 인공방사선을 비교하였다.

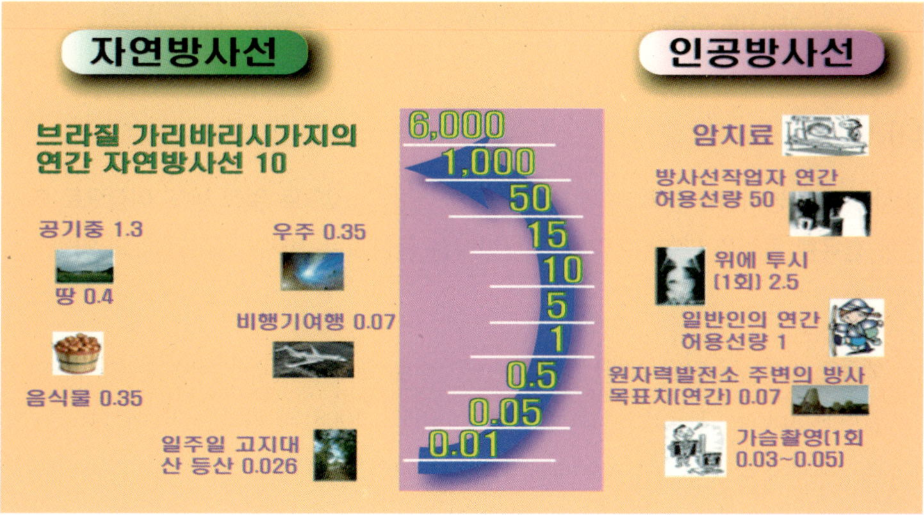

그림 3-4 자연방사선과 인공방사선의 비교

2) 방사성 동위원소와 방사능

가) 방사성 동위원소

① 원자번호가 같고 질량수가 다른 원소를 동위원소라 한다. 원자핵은 양성자와 중성자로 이루어지는데, 양성자의 수가 원자번호를, 양성자와 중성자의 수의 합이 질량수를 나타낸다.

② 동위원소 간에는 원자핵을 구성하는 중성자의 수만 달라지며 화학적 성질은 같다.

③ 원자핵의 성질은 원자번호와 질량수에 의해 규정할 필요가 있으며 이 두 가지로 규정되는 원자핵을 핵종이라 한다. 동위원소 중에는 원자핵이 불안정해서 자발적으로 방사선의 형태로 여분의 에너지를 방출하여 다른 핵종으로 변환하는 경우도 있는데 이러한 과정을 방사성 붕괴라 하며, 방사성 붕괴를 하는 동위원소를 방사성 동위원소라 한다.

④ 동위원소는 안정 동위원소와 불안정 동위원소의 두 가지로 분류한다.

불안정 동위원소를 흔히 방사성 동위원소라고 한다. 우리가 지층의 절대연령을 측정할 때는 불안정 동위원소를 이용하는데, 즉 우라늄이 납으로 변하는 것과 같은 것이다.

㉔ 우라늄 100[%]가 우라늄 50[%]와 납 50[%]로 변하였을 때 반으로 방사선 양이 감소할 때 걸리는 시간을 반감기라고 하며 지층 속의 방사성 동위원소를 측정해서 그 양을 알아낸 후 반감기를 적용하여 지층의 절대연령을 알아낼 수 있는 것이다. 오늘날에는 2,000여 종 이상의 방사성 동위원소를 원자로 또는 가속기를 이용하여 인공적으로 만들 수 있다.

나) 방사능

방사능이란 방사선을 방출할 수 있는 능력을 말하는 것으로 일정 농도 이상으로 방사성 동위원소를 함유한 물질을 말한다. 그러므로 방사성 물질 또는 방사성 동위원소의 양을 방사능이라 한다.

① 핵종의 방사능을 단위시간당 붕괴하는 원자수로 표시하며 국제단위로는 방사능의 발견으로 알려진 Antoine Henri Bequerel(프랑스 1852~1908)의 이름을 딴 베크렐 [Bq]이라 하며 매초 1개의 붕괴수(Disintegration per second)를 1[Bq]로 했다. 즉 1[Bq](1[Bq]=2.703 $\times 10^{-11}$)는 매초 하나의 핵이 붕괴 또는 변환되는 양이다.

② 방사성 물질의 방사성 원자들은 시간이 지남에 따라 방사선을 방출하면서 안정한 원자로 변환되므로, 그 물질의 방사능은 점차 줄어들게 된다. 계속해서 방사능이 줄어들다가 방사능이 처음의 절반으로 줄어드는 데 걸리는 시간을 반감기라고 하며, 반감기는 방사성 동위원소에 대하여 고유한 것으로서 온도, 압력 등과 같은 외부의 영향을 받지 않는다. 반감

그림 3-5 방사선 기호

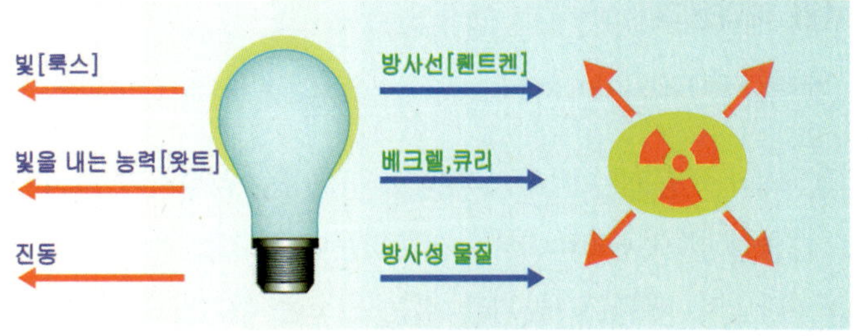

그림 3-6 방사선과 방사능

기는 수십억 년의 긴 것에서부터 100만분의 1초 이하의 짧은 것까지 다양하다. 그래서 반감기는 방사성 물질의 종류에 따라 각각 다르다.

㉠ 우라늄(U^{-238})의 반감기는 45억 년이나 되는 데 반해 원전수거물의 주종을 이루는 코발트(Co^{-60})는 반감기는 5년이고, 세슘(Cs^{-137})은 30년의 반감기를 가지고 있다. 그림 3-5는 방사선 기호이고, 그림 3-6은 방사선과 방사능의 기본내용이다.

다) 방사성 변환

방사선을 방출하여 안정한 원자핵으로 변환하는 형식은 크게 알파(α) 변환, 베타(β) 변환과 이보다 낮은 에너지 상태로 변하는 감마(γ)선 방사로 나눌 수 있다.

(1) 알파붕괴

방사성 핵종의 핵으로부터 두 개의 중성자와 두 개 양성자를 지닌 입자, 즉 헬륨 핵이 방출되는 과정을 알파붕괴(Alpha decay)라 하고, 이때 방출되는 헬륨 핵을 알파선이라 한다.

① 알파입자의 에너지는 핵종마다 고유한 에너지를 지닌다. 알파붕괴는 중성자가 양성자보다 상대적으로 많은 우라늄(U), 토륨(Th), 라듐(Ra)과 같은 무거운 원소에서 발생하고 알파붕괴로 생성된 딸핵종($^{222-}$Ra)은 모핵종($^{226-}$Ra)보다 질량수는 4만큼, 원자번호는 2만큼 작은 특성을 지닌다.

② 알파입자는 2가 (+)의 전하를 띠고 아주 무거우므로 공기 및 물질과 쉽게 반응하여 많은 전리를 일으킨다. 따라서 알파입자가 물질 내에서 도달할 수 있는 거리(비정)는 공기 중에서 수 [cm]에 불과하며 종이로도 차폐가 가능하다.

(2) 베타붕괴

베타붕괴(Beta decay)는 베타(+)붕괴와 베타(−)붕괴로 나눌 수 있다.

① 베타(+)붕괴는 방사성 핵종을 구성하는 양성자가 중성자로 변환하면서(+)전하를 띤 전자와 중성미자(Neutrino)[5]를 방출하는 과정으로 베타(−)입자와 마찬가지로 연속 스펙트럼을 나타낸다. 베타(+)붕괴를 겪는 원소는 주기율표상에서 안정된 원소의 위쪽에 위치하며 변화되어 생성된 핵종은 본래의 핵종보다 원자번호가 1만큼 감소하고 질량수의 변화는 없다. 베타(+)입자의 에너지는 반중성미자가 붕괴과정에서 생성되는 일부 에너지를 가지고 방출되므로 연속스펙트럼을 띠게 되고 핵자의 변환과정에서 방출되는 전자를 궤도전자와 구분하기 위해 베타입자라고 부른다.

② 베타(−)붕괴 : 방사성 핵종을 구성하는 중성자가 양성자로 변환하면서 (−)전하를 띤 전자와 반중성미자(Anti Neutrino)를 방출하는 과정을 말한다. 베타(−)붕괴를 겪는 원소는 주기율표상에서 안정된 원소의 아래쪽에 위치하며 중성자가 양성자로 변환되면서 베타(−)입자를 방출하므로 생성된 변환된 핵종은 본래의 핵종보다 원자번호가 1만큼 증가하나 질량수의 변화는 없다. 베타(−)입자는 1가의 전하를 띠고 알파입자에 비하여 질량이 작으므로 알파입자보다 물질 내에서 반응 정도가 적다.

(3) 전자포획

양성자가 주로 K각[6]의 전자를 포획하여 중성자로 변화되고 중성미자를 방출하는 과정으로 중성자 부족형 원자핵에서 발생한다. 따라서 질량수에는 변화가 없는 반면 원자번호는 1만큼 감소한다.

전자포획이 발생하면 상실된 궤도전자를 보상하기 위해 바깥쪽의 전자가 안쪽 궤도의 상실부분을 채우는 과정에서 특성 X-선이 방출되며 이러한 전자포획은 중성자 부족형 원자핵의 또 다른 붕괴형태인 베타(+)붕괴와 경합적으로 일어난다. β붕괴의 역과정에 해당하는 것이다(Positron emission : 양전자 방출)[7].

---

5) 중성미자(Neutrino) : 베타붕괴를 통하여 방출되는 전자에너지 분포에서 전자의 에너지 상한이 기대보다 작아서 다른 입자가 방출되는 입자를 중성미자라 한다. 이 중성미자는 전하를 띠지 않고 질량을 거의 가지고 있지 않은 듯한 특이한 입자로서 물질과 상호작용을 거의 하지 않는다. 최근 실험결과 중성미자의 질량은 0은 아니지만 2.8[eV] 미만으로 밝혀졌다.
① 중성미자의 질량은 거의 0인 10[eV]미만이다. ② 중성미자는 스핀이 1/2인 페르미온이다. ③ 중성미자는 전하가 없다. ④ 상호작용을 거의 하지 않고 단지 β 붕괴(약한 상호작용)를 한다. ⑤ 자연에는 세 종류의 중성미자가 있다. 즉 Ve, Vμ , Vτ 으로 각각 3종류의 전자 계열 e, μ , τ 에 대응하는 중성미자이다.

6) K각 : 전자각에서 핵에 가장 가까운 각이다(=최내각). 보어의 원자모델 : 보어(Niels Bohr)의 원자 모형에 따르면 원자핵을 중심으로 몇 개의 동심원을 가정하고, 이 동심원이 각 전자가 운동하는 궤도가 된다. 이것을 전자셸(Electron Shell) 또는 전자각(電子殼)이라 부르고, 원자의 가장 내측의 전자각을 K각(shell)이라 하며, 이것으로부터 외측의 순으로 L각, M각 등으로 부른다.

7) 양전자 방출 : 중성자가 양성자보다 질량이 무겁기 때문에 단순한 상황에서 일어나는 것이 아니라 핵 속에서 특별한 조건이 성립할 때 일어난다. 양전자를 Positron이라고도 하는 것은 (+)전하를 가진 전자로 보통상황에선 존재하지

(4) 감마천이

알파 · 베타 붕괴를 하는 대부분의 방사성 원소는 붕괴를 한 후에도 여전히 들뜬상태[8]가 되며 이러한 준안정상태에 있는 원소는 감마선이라는 에너지를 지닌 전자파를 방출하는 천이(Transition)과정을 통해 바닥상태[9]로 가게 된다. 이때 방출되는 감마선[10]의 에너지는 핵종마다 각각 다르다.

① 다른 전자파와 마찬가지로 감마선은 질량이 없고 전하를 띠지 않으며 물질을 구성하는 궤도전자 또는 핵과 반응한다. 이 감마천이(Gamma transition)에서는 방출되는 입자가 광자이기 때문에 핵의 질량수나 원자번호는 변하지 않고 단지 결합상태만 보다 안정한 상태로 바뀌는 것이다.

② 감마선이 물질 내에서 에너지를 잃는 과정은 매우 느리므로 모든 에너지를 물질에 부여하기까지 상당한 거리를 투과할 수 있다.

㉥ 공기 중에서 감마선이 투과할 수 있는 거리는 초기 에너지에 따라 수 [m]에서 수백 [m]에 이른다. 따라서 감마선의 차폐재료는 콘크리트, 철 또는 납이 사용된다. 알파, 베타, 감마선의 차폐재료와 투과력의 관계는 그림 3-7과 같다.

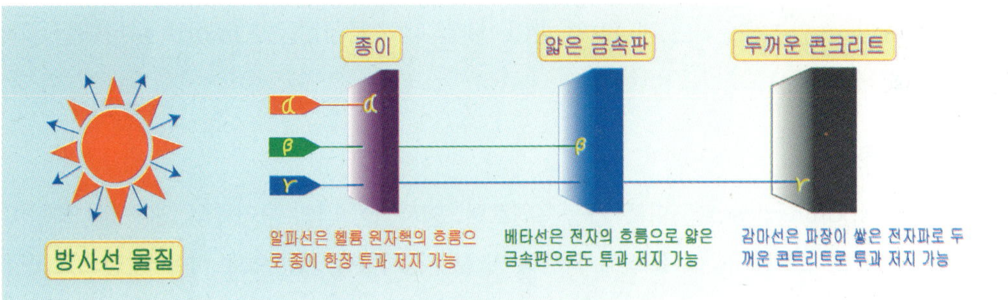

그림 3-7 방사선의 종류와 투과력

않고 원자의 β^+붕괴 현상에서만 생겨나는 것이다. 이 양전자는 매우 불안정한 입자로서 에서 상태에서는 쉽게 소멸되고 특히 전자와 충돌해서 감마선을 방출하여 쌍으로 소멸된다. 물론 전자와 전하가 서로 반대이기 때문에 원자핵 주위를 돌지 않으며 움직이는 양전자에 자기장을 걸면 전자와 반대방향으로 휘어지게 된다.

8) 들뜬상태 : 원자나 분자의 가장 바깥에 있는 전자가 자극에 의해 보다 높은 에너지의 상태로 이동한다.

9) 바닥상태 : 기저 상태라고도 하며 가능한 최소의 에너지 값을 갖는 가장 안정된 상태이다. 이 감마붕괴(천이)에서는 방출되는 입자가 광자이기 때문에 핵의 질량수나 원자번호는 변하지 않고 단지 결합상태만 보다 안정된 상태로 바뀐다.

10) 감마선 : 원자에서 핵과 결합되어 있는 전자가 여러 개의 에너지 준위에 있을 수 있는 것처럼 여러 개의 중성자와 양성자에 의해 결합되어 있는 원자핵도 띄엄띄엄 에너지 준위를 가지고 있다. 원자의 경우와 마찬가지로 높은 에너지 결합상태로 있다가 낮은 에너지 준위의 보다 안정된 상태로 가면 그 차이에 해당하는 에너지가 빛의 형태로 발생되는데 이 에너지 값이 원자의 경우에 비하여 수천 배 이상의 큰 값을 갖는다. 이렇게 원자핵의 변화에 동반되어 발생하는 빛을 감마선이라 한다.

라) 방사선에 관련된 단위

'방사선'의 양은 방사능과 같이 발생원의 강도를 나타내는 것이 아니라 물질과 상호작용을 이용하여 측정하는데 물질의 어떠한 부분을 통과하는 방사선의 수, 또는 방사선이 통과함으로써 그 물질이 흡수한 양[11]을 통해 나타내는 것으로 일반적으로 방사선의 '장'의 강도, 혹은 방사선의 통과량과 일치해서 사용된다. 따라서 방사선의 통과에 따르는 어떤 양에 초점을 맞추는가에 따라 많은 종류의 '방사선의 양이 정의될 수 있다. 방사선이 물체에 대한 영향을 평가하기 위해 등가선량, 흡수선량, 조사선량 등의 기준을 정해 사용하고 있다.

(1) 등가선량 : 입자 플루엔스

어떤 장소를 통과하는 단위면적당의 방사선 입자수를 말하는 것으로 입자 플루엔스 '율'이라고 하는 경우는 단위시간당 입자 플루엔스(Particle fluenece)[12]를 나타낸 것이다.

(2) 흡수선량

흡수선량(Absorbed dose)[13]은 물질 중에 흡수된 방사선 에너지양을 말하는 것으로 다시 말해, 방사선이 방출되는 곳에서의 에너지양이며 전통적인 단위계에서는 방사선의 통과에 의하여 주목물질 1[g] 중에 100[erg]가 흡수되는 것을 1[rad]로 표시하는 라드의 단위를 사용하였지만 현재에는 물질 1[kg]당 흡수되는 에너지의 양이 1[J]일 때의 방사선량인 1[Gy]로 나타내는 그레이의 단위를 사용한다.

(3) 조사선량

조사선량(Exposure dose)은 피폭 가능준위로서, 방사선장 내의 공기체적 내에 생성되는 이온쌍의 전하량의 크기로 방사선의 통과에 의하여 발생한 전하량을 기준으로 하는 개념으로 단위는 R(뢴트겐)[14]을 사용한다. 1R이란 표준상태(0[°C], 760[mmHg])의 건조공기 1[cc] 중에 1[esu]의 (+)전하, 또는 (−)전하를 발생하는 경우이다.

방사선의 종류에 따른 단위와 정의를 표 3-3에 나타내었다.

11) 흡수한 양 : 전리량, 발생이온쌍의 수, 흡수 에너지 등이다.
12) 플루엔스 : 단위입자수/[cm²]. 방사선량을 나타내는 단위로, 어떤 점에서 단위면적을 통과하는 입자수로 정의되는 것이다.
13) 흡수선량(吸收線量) : 기호 D, 단위 Gy rad. 임의의 방사선 및 물질에 대한 개념으로, 문제가 되는 장소에서 피조사물질이 흡수하는 단위질량당의 에너지량이며, 1[Gy]=100[rad]=10, −베크렐[Bq] : 1[Bq]=2.7E-11 Cu, 쿨롱/킬로그램[C/kg] : 1[C/kg]=3.88E3 R, 그레이(Gy) : 1[Gy]=100[rad], 시버트(Sv) : 1[Sv]=100[rem]
14) 뢴트겐(Roentren) : SI단위로는 [C/kg]을 쓴다. 1[R]=2.58×10^{-4}[C/kg]이다.

표 3-3 방사선에 관한 단위

항 목	단 위	정 의	비 고
조사선량	C/kg	공기 1[kg] 중에 1[C]의 이온을 만드는 감마선의 양	SI 단위
	R	공기 1[kg] 중에 2.58×10^{-4}[C]의 에너지 흡수가 있을 때의 선량	1[C/kg]= 2.58×10^{4}[R]
등가선량	Gy	흡수선량[Gy] × 방사선 가중치	SI 단위
	rem	흡수선량[rad] × 방사선 가중치	1[Gy]= 100[rem]
흡수선량	Gy	1[kg]당 1[J]의 에너지 흡수가 있을 때의 선량	SI 단위
	rad	1[kg]당 10^{-2}[J]의 에너지 흡수가 있을 때의 선량	1[Sv]= 100[rad]
방사능	Ci	1초간에 3.7×10^{10}개의 변화	1[Bq]= 2.7×10^{-11}[Ci]
	Bq	1초간에 1개의 변화	SI 단위
입자 플루엔스	입자/[cm^2 · sec]	단위면적당의 방사선 입자 통과수	입자/[cm^2 · sec]
방사선의 에너지	eV	전자가 1[V]의 전압으로 가속되어 얻게 되는 운동 에너지	1[eV]= 1.6×10^{-19}[J]

2 초음파 진단장치

학습목표

- 초음파의 특성을 이해할 수 있다.
- 초음파 검사법의 종류를 설명할 수 있다.

가. 초음파 진단장치

주파수가 20[kHz]를 넘는 소리는 일반적으로 사람의 귀에 들리지 않는다. 이러한 소리를 초음파라고 하는데 이 초음파를 이용하여 인체의 내부를 투시할 수 있다. 즉 소리를 영상화하여 시각적으로 인체의 내부구조, 작동순서 등을 확인하여 진단자료로서 사용하도록 한 것이 초음파 진단장치이다.

그림 3-8의 초음파 진단장치에서 인체조직을 투과하는 초음파는 다른 조직의 경계면에서 반사하므로 이것을 이용하여 영상화한다. 일반적으로 초음파 사진 또는 초음파 B-mode 스캔이라고 한다. 초음파 영상은 연부조직을 세밀하게 그려내는 데 효과적이며, X-선과 같은 방사선 장해가 없어 임상 각 분야에서 유용하게 사용되고 있다. 오늘날에는 컬러 영상까지 가능하여 보다 선명한 화면을 얻을 수 있다. 또한 3차원의 영상을 구현하여 임신중의 태아의 움직임을 살펴볼 수 있다.

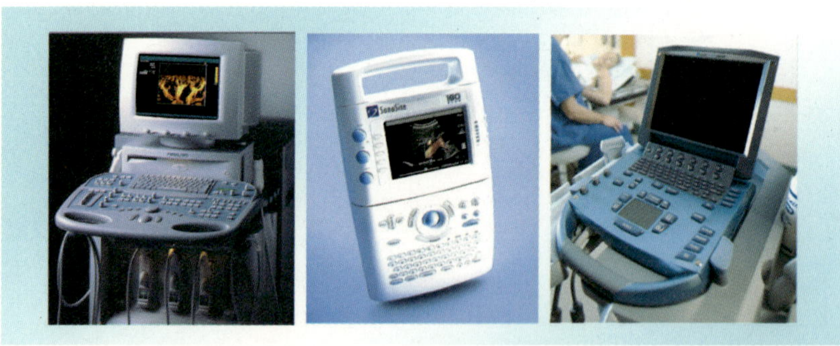

그림 3-8 초음파 진단장비

나. 초음파로 인체투영

사람의 배를 절개하지 않고 몸 안의 내장의 여러 기관을 연구할 수 있는 X-선, MRI(Magnetic Resonance Imaging : 핵자기공명영상법, =단층촬영법) 및 초음파 영상 시스템은 의료 분야에서 매우 필요한 자리를 차지하고 있다. 그중에서 그림 3-9과 같이 초음파 진단장치는 인체에 무해하고 동영상을 얻을 수 있을 뿐만 아니라 가격이 저렴하고 응용 분야가 다양하기 때문에 많은 병원들이 사용하는 장비가 되었다.

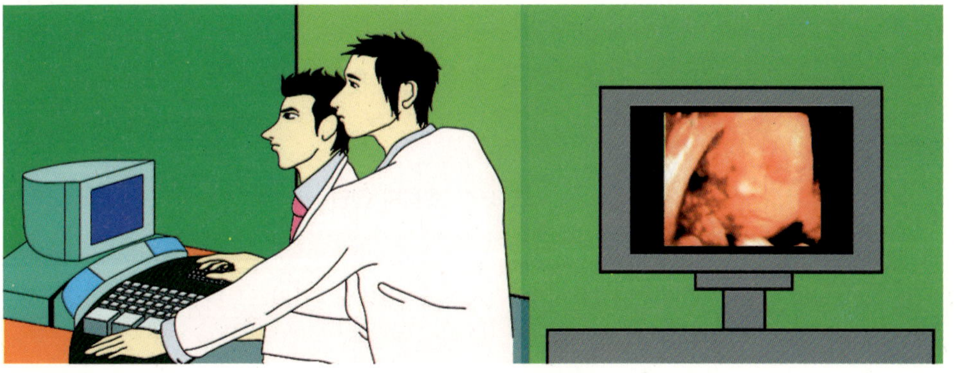

그림 3-9 초음파 장치

1) 초음파의 특성

① 사람이 들을 수 있는 주파수대는 약 20～2만[Hz]이고 들을 수 있는 주파수보다 높은 음을 내는 주파수를 극초음파라고 한다. 초음파는 사람의 몸을 매질로 해서 전파할 수 있고 초음파의 파워가 약하면 인체에 무해하다. 초음파 주파수는 일반적으로 초음파 진단장치로 사용되고 있으며 범위는 3.5～5[MHz] 정도가 이용되고 있다. 피부 등의 특정 부위에는 20～30[MHz]가 사용된다.

② 의료용 초음파 영상장치는 탐촉자(probe)를 통해 인체에 보내진 초음파가 인체 안에서 반사되어 되돌아온 반사파를 받아 영상으로 바꾸는 것이다. 초음파는 전기 에너지를 음향 에너지 또는 그 반대로 변형할 수 있는 그림 3-10과 같은 압전소자(piezoelectric element)인 변환소자에 의해 형성되고 감지된다.

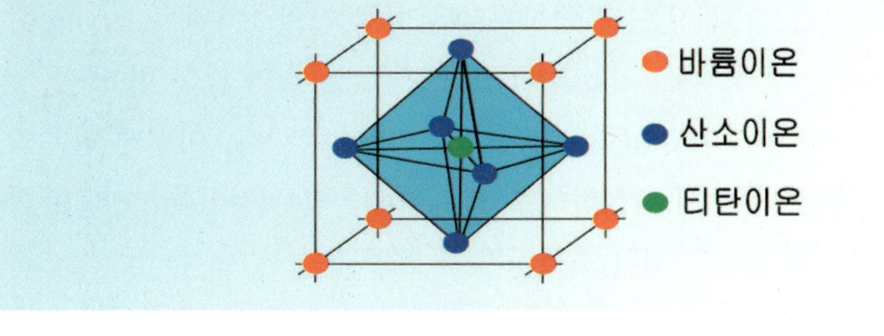

그림 3-10 압전소자

③ 초음파가 인체를 통과할 때 인체 안의 성분이 다른 두 경계면에서 초음파 반사가 이루어진다. 전기에서의 임피던스(impedance)[15]와 유사한 개념으로는 물질의 밀도와 음속의 곱으로 정의되는 물질의 특성 임피던스가 있다. 근접해 있는 조직의 임피던스의 차이가 클수록 경계면에서 반사되는 에너지의 양은 커진다.

④ 부드러운 조직(soft tissue)에서는 되돌아오는 에너지의 양이 적기 때문에 대부분의 음향 에너지(sound energy)는 경계면을 통하여 더 깊숙이 있는 조직을 표 3-4와 같이 볼 수 있게 한다.

표 3-4 초음파 진단

조 직	초음파로 볼 수 있는 조직
간	간암, 간경화, 간염, 지방간, 간농양, 간디스토마 등
췌장/비장	췌장염/암, 비종대, 비낭포 등
담낭계/신장	담낭염/암, 담석증, 담관암, 신석, 수신증[16], 신세포암 등
자궁/난소	자궁근종, 자궁암, 난소암, 난소낭종 등
태아	임신 여부, 태아발육상태, 기형아, 자궁외 임신 등
전립선	전립선 비대증, 전립선암 등
심장/혈관계	판막이상, 심근질환, 혈관협착 등
유방	유방암, 유방성형확인 등
기타	갑상선 이상, 요로계 이상, 방광암 등

2) 초음파의 영상표시

① 탐촉자(프로브)에서 보내진 초음파 신호가 어떤 물체의 표면에 부딪혀 되돌아오는 값을 이용하는 초음파 영상 시스템의 구성도를 나타내었다(그림 3-11(a)). 한 개의 변화군을 스위칭하면 인체에 초음파 신호를 주고받을 수 있다. 즉 초음파(super sound) 신호가 보내진 후에 스위칭 회로를 이용하여 변환군을 수신회로에 연결하여 인체에서 반사되어 돌아온 초음파 신호를 받는 것이다. 되돌아온 초음파 신호를 적절하게 처리하여 영상표시장치에 형상화한다. 이때 얻어진 영상자료는 인체 안의 1차원 scan line에 대한 것이다.

② 2차원 영상을 얻기 위해서는 그림 3-11(b)에서 보는 바와 같이 변화군을 x방향으로 이동하면서 스캔 라인(scan line)들을 연속적으로 얻어야 한다. 이렇게 얻은 여러 개의 스캔 라인들을 신호처리부에서 합성하여 2차원 영상을 얻은 것이다. 보통 한 개의 2차원 영상을 구성하기 위해 약 128개의 스캔 라인을 얻는다.

15) 임피던스(impedance) : 전류가 흐르기 어려운 정도를 나타내는 양이다.
16) 수신증 : 요로의 기능 저하로 오줌이 방광으로 흐르지 못한 채 신장에 정체되어 신장이 붓는 병이다.

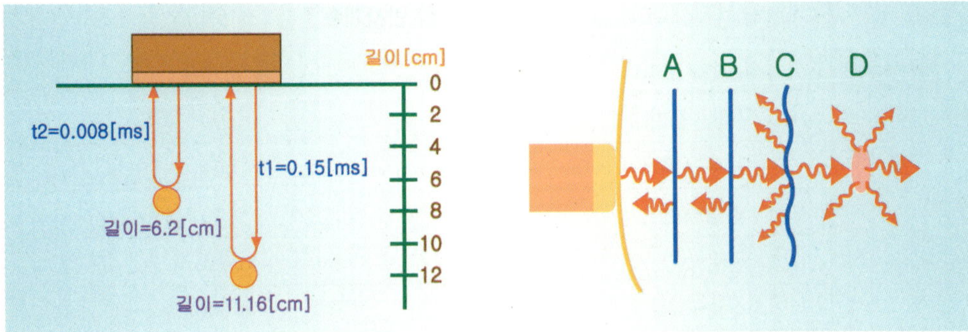

(a) 물체 표면에 부딪쳐 되돌아온 값 (b) 여러 개의 스캔 라인 동작

그림 3-11 프로브를 통한 초음파 영상 시스템

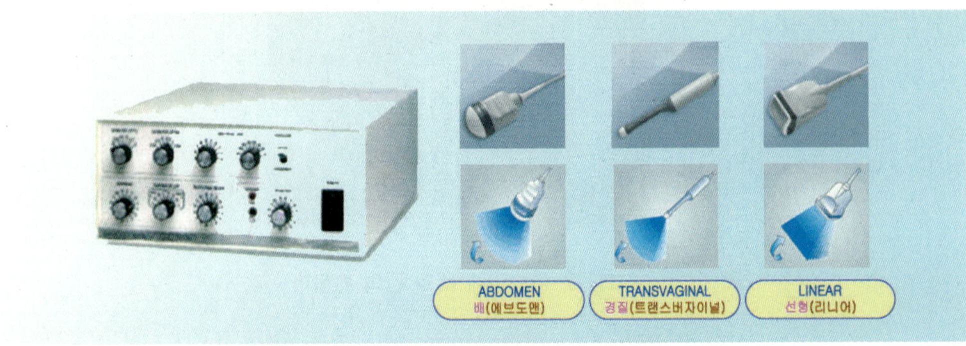

그림 3-12 초음파 펄스 발생/수신 장비와 프로브

③ 그림 3-12는 초음파 발생장치로서 펄서(pulsar)가 짧은 펄스를 변화군을 가하면 초음파 펄스가 인체로 들어가고 임피던스 차이가 있는 경계면에서 반사되어 돌아온다. 그러면 반사된 펄스를 변환자로 수신하여 처리한다. {거리 = 속도 × 시간}이므로 거리 변화군에서 z만큼 떨어진 거리에 있는 변환입자(reflector)는 시간 $t = \dfrac{2z}{c}$에서 반사 펄스를 발생시킨다.
여기서 c는 초음파의 속도로서 부드러운 조직에서 약 1.54 × 106[mm/sec]이다. 따라서 시간 $t = \dfrac{2z}{c}$에서 반사된 펄스는 인체 깊이에 대한 반사계수값에 대한 정보를 가지고 있다.

④ 초음파 신호로 받은 두 조직 간의 반사계수값은 표 3-5와 같다.

표 3-5 조직 간의 반사계수

두 개의 조직	반사계수
근육-공기	0.99
근육-뼈	0.64
지방-간	0.10
근육-간	0.018
신장-간	0.006

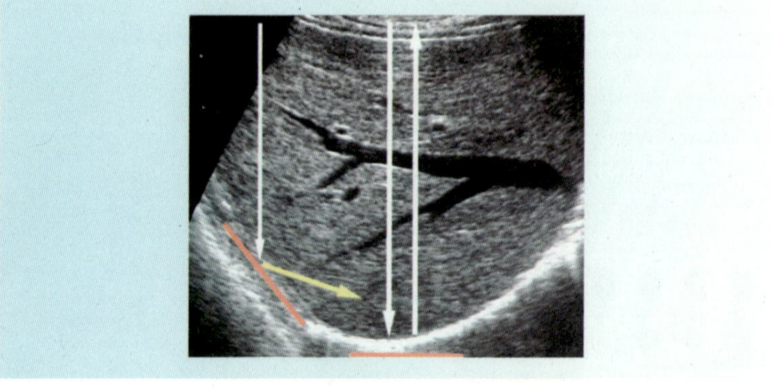

그림 3-13 인체 내의 간의 초음파

그림 3-13는 반사계수값을 구하여 얻은 원리로 해서 얻어진 간(肝)에 대한 2차원 초음파 영상이다. 이 영상자료에는 간(肝)에 대한 혈관(vessel)[17]과 횡격막[18]이 선명하게 보인다.

초음파 영상은 이와 같은 간(肝) 영상뿐만 아니라, 연조직(심장, 콩팥, 종양, 신장) 등과 같이 인체 내에서 뼈를 제외한 거의 대부분의 장기와 태아의 성장·기형 등의 영상정보를 얻을 수 있다.

3) 도플러 효과

① 2차원 흑백 영상은 음파와 물체와의 연관작용에는 여러 가지가 있는데 그 중에서 인체에 닿아 반사되어 오는 음의 강도를 전기신호로 바꾸어 영상화한 것이다. 그런데 혈류(피의 흐름)와 같이 움직이는 물체에 음향이 닿으면 탐촉자에서 내보낸 음향의 주파수와 반사되어 돌아오는 주파수가 물체의 속도에 비례해서 수치가 다르게 관측되는 현상을 도플러 효과라고 한다.

17) 혈관 : 맥관, 혈액을 온몸으로 순환시키는 관이다.
18) 횡격막 : 복강(腹腔)을 구획하는 근육성의 막이다.

② 이와 같은 도플러 효과를 이용해서 혈관 내의 피가 흘러가는 속도인 혈류속도를 측정할 수 있다. 이 측정결과는 인체 내의 혈류에 대한 2차원 영상정보를 얻을 수 있는데, 이를 색 도플러라고 한다. 색 도플러는 기존의 초음파에서의 고해상력의 조직 영상화와 함께 생물학적 특징인 정보를 실시간 흑백 영상과 동시에 혈류 영상현상을 나타나게 하기 위해 색으로 표시한다.

그림 3-14처럼 변환자로 가까이 오는 혈류는 붉은색, 멀어질수록 파란색으로 표시하고 속도에 따라 분홍, 녹색(분음광역화의 정보) 등의 색깔로 이용된다. 또한 혈류의 속도를 나타내기 위해 빠른 것은 밝게, 느린 것은 어둡게 표시한다.

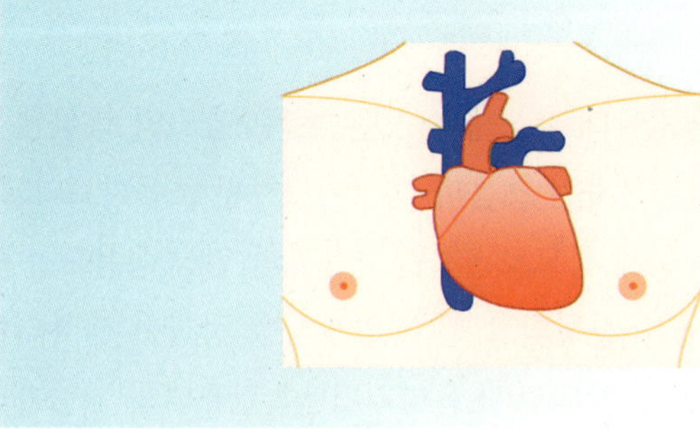

그림 3-14 색도플러 심장초음파

4) 초음파 검사법

초음파 검사법에는 펄스 반사법, 투과법 등이 있다.

① 펄스 반사법은 펄스에코법(pulse-echo meth-od)이라고도 하는데 초음파를 이용하여 체내의 연조직 속에 있는 단단한 덩어리 등에 대한 에코상을 얻어 진단에 이용하는 검사법이다. 초음파를 인체에 투사하면 음향임피던스가 서로 다른 2개 조직의 경계에서 경면반사와 비경면반사가 일어나 입사한 초음파 빔(beam)에너지의 일부가 음원방향으로 되돌아가는 반사파, 즉 에코가 되고 일부는 조직에 흡수되며 일부는 한층 깊은 곳으로 전파된다. 진동자의 기계적 진동이 전기적 진동으로 변환됨으로써 그 강약이 브라운관 표시면에 휘도의 강약으로 되어 화상이나 파형이 표시되므로 체내 장기의 모양·크기·위치 등을 알 수 있다. 흉부에서는 심장병의 보조진단법이 되고 컴퓨터단층촬영법과 병용되어 흉부대동맥류의 탐색에 도움을 준다. 복부에서는 담석 발견 및 단단한 종류가 있는 간암·췌장암·자궁체암·신종양·복부대동맥류의 탐색에 이용된다. 임신중에는 비교적 초기에 태아의 상태진단 및 쌍생아의 확인도 가능하다.

② 투과법은 초음파의 투과파에 의해 화상을 얻는다. 초음파를 의료에 응용한 것은 1950년

대부터 시도되었고 주로 머리 부분의 진단에 많이 이용되었다. 이때에는 어군탐지기와 마찬가지로 반사파의 진폭 변화를 파형으로 표시하는 것뿐이었다. 1970년대 전반에 형광체의 잔광성을 이용하여 화상을 얻는 비스터블형이 쓰이게 되었다. 1970년대 후반에는 화질을 향상시킨 그레이스케일 표시법과 리얼타임 단층법이 실용화되었다. 리얼타임 단층법은 펄스반사법의 원리를 이용한 것으로 장치가 소형화되고 조작성도 좋으며 게다가 X-선 투시처럼 생체 내의 구조를 직접 관찰할 수 있다. 또 접촉자를 접촉시키는 방법에 따라 임의의 단면을 얻을 수 있다. 이 장치의 실용화로 초음파 진단이 널리 보급되었다.

다. 3차원 초음파검사

여러 면의 영상을 검사자가 원하는 대로 잡을 수 있는 초음파검사의 특성상 영상을 3차원적으로 재구성할 필요가 없고 아직까지는 3차원 초음파 영상이 2차원 초음파보다 화질이 떨어지며, 영상을 재구성하기 위한 기술적인 문제 등으로 3차원 초음파의 임상 유용도는 아직 활발하지 않다.

그러나 영상기법에 대한 연구가 진행되고 큰 기억장치를 장착한 컴퓨터와 고해상도의 출력장비를 필요로 하며, 전문지식이 보강되고 초음파기기 및 컴퓨터의 기술개발이 진행되면 기여도가 높아질 수 있다.

방사선 의사가 CT(전산화 단층 촬영)[19], MRI[20]에서 촬영된 2차원 영상을 가지고 1차원적인 판독을 수행하고 3차원으로 재구성해 판독에 추가적인 정보를 제공하는 과정이 필요하지만, 특정 부위에 대한 섬세한 촬영과 이미지 구현이 가능하다는 점에서 판독의 정확성을 높일 수 있다.

이러한 초음파의 3차원적 영상을 실시간 표출하며, 검사부위 표면을 자동적으로 분할하며 영상화된 조직의 특수분석에 대하여 정보를 얻을 수 있을 것으로 기대된다.

그림 3-15는 3차원 영상으로 본 태아의 초음파 사진이다.

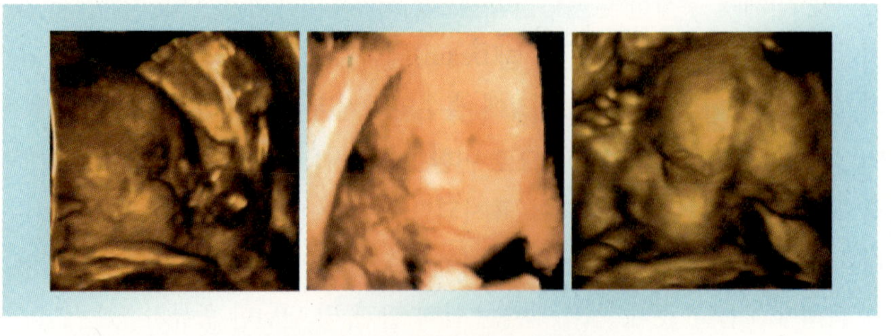

그림 3-15 3차원 영상의 태아

19) CT : X-선을 인체의 여러 각도에서 투과시켜 이 투과된 X-선 양을 컴퓨터로 측정하고 인체의 단면에 대하여 흡수량을 계산하여 영상정보를 재구성하는 단층촬영이다.

20) MRI : 인체를 구성하는 물질의 자기적 성질을 측정하여 컴퓨터를 통하여 재구성 · 영상화하는 기술이다.

3 컴퓨터 단층촬영장치와 자기공명 영상장치

학습목표

- 컴퓨터 단층촬영장치와 자기공명 영상장치의 차이를 이해한다.
- 자기공명영상의 원리를 이해할 수 있다.

가. MRI와 CT 인체 내부 투영

1) 전산화 단층촬영장치

X-선을 이용한 촬영장비는 현재 의료영상 시스템의 대명사처럼 여겨져 왔었고, 이를 이용한 진단기술은 획기적인 발전을 거듭해 왔다.

① X-선 촬영장치만으로는 인체 내부만을 투영해서 볼 수밖에 없었기 때문에 X-선을 판독하는 데 있어서 의사들은 많은 어려움을 느끼게 되었다. 즉 인체 내부의 각종 정보가 중합되어 필름상에 나타남으로써 이를 판독하는데 있어서 많은 어려움이 있었던 것이다. 그리하여 중합[21]된 영상이 아닌 단층영상으로 얻기 위하여 많은 연구개발이 시작되었다.

② 1963년 수학자 코맥(Cormack)은 투영 데이터로부터 단층영상을 구할 수 있다는 것을 수학적으로 증명하게 되었는데 이 투영 데이터로부터 단층영상을 얻기 위해서는 많은 연산이 필요하였다. 하지만 수학적 계산을 위한 컴퓨터가 그 당시에는 없었다. 그래서 복잡한 연산을 하지 않고도 단층영상을 얻을 수 있는 방법이 개발되었는데, 그것이 바로 운동단층촬영법(motion tomography)이었다. 단층영상은 정확하게 단층면이 정의되지 않아서 영상의 질이 좋지 않다는 단점이 있었다.

③ 단층면 영상을 정확하게 얻기 위하여 많은 노력이 계속되었는데, 1972년 4월 영국 EMI사의 연구원이었던 하운스필드(G. N, Hounsfield)가 X-선을 이용하여 전산화 단층 촬영술(CAT : Computerized Axial Transverse scanning)이라는 획기적인 새로운 기술을 발표하였다. 기술 발표에서 하운스필드는 세계에서 가장 처음으로 인체 머리의 단면 영상을 소개하게 되었다. 이후 X-선을 이용한 단층촬영술, 흔히 말하는CT(Computerized Tomography)로 불리게 되었던 것이다.

④ CT의 원리는 피사체를 서로 다른 각도에서 X-선을 조사하여 각 조직의 투영 데이터를

21) 중합 : 포개어 합쳐진 사진이다.

검출기로 수집하고 난 다음에 컴퓨터의 연산처리로 영상을 재구성하는 것이다.

⑤ 인체에 투시된 X-선은 인체 내를 진행하면서 광전효과, 콤프턴 산란(Compton effect) 등에 의해서 감쇠되는데, X-선관 반대편에는 X-선을 감지하는 장치가 있어 인체를 투과하여 나온 X-선의 세기를 감지하고, 감지된 X-선의 세기는 X-선이 진행해 온 직선상에 분포한 물질의 X-선 감쇠계수에 의하여 영향을 받게 된다. X-선 감쇠계수는 인체조직의 밀도, 평균 원자번호 등 인체조직의 여러 물리적인 특성과 X-선의 에너지 스펙트럼에 따라서 정해진다.

⑥ 뼈의 조직은 연부 근육조직보다 밀도 및 평균 원사번호가 높기 때문에 X-선 감쇠계수가 상대적으로 크다. 그리하여 X-선 영상은 인체조직의 감쇠계수 분포를 나타낼 수 있다고 할 수 있다. X-선 CT로 단면영상을 구성하기 위해서는 그림 3-16에서처럼 여러 방향의 투영 데이터가 필요하다. 이 투영 데이터 집합을 가지고 영상을 재구성하게 되는데 이 X-선 CT라는 것은 X-선이 인체의 조직을 통과할 때에 생기는 X-선 흡수율의 미소한 차를 검출하여 컴퓨터의 재구성으로 인체의 단면상을 얻는 방법이다.

⑦ X-선 CT로 얻은 영상은 인체 내 조직의 X-선 감쇠계수 분포를 나타낸다. X-선 CT 영상은 X-선 감쇠계수의 절대값을 나타내는 것이 아니라 상대값을 나타내는 것이 일반적이다.

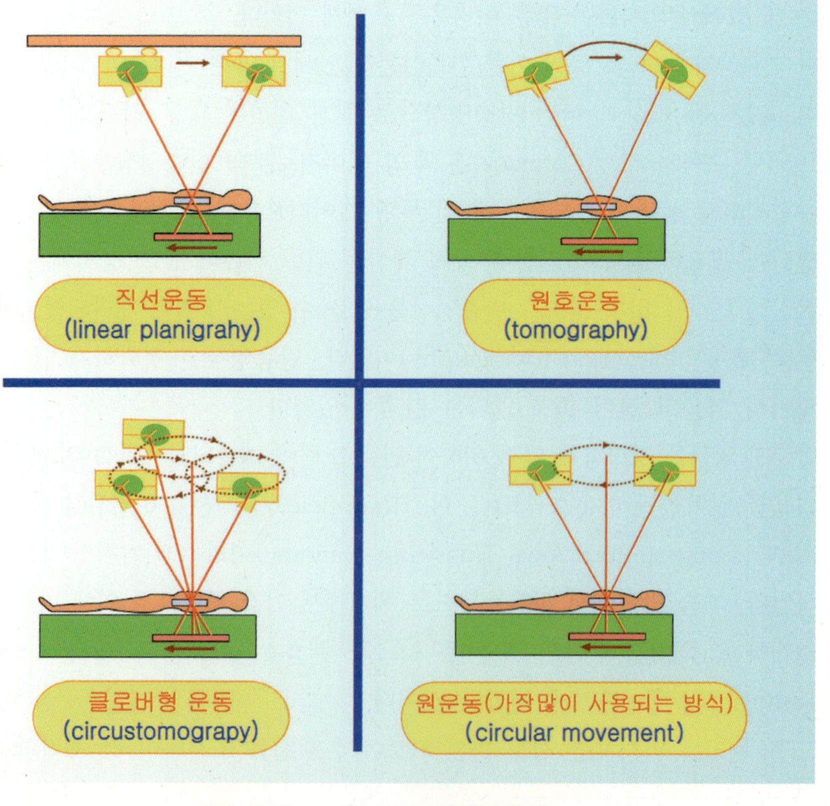

그림 3-16 X-선 CT 단면영상 구성

표 3-6 CT 번호와 선 흡수계수

흡수체(absorber)	CT 번호	선 흡수계수[cm^{-1}]
뼈(bone)	+500	0.380
내부 연부조직	+5 ~ +25	0.192 ~ 0.200
물(water)	0	0.190
지방(fat)	−50	0.171
공기(air)	−500	0

이 상대값을 CT 번호라고 하고, CT 번호는 물의 감쇠계수를 기준으로 하여 조직들의 감쇠계수를 확대하여서 나타낸 값이라고 할 수 있다. 즉, 물의 CT 번호를 0, 인체조직 중 가장 감쇠계수가 큰 경골(뼈) 부분을 +500, 가장 감쇠계수가 작은 부분인 공기 부분을 −500으로 나타낸다.

각 조직에 대한 CT 번호와 선흡수 계수는 표 3-6과 같이 볼 수가 있다.

⑧ X-선 CT 기술이 많이 발전한 지금 3차원 촬영이 가능한 나선형 CT가 널리 보급되어 있다. 그림 3-17처럼 나선형 CT는 기존의 CT보다 촬영속도가 매우 빠르다. 그리하여 수십 장 이상의 많은 단층영상을 짧은 시간 안에 쉽게 얻을 수 있다. 수십 장 이상의 단층영상에 대해 영상처리를 하여 3차원 영상을 구성할 수 있다.

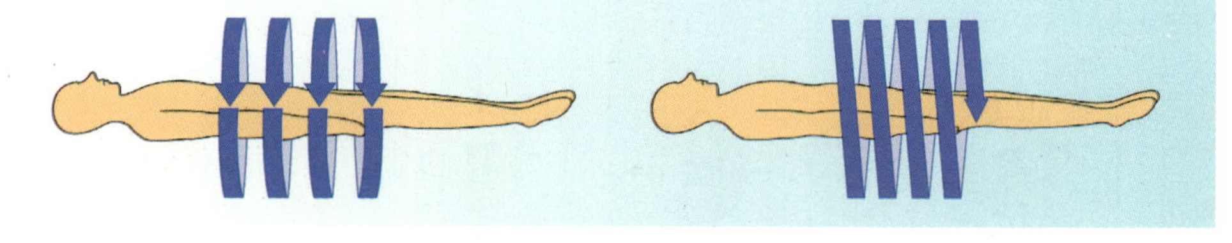

(a) 일반 CT (b) 나선형 CT

그림 3-17 일반 CT와 나선형 CT

2) 자기공명영상의 원리

① 1973년 라우터버(Lauterber)와 다마디안(Damadian)에 의해 핵자기공명분광법(nuclear magnetic resonance spectroscopy)을 단층촬영에 적용할 수 있다는 가능성이 제시되면서 자기공명영상(MRI : Magnetic Resonance Imaging) 기술은 급속히 발전을 거듭해 왔다. MRI는 그림 3-18처럼 어떤 물질의 화학구조를 분석 가능하게 하는 자기공명현상과 컴퓨터를 이용한 단층촬영기술을 결합시킨 첨단과학의 소산이라고 할 수 있다. 즉, MRI는 기존의 진단방법들의 장점을 가지면서 이들의 단점을 갖고 있지 않는 것이 큰 장점이다.

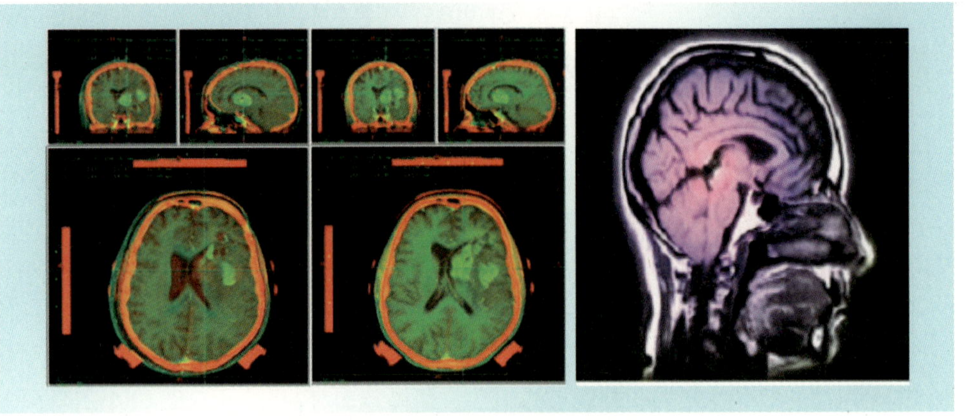

그림 3-18 MRI를 통해 뇌를 스캔한 사진

그리고 MRI는 인체 내의 여러 가지 화학적인 특성(예 화학적 천이, 스핀 격자 완화시간, 스핀 완화시간 등), 혈류속도, 확산계수 등 여러 가지 물리적인 양을 보여줄 수 있다고 밝혀져 MRI의 중요성이 더해 가고 있다.

② 자기공명현상을 보이는 원소들로는 H(수소), Li(리튬), C(탄소), Na(나트륨), P(인), I(요오드) 등이 있는데 이 중에서 자기공명영상에서 영상화하는 것은 거의 H(수소)원자이다. 수소 원자핵은 스핀 운동으로 인하여 자기동작(magnetic moment)을 거쳐 수소 원자핵을 아주 미세한 자석으로 변환시킨다.

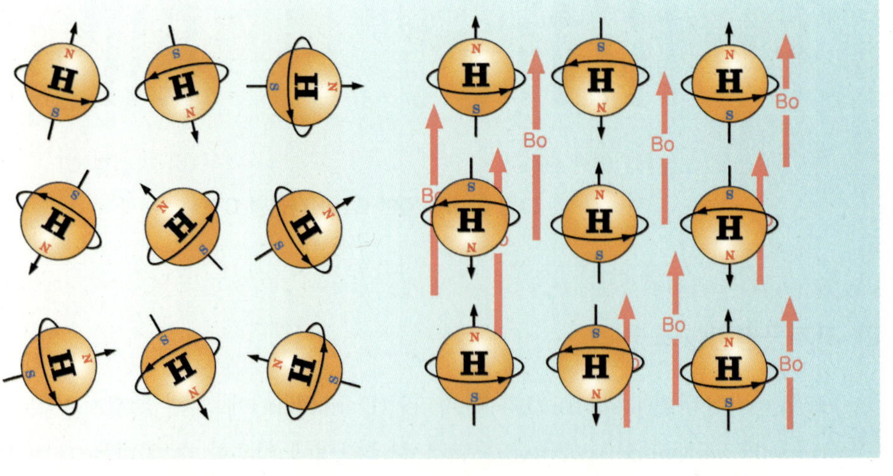

(a) 평상시 (b) 정자계(Staticmagnetic field)안

그림 3-19 수소 원자핵들의 자기 모멘트 변화

③ 수소 원자핵들이 수없이 많이 있을 때 수소 원자핵들의 자기 모멘트 그림 3-19(a)와 같이 일정한 규칙 없이 무작위한 방향으로 놓이게 되는데 이들의 수소 원자가 그림 3-19(b)와 같이 정자계(Staticmagnetic field) 안에 놓이게 되면 일부는 정자계와 같은 방향으로 정렬되고 나머지는 정자계와 반대방향으로 정렬하게 된다. 정자계와 같은 방향으로 정렬된 원자핵은 낮은 에너지 준위에 있고 반대방향으로 정렬된 원자핵은 높은 준위에 있게 되는 것이다.

④ 높은 에너지 준위에 있는 원자핵의 수보다는 낮은 에너지 준위에 있는 원자핵의 수가 조금 더 많은데, 이 차이는 정자계의 강도에 비례한다. 열적인 평형상태에서는 높은 에너지 준위와 낮은 에너지 준위 사이에 천이라는 핵들의 수가 서로 같아져서 이들 에너지 준위에 있는 원자핵 수의 차는 일정한 값을 유지하게 된다. 평형상태를 유지하고 있는 원자핵의 에너지 준위 차이만큼의 에너지를 갖는 전자파를 원자핵에 인가하게 되면 낮은 에너지 준위에 있는 원자핵들 중의 일부가 높은 에너지 준위로 옮겨가게 된다. 전자파의 인가가 중지되면 높은 에너지 준위에 있는 원자핵이 낮은 에너지 준위로 옮겨가면서 열적인 평형상태로 돌아가게 되는 것이다. 이때 외부에 설치된 고주파 코일에 전기신호가 유도되는데 이를 자유유도감쇠(FID : Free Induction Decay) 신호라 하는데 이 FID 신호를 감지하고 컴퓨터로 처리해서 영상으로 만들게 되는 것이다.

⑤ 정자계를 만들어 주는 역할을 하는 자석으로는 상온전자석, 영구자석, 초전도전자석이 있는데, 최근에는 초전도전자석을 가장 많이 사용하고 있다.

㉠ 장점 : 초전도전자석은 자계의 세기가 크고(0.5~8.0[T] 테슬라[22]), 자계의 공간 균일성이 높고, 자계의 시간적인 안정성이 뛰어나므로 가장 많이 사용되고 있다.

㉡ 단점 : 초전도 전자석은 설치비와 유지경비가 많이 들고 누설 자장이 크다.

㉢ 구부러짐이 없는 단층영상을 얻기 위해서는 영상으로 나타내고자 하는 부위에서 정자계가 매우 균일해야 한다.

㉣ 자기공명영상 시스템에서 쓰는 자석들로는 보통 지름이 30[cm] 구 안에서 10[ppm] 이하의 자계균일도를 가진다.

⑥ 정자계는 공간적으로 상당히 균일하기 때문에 이상적인 경우를 가정한다면 영상하고자 하는 부위의 모든 점들에서 자계 강도는 같다고 할 수 있다. 하지만 보고자 하는 부위의 상태, 얻고자 하는 영상을 미리 예측하고 그에 적절한 방법을 사용해야 하기 때문에 실제 운용면에서 상당한 지식을 필요로 할 뿐만 아니라 환자에 대한 세심한 배려도 중요하다. 그리고 모든 점에서 원자핵 스핀의 에너지 준위차가 같기 때문에 여기된 원자핵이 평형상태로 돌아옴으로써 유도되는 전자파의 주파수도 모든 점에서 같게 되는 것이다.

---

22) Tesla : 1[T]는 1[m^2]당 1[Wb]의 자기력선속밀도를 가리킨다.

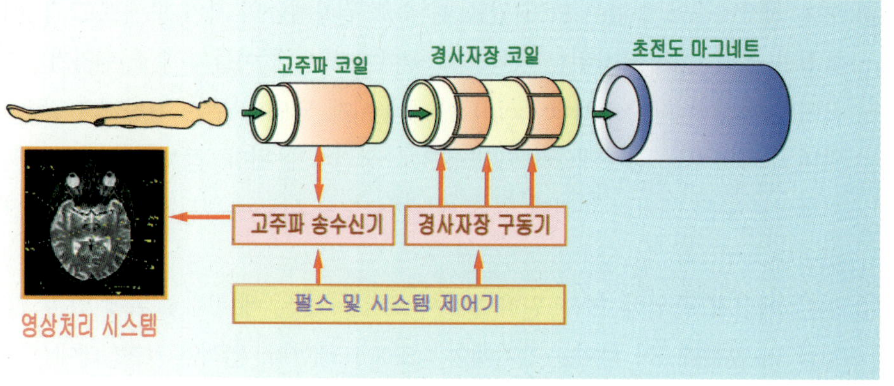

그림 3-20 자기공명영상(MRI) 장치의 구성

⑦ 자기공명영상을 구성(그림 3-20)하기 위해서는 공간적인 정보를 구분하는 방법이 있어야 하는데, 이를 위해 경사자계 코일(gradient coil)이 쓰인다. 경사자계 코일은 x, y, z 세 방향으로 선형적으로 변하는 경사자계를 만들어 준다.

㉮ x방향의 경사자계를 만들어 정자계에 더해 주게 되면 x방향으로의 자계 강도가 선형적으로 증가하게 되고 x방향으로 다른 위치에 놓인 원자핵들은 서로 다른 주파수의 자유 유도감쇠(FID) 신호를 유도하게 되는 것이다. 따라서 신호를 받을 때에 있어서 주파수 분석을 하게 되면 임의의 위치에 있는 스핀들의 양을 알 수 있게 된다.

⑧ 자기공명영상에서 원자핵 스핀을 여기[23](excitation)하고, 여기된 스핀이 평형상태로 회귀하면서 발생하는 자유유도감쇠(FID) 신호를 감지하는 장치가 바로 고주파 코일이다. 따라서 고주파 코일의 감도 특성은 자기공명영상의 신호대잡음비를 좌우하기 때문에 잡음이 적은 영상을 얻기 위해서는 고감도의 고주파 코일이 필수적이라 할 수 있겠다. 요즘에는 위상배열형(phase array) 고주파 코일이 개발되어서 고주파 코일의 감도가 더욱 크게 향상되었고 여러 부위들을 촬영할 수 있게 되어 인체 내부의 다양한 부위를 영상으로 나타낼 수 있게 되었다.

⑨ MRI는 임상적으로 매우 넓게 이용되고 있으며, 인체 내의 혈관을 촬영하는 데 쓰이기도 하고, 뇌의 기능을 촬영하는 데에도 많이 쓰인다. 최근 MRI를 이용하여 뇌의 기능을 영상화하며 뇌의 기능을 연구하는 데도 큰 활력소가 되고 있다. 인체에 시각적이나 청각적인 자극을 주면서 뇌의 어느 부분이 활성화되는지에 대한 연구를 할 수 있을 뿐만 아니라, 한의학에서 침시술을 할 때 뇌의 어느 부분이 활동하는지에 대한 연구결과도 발표되고 있어 학계의 큰 관심이 쏟아지고 있다.

23) 여기(excitation) : 자극 ; 【전기】 여자(勵磁) ; 【물리】 여기(勵起)

나. 자기공명영상의 미래

오늘날 영상의학 분야에서의 대표적인 기술로, X-선과 같은 전리방사선을 사용하지 않고 고주파와 자석만을 이용하여 인체의 단면을 영상화하는 자기공명영상(MRI : Magnetic Resonance Image)이란 영상기술이 있다. 어떤 물질의 화학구조를 분석 가능케 하는 자기공명현상과 단층촬영기술을 접합시킨 첨단과학의 소산으로 MRI를 꼽을 수 있다.

MRI에 주목하고 있는 이유는 마음대로 인체를 여러 방향의 단층상을 볼 수 있고, 생리적 현상 및 인체의 각종 신진대사를 관찰할 수 있으며 세포 내부의 변화까지 살릴 수 있어 해부학에도 유효하다는 점이다. 그림 3-21처럼 MRI 장치의 급속한 보급과 이용으로 인하여 영상의학에 새로운 장이 열리게 되었고, MRI의 빠른 보급으로 미약했던 X-선 영상에 비해 진료에 확신을 갖게 되었다.

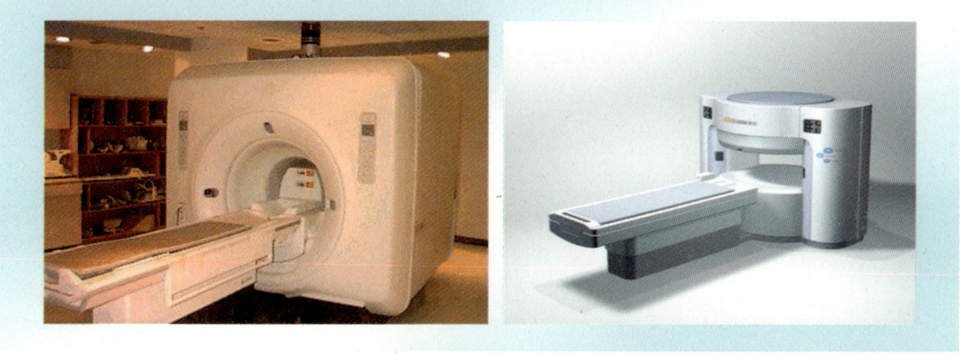

그림 3-21 MRI 장치

다. 영상신호처리공학

영상신호를 전기신호로 변환시키는 기술 및 스크린 구현 기술 진보에 의해 오늘날의 영상신호처리공학이 의학에 접목되는 계기가 만들어졌다.

① 영상신호처리공학

> ㉢ 인공위성과 같은 높은 곳에서 지상으로 보내지는 지극히 비선명한 영상을 영상(전기)신호의 잡신호 제거, 보정, 복원 또는 특정 부분을 필터링한 후 강조나 보정 등을 컴퓨터로 교정하여 영상을 선명하게 하는 기술이다. 오늘날에는 기술이 현저히 향상되어 인공위성으로부터 지상의 건물이나 도로까지도 선명히 그려 낼 수 있다.

② X-선 CT가 이러한 기술의 성과 중 하나이다. 이것은 X-선이 생체조직을 통과할 때에 생기

는 X-선 흡수율의 미소한 차를 측정하여 컴퓨터로 재구성하고 가공하여 인체의 단면상을 얻는 방법이다.

③ 뢴트겐의 X-선 발명 이래 미국의 코맥(A.M. Cormack) 및 영국의 하운스필드(G.N. Hounsfield)의 연구성과로부터 탄생된 것으로 영상의학에 새로운 기술을 개발한 훌륭한 발명이라고 일컬어진다. 영상의학연구의 업적으로 1979년 노벨 의학 생리학상이 주어졌다.

④ 현미경 영상에도 컴퓨터를 사용한 영상처리기술이 응용되어 백혈구의 분류(hemogram), 핵염색체 분석(idiogram), 세포진 등이 행해지고 있다.

4 인체신호의 종류와 동작원리

학습목표

- 심장의 주기와 심전도 파형을 이해할 수 있다.
- 인체신호의 종류를 설명할 수 있다.

가. 심전도

심전도(ECG : ElectroCardioGram)는 심장의 전기적 활성 단계에서 발생하는 미약한 전위차(1[mV]의 전압)를 인체표면에서 시간에 따른 변동곡선(0.1~200[Hz] 정도의 주파수 성분)으로 측정하는 것이다.

전압차 또는 전압을 인체표면에서 측정하는 것이 가능한 것은 심장의 재분극과 탈분극의 순서와 시간차 때문인데, 심근은 모든 부위가 동시에 탈분극하는 것이 아니라 심방이 탈분극한 후 심실이 탈분극하는 순서를 정확히 지키며 실행된다(심실이 탈분극하는 동안 심방이 재분극을 일으킨다). 이때 발생되는 전기적 신호(전위차)는 심장 부위의 위치에 따라 다른 값을 나타낸다. 이를 인체표면에 전극을 부착한 후 기기를 이용하면 감지할 수 있다(그림 3-22).

심전도에서 나타난 전기적 파형들은 정밀한 분석을 통하여 부정맥, 협심증, 심근경색(심장마비 등의 허혈성 심장질환), 심방과 심실의 비대, 확장 등을 진단할 수 있다.

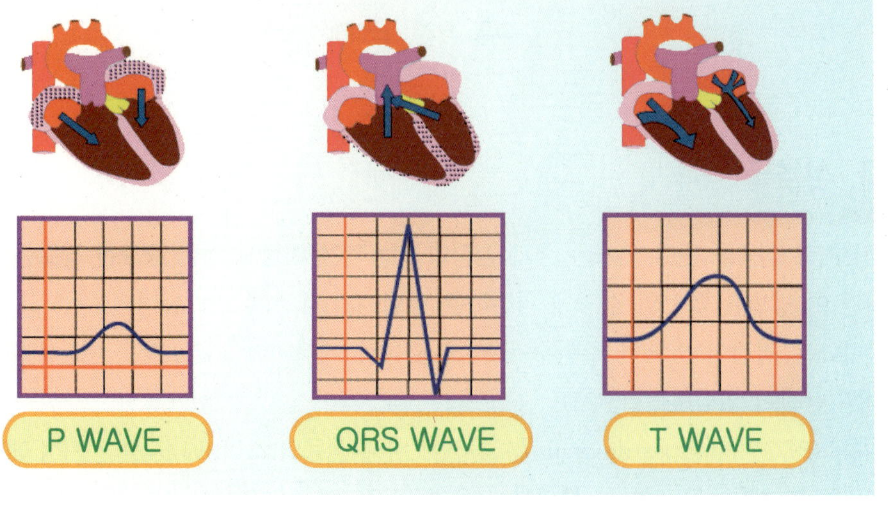

그림 3-22 심장의 주기와 심전도 파형과의 관계

나. 근전도

근전도(EMG : Electromyogram)는 신경이나 근육이 가지고 있는 전기적 흥분성을 이용하여 근육계와 말초신경계의 질환, 즉 신경·근계의 질환을 진단하는 방법이다(그림 3-23).

안정막전위(약 80[mV] 내외)의 골격근이 수축(약 10[μV]~10[mV])할 때에 생기는 활동전위를 증폭 기록한 것을 근전도라 하며 주파수 대역은 5~10[kHz]의 넓은 범위를 갖는다. 평활근 역시 활동전위가 기록될 수 있지만 평활근의 경우는 보통 평활근전도라 하여 따로 구분된다.

근전도 증폭기는 10~1000[Hz] 정도의 주파수 여과범위를 갖는다. 심전도에 비해 증폭기의 주파수 응답의 폭이 좀 더 넓지만 심전도의 경우와 같이 매우 낮은 주파수 범위는 포함하지 않는다. 따라서 고주파의 잡음에 대하여 안정성이 높다.

피부 표면전극을 사용할 경우 일반적으로 진폭이 0.1~1[mV] 정도로 낮은 근전도 신호가 검출된다. 따라서 전압이득이 매우 큰 증폭기를 사용해야 한다. 단, 근육 내 침전극을 사용할 경우에는 근전도 신호의 진폭이 커지므로 증폭기의 이득이 작아도 된다.

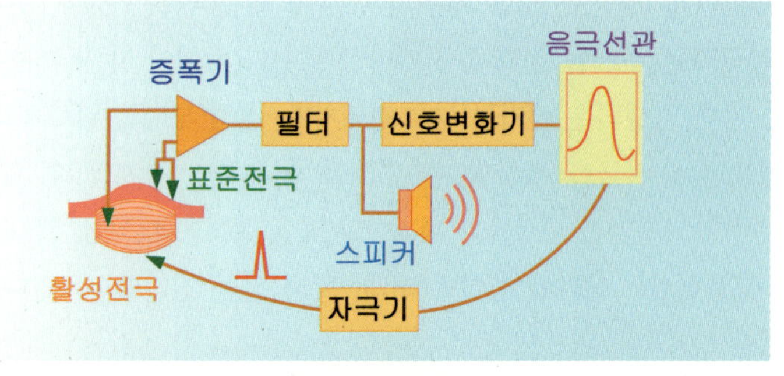

그림 3-23 근전계의 구성

다. 심음도

청진기로 심음을 듣고 의사는 환자 심장의 기능적인 특성에 대한 중요한 정보를 얻게 된다. 하지만 이 방법은 의사의 감각에 의존하는 방법이기 때문에 개인능력의 차가 크고 신뢰성이 부족하다는 결점이 있으며 주파수가 적거나 음의 에너지가 너무 작을 때는 정확한 측정이 어려운 단점이 있다(그림 3-24).

심음도(PCG : Phonocardiogram)는 청진에 비해 심음의 소리 에너지를 전기적 에너지로 바꾸어 파동으로 기록, 시각화하여 특정한 심음과 심장의 한 박동 주기 내에서 일어나는 기계적인 일 또는 전기적인 현상 사이의 관계를 시간의 관점에서 비교할 수 있는 장점과 또한 청진에

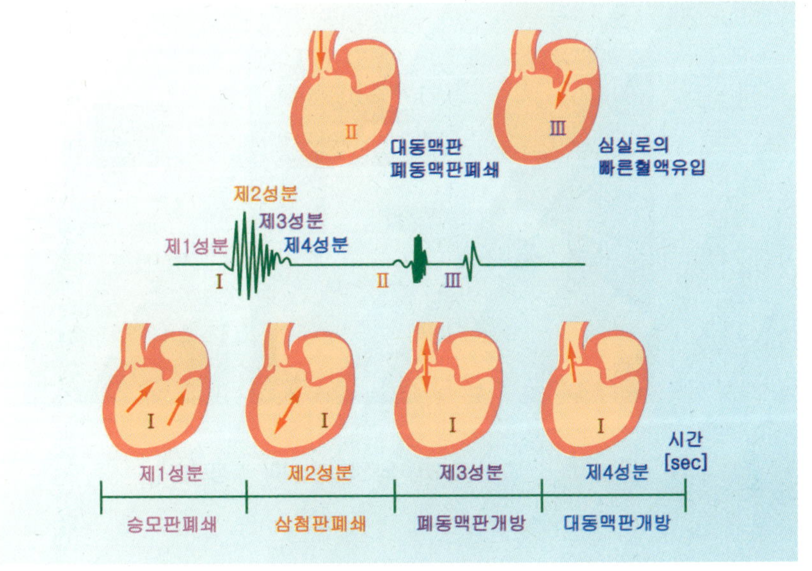

그림 3-24 심장박동에 따른 정상적인 심음도 파형

비하여 심음과 심잡음을 정밀하게 구분할 수 있으며 청진의 한계 하한(약 20[kHz])에 가까운 저주파의 음을 정확하게 기록할 수 있는 장점이 있다.

라. 뇌전도

뇌전도(EEG : ElectroEncephaloGram, 이하 뇌파)는 뇌를 구성하는 뇌세포 집단의 미세하고 특이한 리듬의 전기적 활동을 전압의 변환형태로 측정한 것으로 다양하게 변화하는 뇌의 활동상태를 확인할 수 있으며 생리적으로 수면과 각성상태, 간질 등의 진단에 매우 유용하게 사용되는 방법이다.

㉻ 뇌파의 정지는 뇌사를 의미한다.

뇌의 전기적 활동의 근원은 흥분뉴런의 세포막을 투과해 지나가는 이온들에 의해 발생하는 전류이다. 이들 신경조직은 전도성 매질에 둘러싸여 있기 때문에 뉴런에서 발생한 전류는 머리표면에까지 그 흐름이 미세하게 이어지게 된다. 미세한 전위가 머리표면(10[mV])에 발생(대뇌피질의 신경세포에서 발생하는 시냅스 전위가 모여서 일어난다)하게 되는데 이 전위(두피에서의 측정치는 100[μV])를 측정하는 것이 바로 뇌전도의 원리이다(그림 3-25).

현재는 뇌파에 대한 여러 가지 해석 방법이 시도되고 있으며 그 측정 방법이 간단하고 환자에게 주는 부담이 적어 신경과, 정신과, 소아과 등에서 널리 쓰이고 있다.

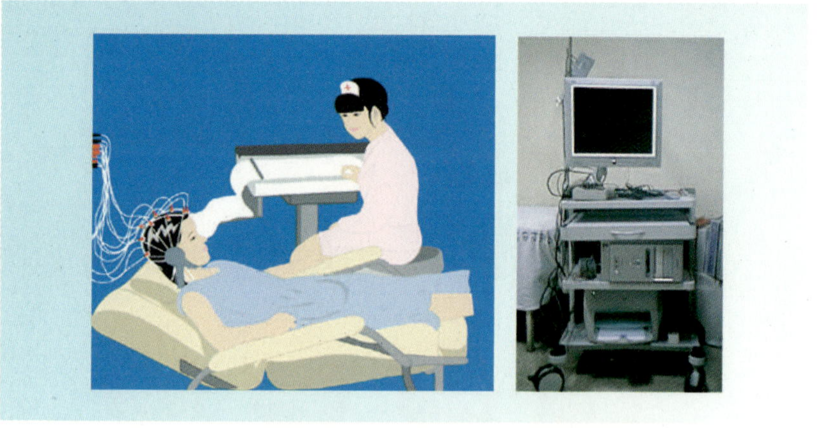

그림 3-25 뇌전도와 뇌파 측정모습

마. 망막전도

망막전도(ERG : ElectrorEtinoGram)는 눈의 망막에 광(光)자극을 주어 이때 발생하는 활동전압을 유도 및 증폭하여 기록하는 검사를 의미한다.

망막신경은 스스로 활동전위를 발생시키지는 않지만 빛에 의해 자극을 받으면 전위를 발생시킨다. 따라서 망막에 매우 짧은 시간 동안 빛을 비추면 탐사전극(망막의 내측면, 또는 각막 위에 부착)과 기준전극(관자놀이, 이마 혹은 귓불) 간에 일시적인 전위차의 변화를 관찰할 수 있는데 이와 같이 망막에서 진행중인 전기적인 활동전위를 측정하는 것을 망막전도라고 부르며(그림 3-26)이 활동전위를 망막전위라 한다. 망막전위의 크기는 약 100[μV]이며, 주파수 특성은 약 500[Hz] 정도이다.

망막의 추상체나 간상체의 기능과 관계가 있으며 그 파형의 차이를 분석하여 주로 각막혼탁, 백내장, 홍채유착, 유리체 혼탁으로 안저를 검사할 수 없는 안질환의 진단이나 예후판정에 응용된다.

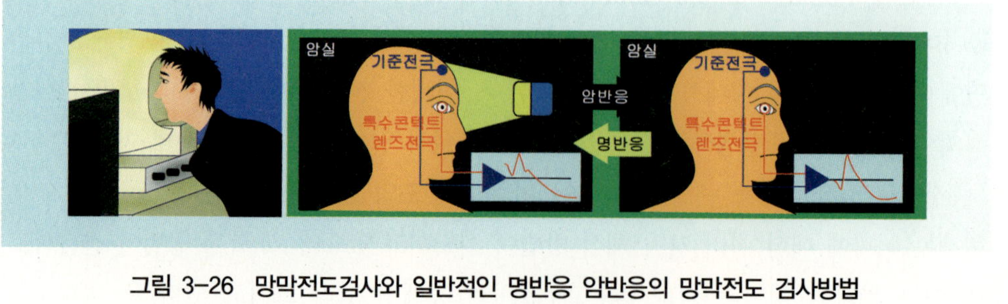

그림 3-26 망막전도검사와 일반적인 명반응 암반응의 망막전도 검사방법

바. 안구전도

눈에는 망막전도와 같이 자극에 대한 응답전위의 일시적인 변화 이외에도 각막과 망막 간에는 일정한 전위차(약 1[mV])가 존재하는데 이를 정전위라고 한다. 이 전위의 발생은 거의 대부분 망막색소상피가 기여하며 약 10[%] 정도만이 나머지 안구의 조직이 관여한다. 안구전도(EOG : ElectroOculoGram)의 원리는 어두운 곳에서 한 전극을 각막 위에 놓고 다른 하나의 전극을 코 또는 머리 부위에 놓으면 2개의 전극 사이에서 전위차가 발생한다는 것을 이용한 것이다. 이때 안구에 더 강한 빛을 비추면 이 정전위가 더 증가되는데 이 전위를 발광전위라 한다. 이 정전위와 발광전위를 합쳐 각막-망막전위라고 하며 각막의 전위는 망막의 전위에 비해 (+)전위를 가지며 망막은 각막에 비해 (-)전위를 갖는다(그림 3-27, 그림 3-28).

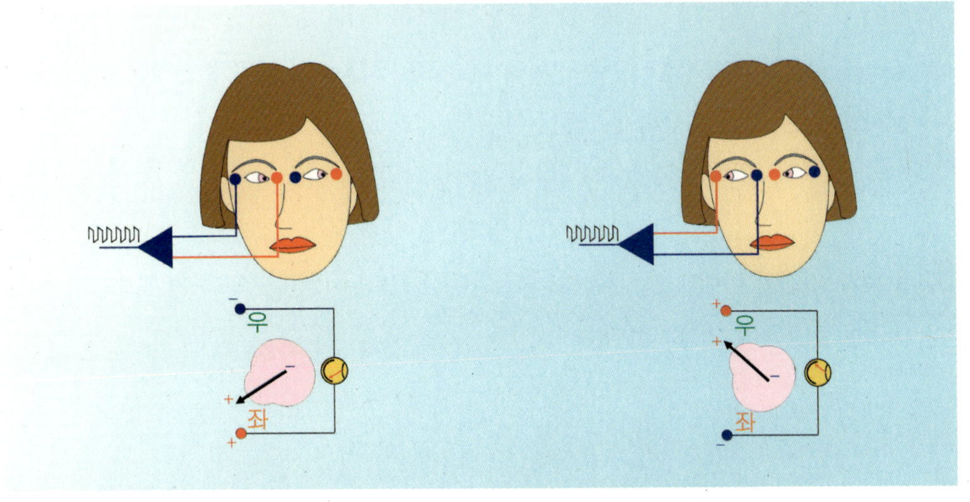

그림 3-27 안구의 좌우 운동에 따른 전위측정 방식

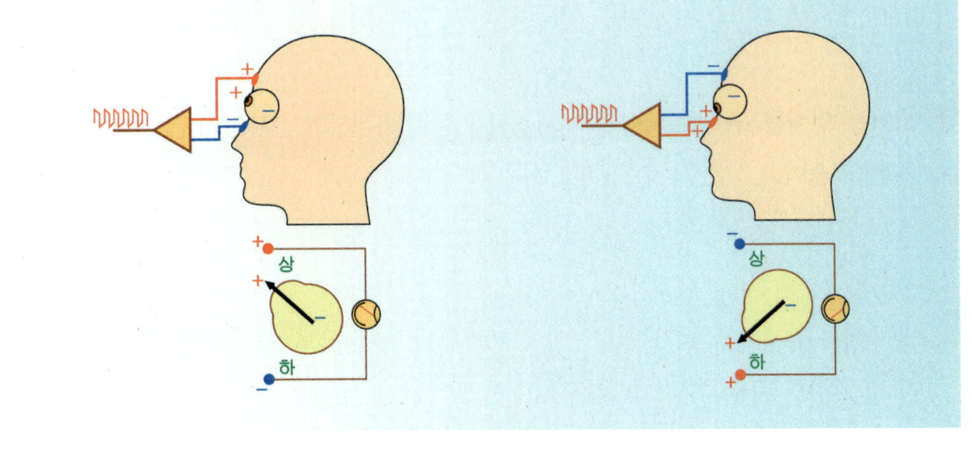

그림 3-28 안구의 상하 운동에 따른 전위 측정

단원정리

Ⅲ. 의료기기의 종류와 동작원리

1. 일반적으로 오늘날 임상의학에 있어서 X-선 영상의 역할은 보이지 않는 인체를 투시하는 기본적인 의료기기이다.

2. 소리를 영상화하여 시각적으로 인체의 내부구조, 작동순서 등을 확인하여 진단자료로서 사용하도록 한 것이 초음파 진단장치이다.

3. 초음파 진단장치에서 인체조직을 투과하는 초음파는 다른 조직의 경계면에서 반사하므로 이것을 이용하여 영상화한다.

4. CT의 원리는 피사체를 서로 다른 각도에서 X-선을 조사하여 각 조직의 투영 데이터를 검출기로 수집하고 난 다음에 컴퓨터의 연산처리로 영상을 재구성하는 것이다.

5. MRI는 인체를 구성하는 물질의 자기적 성질을 측정하여 컴퓨터를 통하여 재구성·영상화하는 기술이다.

6. 생체에서 발생하는 전기현상은 아주 미미하다. 그러므로 생체전기 검출에는 감도가 뛰어나고 안정된 검출장치가 필요하다.

7. 세포와 조직 간에도 정상적으로 생명을 유지하기 위해 일상에서 이루어지고 있는 전화 통화처럼 통신체계가 이루어져 있으며 이러한 각 부분들이 질서를 유지하고 서로 간의 상태를 파악해야 한다. 이러한 역할을 수행하는 것이 바로 내분비계와 신경계이다.

8. 의료기기의 성능을 정확하게 측정하기 위해서는 측정기의 정적 특성과 동적 특성으로 평가하는데, 정적 특성은 직류나 낮은 주파수 성분의 입력에 대한 특성이고, 동적 특성은 교류입력 또는 과도 특성에 관한 특성을 나타낸다. 측정기기의 성능 평가에서는 두 가지 성능을 동시에 고려하여 해석해야 한다.

9. 임상에서 주로 관심을 갖는 생체현상은 물리현상, 화학현상, 생물현상으로 크게 분류가 되며, 이러한 현상들의 비전기적 신호를 공학적 기법으로 처리하기 위하여 전기적인 에너지로 변환하여 임상에서 활용한다.

수 행 평 가

Ⅲ. 의료기기의 종류와 동작원리

인체의 횡단면을 컴퓨터가 수학적 연산방식을 이용하여 영상을 재구성시켜 인체조직을 상세하고 명료하게 나타낼 수 있을 뿐만 아니라, 임의로 선택된 단면의 정보를 분석적으로 확인할 수 있게 해주어 일반 X-선 영상으로 찾기 힘든 병변을 정확히 진단할 수 있는 의료 기기는 무엇인가?

▶ 인체의 횡단면을 컴퓨터가 수학적 연산 방식을 이용하여 영상을 재구성시켜 인체 조직을 상세하고도 명료하게 나타낼 뿐만 아니라 정상조직과 병변조직을 정확히 구분할 수 있는 진단기기 예전의 X-선 영상으로는 불가능했던 인체의 단층상을 선명한 대조도 분해능으로 나타냄으로써 영상진단의 질은 증가한다.

아래 그림은 어떤 의료영상기기를 이용하여 뇌의 상태를 측정한 것이다. 사용된 의료영상기기는 무엇인가?

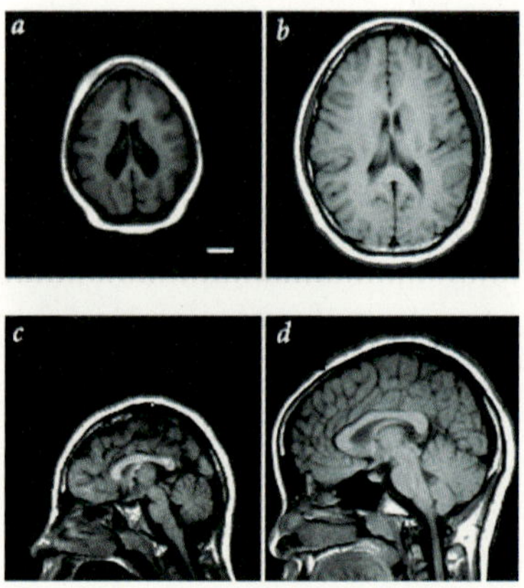

▶ 자기공명영상장치(MRI, Magnetic Resonance Imaging) : 핵자기공명(NMR, Nuclear Magnetic Resonance)이라는 물리학적 원리를 영상화한 기술이다. MRI는 우리 몸의 70%나 차지하는 물 분자[H_2O]를 이루는 수소원자를 이용한다.

다음 [보기]의 (   )안에 알맞은 말을 넣으시오.

> [보기] 초음파는 서로다른 조직 경계에서 일부(①)되고, 나머지는 (②)된다. 이 과정에서 조직의 온도 증가와 역학적인 힘의 발생 등과 같은 현상이 함께 나타난다. 뿐만 아니라 산란과 도플러 효과에 의해 주파수 스펙트럼이 변하는 현상도 나타난다.

▶ 초음파 : 고유 음향임피던스가 다른 조직의 경계면에서 반사된다. 초음파 진단장치는 이 성질을 이용하여 생체 내부를 이미징 하는 장치이다.

학습평가문제

Ⅲ. 의료기기의 종류와 동작원리

독일의 물리학자 뢴트겐에 의해 발견되었으며, 뼈와 같은 단단한 조직의 병변은 검출시 정확도가 높지만, 연질부위는 효과가 크지 않기 때문에 혈관 조영제, 소화관 조영제를 투입하여 병변을 검출한다. 다음에서 설명하는 영상의료장치는 어느 것인가?

① MRI ② 감마 나이프
③ 초음파 ④ X-선 영상
⑤ 내시경

▶ ㉠ MRI : 자력에 의하여 발생하는 자기장을 이용하여 생체의 임의의 단층상을 얻을수 있는 첨단의학기계, 또는 그 기계로 만든 영상법이다.
㉡ 초음파 : 초음파 진단장치는 인체조직을 투과하는 초음파가 다른 조직의 경계면에서 반사하여 되돌아오는 반사파를 영상화하는 장치이다.
㉢ 감마나이프 : 감마 광선과 나이프의 합성어로서 주로 외과적 수술이 어려운 선천성 뇌동정맥 기형, 뇌하수체 종양, 수막종, 신경초종, 전이성 뇌종양, 파킨슨병 등 뇌질환 환자의 시술에 효과가 큰것으로 보고되고 있다.
㉣ X-선 : 독일의 물리학자 뢴트겐에 의해 발견되었으며, 뼈와 같은 단단한 조직에 생기는 병변의 검출에는 정확도가 높지만, 뇌나 복부와 같은 연질부위는 효과가 크지 않기 때문에 X-선상의 선명도를 증대시키기 위하여 혈관 조영제, 소화관 조영제를 투입하여 병변을 검출한다. 특징으로는 사진효과, 투시효과, 생물학적효과, 이온화효과 등이 있으며, CT 단면영상을 구성하기 위해서는 직선운동(플라니그래피), 원호운동(토오그래피), 클로버형 운동(서커스토모그래피), 원호운동(가장 많이 사용되는 방식) 삼체 등이 있다.

X-선의 특징으로 볼 수 없는 것은?

① 도플러 효과 ② 이온화 효과
③ 사진 효과 ④ 생물학적 효과
⑤ 투과 효과

▶ ㉠ X-선의 특징 : 사진효과, 투시효과, 생물학적효과, 이온화효과 등이다.
㉡ 도플러효과 : 움직이는 물체에 음향이 닿으면 탐측자에서 내보낸 음향의 주파수와 반사되어 돌아오는 주파수가 물체의 속도에 비례하여 수치가 다르게 관측되는 현상이다.

다음 중 초음파에 대한 설명으로 틀린 것은?

① 초음파 진단장치로 사용되는 범위는 3.5~5[MHz]이다.
② 부드러운 조직에서 사용된다.
③ 단단한 뼈 등의 병변을 검출시 사용된다.
④ 피부 등의 특정 부위는 20~30[MHz]가 사용된다.
⑤ 초음파의 파워가 약하면 인체에 해롭지 않다.

▶ 초음파는 부드러운 조직을 검사할 때 사용하며, 단단한 뼈 등의 병변을 검출하기 위해서는 X-선 등이 사용된다.

4 X-선과 같은 전리방사선을 사용하지 않고, 고주파와 자석만을 이용하여 인체의 단면을 영상화하는 장치를 무엇이라 하는가?

① MRI ② 감마 나이프
③ 초음파 ④ X-선
⑤ 내시경

▶ ㉠ MRI : 자력에 의하여 발생하는 자기장을 이용하여 생체의 임의의 단층상을 얻을 수 있는 첨단의학기계, 또는 그 기계로 만든 영상법이다.
㉡ 초음파 : 초음파 진단장치는 인체조직을 투과하는 초음파가 다른 조직의 경계면에서 반사하여 되돌아오는 반사파를 영상화하는 장치이다.
㉢ 감마나이프 : 감마 광선과 나이프의 합성어로서 주로 외과적 수술이 어려운 선천성 뇌동정맥 기형, 뇌하수체 종양, 수막종, 신경초종, 전이성 뇌종양, 파킨슨병 등 뇌질환 환자의 시술에 효과가 큰 것으로 보고되고 있다.
㉣ X-선 : 독일의 물리학자 뢴트겐에 의해 발견되었으며, 뼈와 같은 단단한 조직에 생기는 병변의 검출에는 정확도가 높지만, 뇌나 복부와 같은 연질부위는 효과가 크지 않기 때문에 X-선상의 선명도를 증대시키기 위하여 혈관 조영제, 소화관 조영제를 투입하여 병변을 검출한다.

5 생체전기신호 계측의 고려 사항이 아닌 것은 무엇인가?

① 생체의 리듬, 항상성, 적응, 대사에의 영향
② 느린 측정
③ 인체 피해를 최소화
④ 안전성이 보장
⑤ 취급하기 쉽게 측정이 이루어져야 한다.

▶ 안전성 보장, 검증, 빠른 측정, 인체 피해를 최소화, 기기의 설계나 자료의 검증, 사고와 해설력, 생체의 리듬, 항상성, 적응, 대사에의 영향, 취급하기가 쉽고 조작이 쉬워야 한다.

6 측정하고자 하는 물리량을 전기적 신호로 바꾸어 주는 것을 무엇이라고 하는가?

① 감도 ② 센서
③ 스팬 ④ 오차
⑤ 이온

▶ 측정하고자 하는 물리량을 다른 형태의 에너지로 변화시켜 주는 것을 포괄적으로 트랜스듀서라 하고, 특히 측정하고자 하는 물리량을 전기적 신호로 변화시켜 주는 것을 센서라 한다.

7 다음 중 근육이 안구의 움직임을 관찰하기 위해 측정하는 것은 무엇인가?

① ECG(심전도) ② EMG(근전도)
③ EOG(안구전도) ④ EEG(뇌전도)
⑤ 심음도

▶ 눈에는 망막전도와 같이 자극에 대한 응답전위의 일시적인 변화 이외에도 각막과 망막 간에는 일정한 전위가 존재한다. 이 일정한 전위는 표면전극을 코와 관자놀이 위 에서 눈의 좌측과 우측까지 부착시키므로 눈의 위치를 측정하기 위해 사용된다. 이를 EOG(안구전도)라 한다.

Ⅳ

의공학과 인공장기

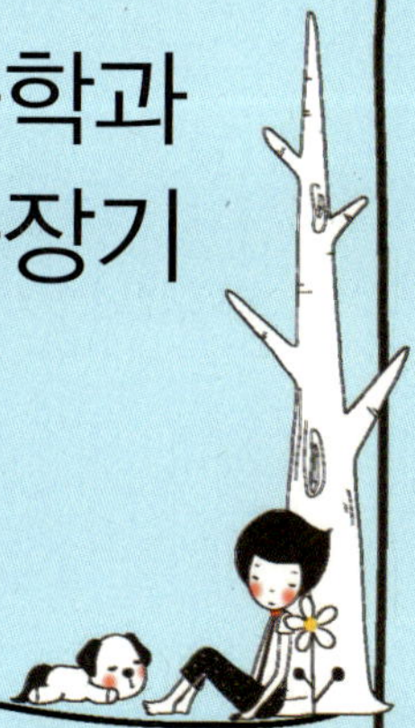

- 1. 인공장기의 종류와 특징
- 2. 의공학과 수술기법
- 3. 치료기기
- 4. 진료기기
- 5. 생체재료와 생체역학
  - ◎ 단원정리
  - ◎ 수행평가
  - ◎ 학습평가문제

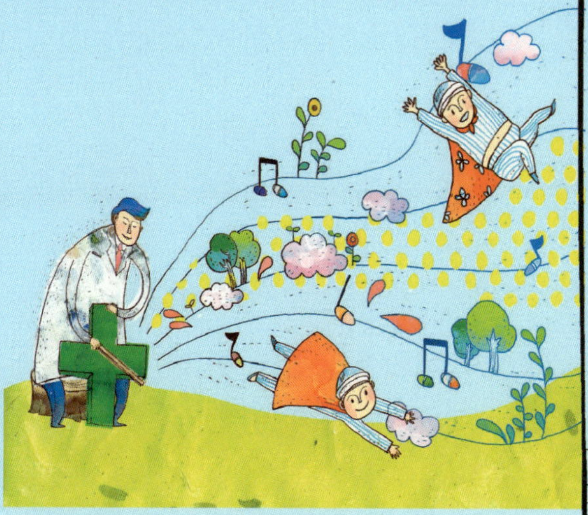

1 인공장기의 종류와 특징

학습목표

- 인공장기의 종류를 설명할 수 있다.
- 인공장기의 특징을 이해할 수 있다.

인체의 특정 부위가 정상적인 활동을 할 수 없게 되면 생체부위를 제거하는 것이 아니라, 생체의 잃어버린 부분이나 기능을 인공 재료·기기 등에 의하여 대행하는 것이 보다 적극적인 치료 방법이라 할 수 있다.

생체기능의 대행에는 뼈, 피부 등의 기구부품 정도의 단순한 기능에서 신장, 심장 등의 복잡한 기능을 갖는 장기에도 기기를 사용하거나 동물의 인체에서 추출하여 대체하는 여러 가지 대행 기술이 있다.

가. 고분자 화학

오늘날 우리 주위에는 비닐주머니로부터 여러 플라스틱 제품, 의류, 가구 등 고분자 재료로 만들어진 갖가지 상품들이 많다.

최초의 합성 고분자 화합물인 나일론은 2차 세계대전 후 명주의 대체품으로서 미국의 듀폰(Du Pont)사에 의해 개발, 보급되었다. 이후에 발명된 여러 고분자 화합물은 일상생활에서 널리 사용되고 있다.

고분자 재료는 물리적 또는 화학적 변환 과정을 거쳐서 쉽게 임의의 형태로 만들 수 있는 성질을 지니고 있는 물질이다.

따라서, 고분자 재료 가공성과 생산성이 매우 뛰어난 것이 가장 큰 장점이다. 또한, 고분자 재료는 기계적 물성이 우수하여 강하면서도 가벼우므로 기존의 철강 재료를 대체하는 재료로서 각광을 받고 있다.

1) 고분자 화합물의 높은 전기 저항률 특성

① 고분자 화합물은 높은 전기 저항률을 갖는 특성이 있기 때문에 절연체[1)]로 사용될 수 있어,

1) 절연체 : 전기가 통하지 않는 물질. 부도체라고도 한다.

전기 · 전자 공학기술에 발전을 가져왔다. 합성 고분자 화합물의 높은 절연성 때문에 과거에 할 수 없었던 고압회로의 절연이 쉽게 이루어지게 되었으며, 전자회로도는 소형화되었다.

② 레이더나 TV로 실용화된 것은 이 합성 고분자 절연재의 발전 덕택이다. 또한 트랜지스터, IC, LSI, VLSI 등도 고분자 소재가 없으면 제조가 불가능할 정도이고, 고분자 절연재에 의해 전자장치의 소형화, 정밀화가 한층 발전되었으며 동작의 안전성과 내구성이 더욱 향상되었다.

2) 합성 고분자 재료의 생체 적합성

① 비커의 내벽을 실리콘으로 표면처리하고 비커 안에 신선한 피를 서서히 주입하면 혈액의 응고가 좀처럼 일어나지 않아서 혈액을 보관하기에 좋다.

② 합성 고분자 재료는 생체 내에 이식하여도 염증 등의 이물질 반응이 잘 생기지 않기 때문에 성형외과 등에 사용하는 보형물에 적합하며, 종래에 파라핀[2)]이나 상아 등을 써서 생체 국소 융기로 시행하고 있었던 성형외과 분야에 이 합성 고분자 재료가 쓰이고 있다.

나. 인공장기의 역할

인공장기란 심장, 신장 등의 생체장기의 기능을 대행시킬 목적으로 만들어진 기기를 말하는 것으로 체내에 이식하여 사용하는 여러 종류의 대용장기 혹은 대용조직이나, 체외에 장치하여 장기의 기능을 대행하는 것 등이 포함된다.

① 1952년 보리스(Vorhees)와 블랙모어(Blakemore)가 처음으로 동맥 결손부의 복원을 위해 비니온 N 천을 사용한 이래 축적기술의 발전으로 우수한 합성 고분자재가 생산되어 인공혈관으로 사용되면서 혈관수술에 긍정적인 임상결과로 커다란 진보를 이룩하였다. 또한, 실리콘의 등장으로 생체 내에 이식하는 생체기능 대행장치, 즉 인공장기의 가능성이 더욱 높아졌다. 인공심장, 심장판막, 인공요도, 인공항문 등은 이들의 성과이다.

② 여러 가지 원인으로 급성 및 만성 신염 (nephritis)이나 신부전 (renal failure)이 생긴 환자를 위해, 1913년 영국의 아벨(T. J. Abel) 등에 의해 얇은 막으로 혈액 중의 노폐물을 제거하려는 시도가 처음으로 이루어졌으며 얇은 막은 인공심장 또는 인공투석이다. 오늘날에는 고분자 화합물로 만들어진 막을 사용하고 있다. 수많은 환자들이 투석기를 이용하여 치료함으로써 생존하고 있으며 앞으로도 많은 부분들이 개발되어야 할 것이다.

---

2) 파라핀 : 반응성이 약하고 화학약품에 대하여 내성이 있다. 무색 · 반투명한 고체로 고형 파라핀 · 석랍 파라핀이라 한다.

③ 인간의 생명 유지와 연장 혹은 일부 괴사(necrosis)[3], 괴저 (gangrene)[4]하거나 사용할 수 없는 장기를 대체하기 위해 장기의 기능을 인공제품으로 대용하고자 하는 실험과 기술의 축적은 앞으로 계속 연구 발전할 것이다.

다. 인공장기 개발의 역사

1890년경 Lane이 뼈의 골절에 대한 고정으로 금속제 나사(screw)와 plate 등이 사용된 이후, 약 100 여년이 지난 이들 인공장기의 개발역사를 살펴보면 크게 4세대로 나뉠 수 있는데 표 4-1과 같다.

표 4-1 인공장기의 개발 역사

세대	인공장기의 개발 역사
1세대	㉠ 1940년대 이전에는 원시적인 공업용 재료를 사용하였다. ㉡ 인체의 일부를 지지하는 보철 재료로 사용한다.
2세대	㉠ 1950년대 이후부터 일반화학재료를 사용하여 생체적합성을 고려 없이 경험적으로 인체의 결손부위를 대체하였다. ㉡ Nylon, polyacrylonitrile 계공중합체 인공 혈관을 사용하였다. ㉢ dioctylphthalate(DOP) 혈액백 ㉣ polymethylmetacrylate(PMMA) 고관절
3세대	㉠ 고분자, 세라믹, 금속재료 생산기술을 이용한다. ㉡ 생체활성 재료, 이식부위의 세포 자극, 이식 촉진기술이 발전하였다. ㉢ 생체재료(biomaterials)라는 용어 탄생하였다.
4세대	㉠ 조직공학(tissue engineering) 기술을 이용한다. ㉡ 체내의 기능을 체외에서 모사하는 기능성 장기 개발목표이다. ㉢ 장기의 특정 기능을 담당하는 조직 세포 등을 생체재료에 복합적으로 배양한다. ㉣ 손상부위의 치료와 회복에 중점을 두고 각막, 연골, 인공신경을 개발하였다.

라. 인공장기의 사용

베르나르 베르베르 작가의 "나무"라는 책 내용 중 '뇌' 라는 부분을 보면 모든 생활용품들이 말과 행동을 할 수 있는 소프트웨어를 뇌에 장착하여 주인공을 시끄럽고 혼란스럽게 한다. 이런 환경을 싫어하는 주인공도 알고 보면 인공심장을 넣어서 살아가는 사람이다. 미래에는 생체에 필요한 인공장기를 사용하여 새로운 삶을 연장해서 살아갈 것이라고 베르나르 베르베르는 글에서 가정하고 있다. 현재의 인공장기(artificial organs) 이식 수술은 재료와 기술의

3) 괴사 : 세포가 죽은 상태이다.
4) 괴저 : 조직이 죽은 상태이다.

발달로 많은 발전이 있었다.

① 우리가 인공장기를 생활필수품처럼 선택할 수만 있다면, 질병 및 장애 등으로 고통 받는 많은 사람들의 아픔을 줄일 수 있을 것이다.
이와 같이 인체의 일부 기능들을 인공물로 대체하려고 하는 시도는 상당히 오래 전부터 진행되어 왔다.

㉠ 2천 년 전의 묘지에서 유골로 추정되고 있는 카자흐스탄 공화국의 무덤 안에서는 절단된 왼쪽 다리에 양의 뼈를 사용하여 만든 의족을 낀 여성의 유골이 발견되어 2천 년 전에도 인공장기가 사용되었음이 증명되었다.

② 인공장기에 관련된 연구는 19세기 말부터 시작되어 현재에 이르고 있다. 독일의 니체(F. Nitze)는 1897년 상아로 만든 인공혈관을 이용하여 동물실험을 하였으며, 쇼데르(W. V. Schoder)는 인공폐의 모델에 관한 연구를 하였고, 아벨(T. J. Abel) 등은 특정 성분만 완전히 통과시키며 다른 성분은 완전히 차단되게 하는 막을 이용하여 인공투석에 관한 실험을 하여 인공장기를 연구하였다.

③ 인공장기가 본격적으로 연구되기 시작한 것은 1940년대 이후 보만(H. R. Bohlman)의 인공뼈와 클라쿼트(O. T. Claquett)의 인공기관에 관한 연구 등이 시작된 때부터이며, 본격적으로 인공장기가 임상의사의 연구대상이 되기 시작한 것은 1950년대 인공 고분자 재료가 출현한 때부터이다.

④ 인공혈관, 식도, 판막, 관절, 각막 등이 계속하여 등장하고 있으며, 심박조율기와 인공심폐기가 졸(P. M. Zoll)과 기번(J. H. Gibbon) 등에 의해 최초로 인체에 이식되기도 하였다. 여기에서 언급할 인공장기로는 간단한 콘택트렌즈에서부터 인공신장, 인공수족 및 인공심장, 인공자궁태반, 인공혈관 등이며, 이를 발전단계별로 분류해 보면 표 4-2와 같다.

⑤ 인공신경이나 인공면역계 등은 자연신경계나 면역계에 관해 명확하게 밝혀져 있지 않아 아이디어 단계에 머물고 있으며, 인공혈관이나 심박조율기 등을 장착한 환자는 정상적인 사회생활을 하고 있다.

표 4-2 발전단계별로 본 인공장기의 분류

발전단계	관련된 인공장기
아이디어 단계	인공면역계, 인공신경
개발연구 단계	인공혈액, 인공눈
생명유지를 위한 최소한의 기능 단계	인공췌장, 인공심폐기, 인공간장 등
부분적으로 사회복귀가 가능한 단계	인공판막, 전자의지(義肢), 인공관절, 인공심장, 인공귀
완전한 사회복귀가 가능한 단계	인공혈관, Heart, 인공심박조율기(pacemaker)

마. 인공장기의 종류

심장은 생명에 필수 불가결한 장기이면서도, 다른 내장기관들에 비하여 상대적으로 단순한 기능을 수행하고 있기 때문에, 심장의 펌프기능을 일시적 또는 영구적으로 대행하기위하여 인위적으로 만든 혈액 펌프 등에 의해 혈액을 공급함으로써 그 기능을 대신하여 사용할 수 있다. 자연심장 기능의 부분적인 대체 및 보완 기능을 갖는 심실 보조장치도 중요한 부분으로 인정되고 있다 .

1982년 유타대학병원에서 공압식 인공심장을 영구사용목적으로 환자에게 이식함으로써 인공심장의 임상적용시대가 열리게 되었다.

1) 인공혈관

인공혈관(Artifical Vessel)은 생체조직으로 피복되기 쉽고 구부러지기 쉽지만, 부서지지 않는 강도를 가져야 하는 까다로운 특성이 요구된다. 현재 시판하고 있는 제품은 그림 4-1과 같이 폴리에틸렌 등의 합성 섬유제나 합성 수지제가 주류이고, 지름이 6[mm] 이상의 큰 혈관은 Dacron[5]으로 대체가 가능하였으나, 지름이 6[mm] 이하의 혈관은 고분자로 대체할 경우 혈액과 재료의 반응 또는 조직과 재료의 반응에 의하여 혈관이 막혀 버리는 문제점이 있어 왔다. 이런 문제점을 해결하기 위하여 혈관 내피 세포를 이식하여 사용하는 방법들이 연구되어 왔다. 최근에는 조직공학자들은 각종의 혈관 구성 세포와 튜브형 다공성 생분해성 고분자를 이용하여 혈관을 만들기에 이르렀다.

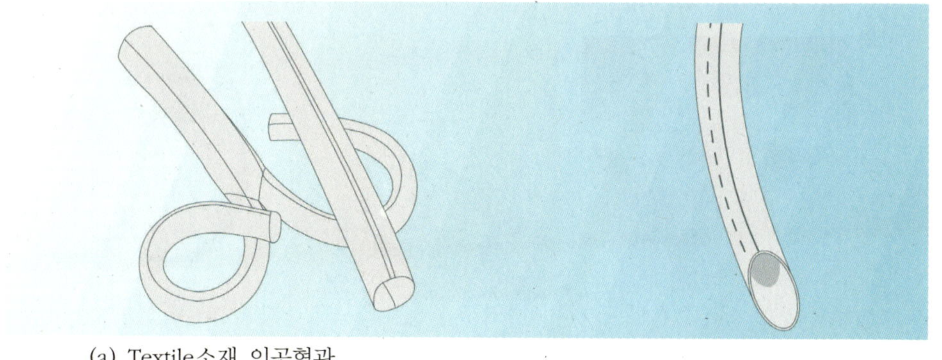

(a) Textile소재 인공혈관

(b) ePTFE소재 인공혈관 : expanded-polytetrafuoroethylene

그림 4-1 인공혈관

5) Dacron : 폴리에스테르계 합성 섬유 ; 데이크론 천이다.

2) 인공혈액

혈액(血液 : blood)이란 우리 몸에서 산소와 영양분을 운반해주고 이산화탄소를 제거해주며 여러 면역작용, 지혈작용과 생명에 필요한 염류, 당류, 단백질, 효소, 호르몬의 운반 및 공급 기능을 통하여 생명을 유지시켜주는 기본 역할을 하고 있다. 이러한 혈액의 역할을 대체하는 것을 인공혈액이라 하는데, 현재의 과학기술 수준으로 볼 때 혈액의 산소운반능력을 대체할 수 있는 용액의 제조를 의미한다.

최근 가장 각광받는 방법은 골수에 있는 조혈 모세포로부터 시험관 내에서 각종 혈액 세포를 증식, 분화시켜 수혈하는 방법으로 가장 완전한 방법이라 하겠다.

3) 인공심장

가) 인공심장을 실용화

인공심장을 실용화시키는 일은 인류가 갖는 꿈 중의 하나이다. 심장은 일종의 펌프라고 할 수 있는데 이 펌프는 적어도 분당 60회 이상, 1회당 약60[ml]의 혈액을 100[mmHg] 이상의 압력(혈압)으로 계속적으로 공급하면서 수년~수십 년 동안 박동이 멈추어서는 안된다. 그림 4-2의 인공심장의 소재는 내구성뿐만 아니라 물리적, 화학적, 면역학적 적합성, 혈액과의 친화성 등 인공심장의 조건을 완벽하게 만족해야 사용할 수가 있다. 완전한 인공심장이 실용화를 위해서는 소재의 발달이 필요하다.

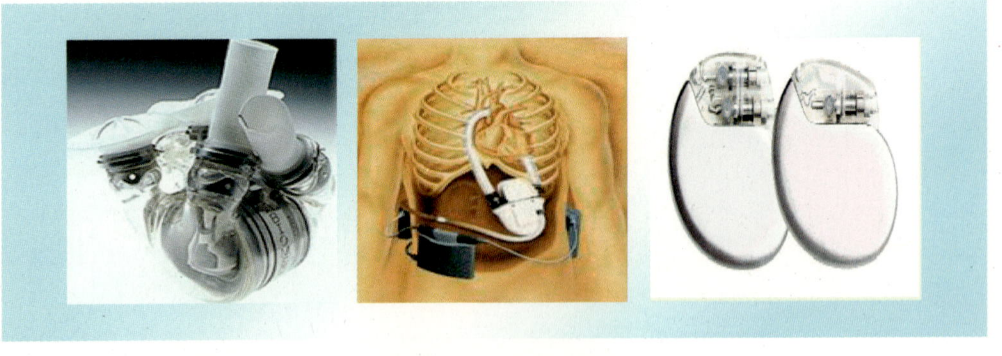

그림 4-2 인공심장

나) 인공심장의 구분

인공심장 그림 4-3의 실현 가능성은 1962년 미국 클리블랜드 클리닉의 콜프(Kolff) 연구팀에 의하여 제기되었으며, 보조인공심장(VAD : Ventricular Assist Device), 기능상 완전인공심장(TAH : Total Artificial Heart) 등으로 구분하고, 동작원리에 따라 공기압력식(pneumatic type)과 전기식(electric type)으로 나누어진다.

① 완전인공심장은 환자의 심장을 완전히 제거한 다음 인공적으로 제작한 심장만으로 심장의 기능을 대신하는 것을 말하며, 그림 4-4처럼 보조인공심장은 심장의 일부 기능, 예를 들어 좌심실의 박출 기능만을 대신하여 주는 장치를 말한다. 공압식 심장은 압축공기를 사용해서 혈액을 순환시키는 장치이다. 전기기계식 심장은 모터나 솔레노이드를 이용해서 혈액을 순환시키는 장치이다.

② 유타 대학에서 처음으로 사용한 것이 공압식 · 전기식 인공심장이었으며 환자의 몸 밖에 거대한 압축공기 구동장치가 붙어 있어서 자유로운 활동은 불가능하였다.
그러나 최근에 전자 및 정밀기계공학기술의 발전으로 인하여 체내에 완전히 내장될 수 있는 인공심장이 만들어져 환자들에게 사용되기에 이르렀다.

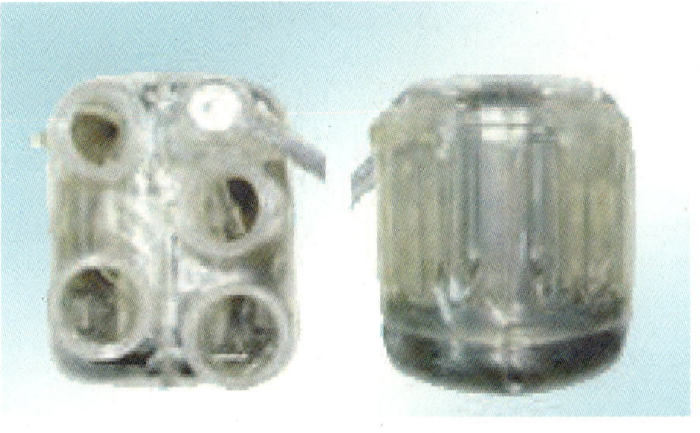

그림 4-3 인공심장

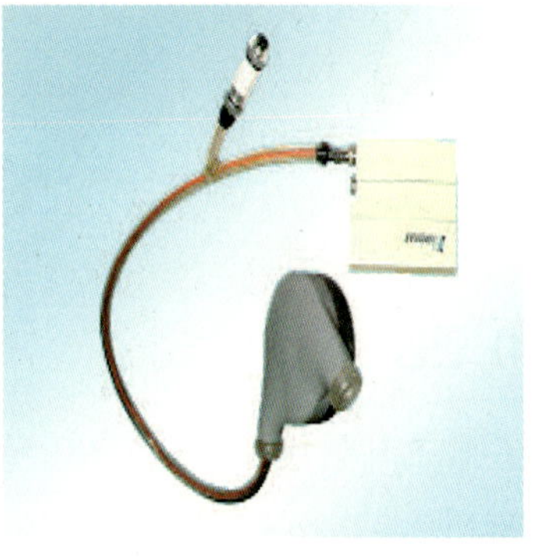

그림 4-4 보조인공심장

③ 보조인공심장(그림 4-4)을 체내에 장착한 환자가 활동할 때는 전원부에서 전원을 공급하고 이때에 무선으로 에너지를 전송한다. 또한 심장의 박동상태 등을 변환시키고자 할 때도 적외선 등을 이용한 무선통신방식을 채택하여 사용하고 있으며 어떠한 연결선도 환자의 피부 속을 관통하지 않도록 제작되고 있다.

다) 페이스메이커

심장에 직접 전기적 자극을 주면 비정상적인 전기활동이나 심장의 멈춤을 치료할 수 있으며 이 자극장치를 인공심장 페이스메이커(pacemaker)[6]라고 한다. 이것은 심방의 동방결절기능을 대신 수행하는 것으로, 그림 4-5와 같은 장치를 체내에 이식하여 페이스메이커로 사용할 수 있는데 이는 전자공학과 합성 고분자 화학의 접합에 의한 기술적 진보이다.

현재 미국 보건성에서 심장기능이 심각하게 저하된 환자들을 대상으로 인공심장을 사용하는 것이 약물치료를 하는 것보다 얼마나 효과적인지를 시험하고 있으며, 시험 결과가 긍정적으로 나올 경우에는 인공심장을 이용한 수술이 급속도로 확산되어 시행될 전망이다.

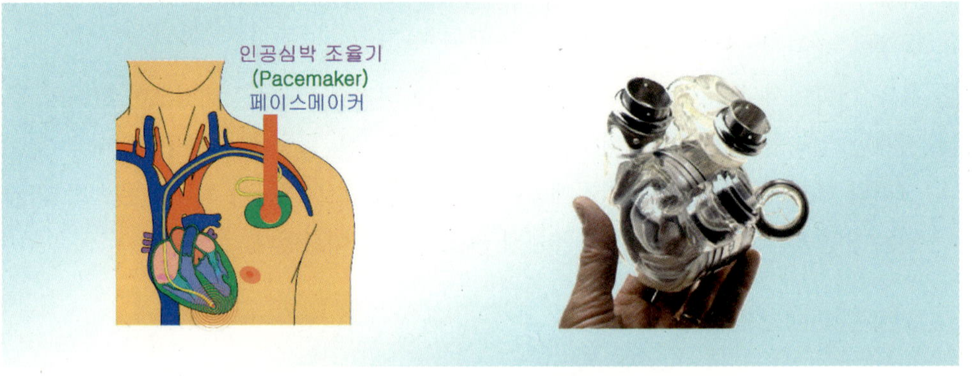

그림 4-5 페이스메이커

4) 인공눈

생체 조직을 이용한 인공각막은 각막상피 세포를 투명한 polyvinylalcohol[7]에 파종하여 이식하는 방법으로 토끼를 이용한 동물실험에서 상피 세포가 잘 증식하고 기존의 조직과 잘 유착하면서도 투명도를 잃지 않아 매우 훌륭한 각막 대체물로 판명되어 임상 적용을 눈앞에 두고 있다.

망막은 투명한 광선감각기이며 망막에 맺힌 상은 그 흥분이 시신경을 통해 뇌의 시각중추로 전달되도록 하는 역할을 담당한다. 따라서 망막은 시각기능에 있어서 가장 중요한 역할을 한다. 최근에 미국의 하버드 대학과 MIT 대학 연구진들이 합동으로 인공망막을 이식하는 연구를 진행하고 있어 세계적으로 관심을 모으고 있다.

---

6) 인공심박조율기(pacemaker) : 심박동의 속도를 조절하는 기능을 갖춘 전기장치로 맥박이 정상에 비해 느리거나 급사의 위험성이 있는 환자에게 사용된다.
7) polyvinylalcohol : 폴리초산비닐의 가수분해에 의해서 얻어지는 무색·수용성·열가소성 수지, 접착제 및 섬유·종이·합성수지 제조 때의 사이즈제(劑)에 사용한다.

인공망막은 광인식 활동이 부족한 망막색소상피 변성증(Retinitis Pigmentosa)에 의한 시각장애인을 도울 수 있다.

① 인공망막은 시각신호를 잡아서 전기신호의 형태로 뇌에 전달하는 장치이며, 손상된 망막세포 대신 전극이 배열된 칩이 망막을 대신한다. 인공망막이 제대로 작동하려면 망막에서 뇌까지 연결되는 신경세포는 반드시 살아 있어야 한다. 그림 4-6는 인공망막에 대한 개념도이다. 우선 시각장애인의 안경에 있는 작은 비디오카메라에 시각신호가 입력이 되고, 카메라를 통해 들어온 전기적 신호들이 인공망막에 전달된다.

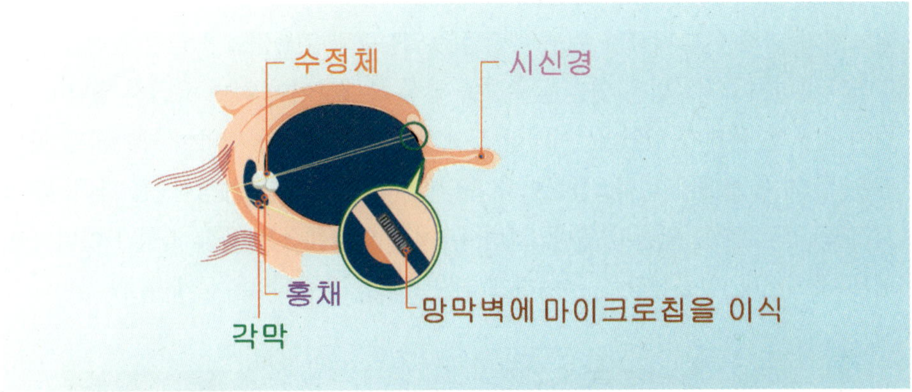

그림 4-6 인공눈

② 인공망막에는 두 가지의 중요한 실리콘 마이크로칩(silicone microchip)이 사용되고 있다. 소형 태양전지로 눈 속에 내장된 전자회로에 전원을 공급하는 역할을 한다. 카메라로부터 얻어진 영상을 전기적인 신호로 변환시킴으로써 내부의 인공망막으로 전송될 수 있도록 하는 역할을 담당하고 있다. 두 번째 칩은 자극 칩으로 전기적인 신호로 변환되어 전송된 신호를 펄스 형태로 만들어 시신경 주위를 자극하는 역할을 담당한다. 이렇게 시신경을 자극하면 그 신호가 뇌로 전달됨으로써 환자가 영상을 볼 수 있도록 하는 것이다.

5) 인공췌장

소화기계에 해당되는 소화샘을 이자, 췌장이라고 하며 간과 함께 2대 소화샘이다. 이 췌장의 가장 중요한 기능은 인슐린을 분비하는 일이다.

① 췌장은 간 · 신장 · 심장과 달리 생명유지에 꼭 필요한 것은 아니지만, 당뇨병환자의 심장 · 신장의 기능적 장애는 인슐린만으로 방지할 수 없으며 생존기간을 크게 단축시키는 것

으로 밝혀졌다.

② 인슐린은 몸의 에너지원인 포도당을 세포에서 흡수하는 일을 돕는 호르몬이다.

③ 췌장에서 인슐린을 분비하는 곳은 특히 랑게르한스섬(Langerhans islets)이라는 베타세포 응집체이다. 만일 췌장이 인슐린을 생산하지 못하면 이 과정이 억제돼 당뇨병에 걸리게 된다. 즉 혈액에는 포도당이 많고 정작 포도당이 필요한 인체 곳곳의 세포는 기아상태에 시달리게 된다.

④ 인슐린 의존형의 당뇨병은 췌장의 베타세포가 파괴됨으로써 인슐린을 분비하지 못해 혈당량이 증가하는 질환이다. 증가하는 혈당을 적절하게 조절하지 못한 당뇨병환자는 시력감퇴, 신장기능 저하와 같은 합병증에 시달린다.

⑤ 당뇨병의 피해를 방지하기 위해 환자들은 일정량의 인슐린을 적당한 간격을 두고 주사를 맞아야 했다. 이 치료법은 인슐린 주사를 항상 휴대하여야 하며 응급시 혈당 증가에 대처하지 못하는 문제가 있었다. 이러한 문제점들을 개선하기 위하여 개발되고 있는 인공췌장은 두 가지 형태가 있다. 동물이나 사망한 사람으로부터 췌장세포를 떼어내어 배양기에서 길러 인공췌장을 만들고 있다. 그림 4-7처럼 인공췌장은 췌장 자리가 아니더라도 몸의 어느 곳에서나 인공췌장을 투여하게 되면 기능 발휘에 별 문제가 없다.

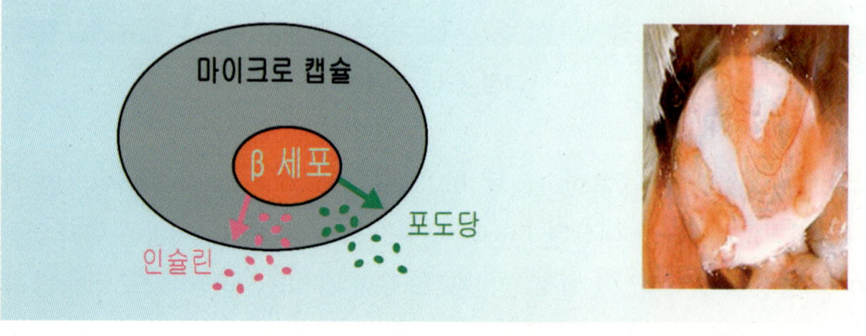

그림 4-7 인공췌장

배양한 췌장세포를 직접 복강 내에 주입하게 되면 췌장세포는 몸속을 돌아다니며 체내 상황에 맞게 인슐린을 분비한다. 이때 체내의 면역반응에 의해 췌장세포가 파괴되는 것을 막기 위해 보호막(고분자화합물 주머니)으로 세포를 감싸게 된다. 다른 인공장기보다도 훨씬 '부드러운' 기능성 장기가 등장한 셈이다.

⑥ 현재 인공췌장의 연구는 동물실험 단계에 있다. 또 다른 형태로 '자극반응형' 약물전달 체계(DDS : Drug Delivery System)를 들 수 있다. 몸이 약물을 필요로 할 때만 적정량을 감지해 내어 약물을 필요한 만큼만 인체에 방출하는 지능형 DDS를 말한다. 혈당량을 측정하는 센서와 캡슐형태의 고분자 물질로 포장된 인슐린을 체내에 이식해 센서가 인슐린의 분비를 조절하도록 하는 형태이다. 그러나 수시로 변하는 혈중 포도당 농도를 제대로 감지

해서 인슐린을 투여하기엔 무리가 있었다.

⑦ 현재는 생체조직에서 분리한 랑게르한스섬[8)]을 고분자막 주머니에 넣어 체내에 이식하는 부드러운 인공장기에 개발의 초점이 맞추어지고 있는 상황이다. 그림 4-8은 랑게르한스섬에 대한 조직도이다.

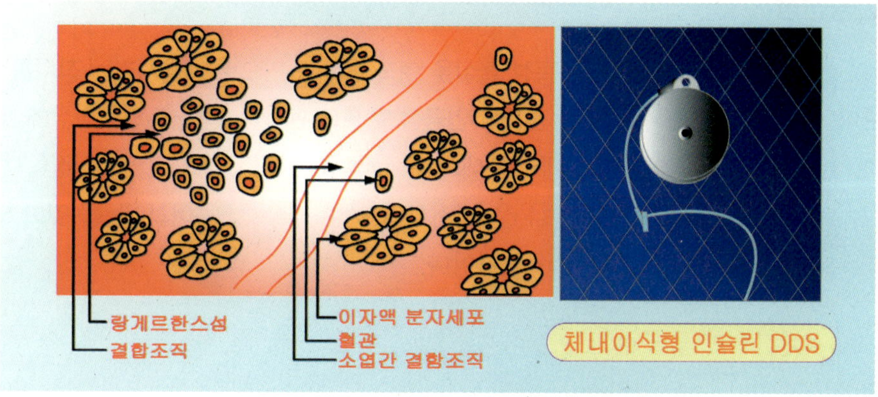

그림 4-8 랑게르한스섬과 체내 이식형 인슐린 DDS

6) 인공귀

청각장애를 가진 사람 가운데 소리의 진동을 귀로 감각하여 이를 전기적인 신호로 변환시켜 주는 달팽이관 내부의 유모세포라고 하는 감각세포의 기능이 질병과 약물로 인하여 마비된 감각성 청각장애자들이 많이 있으며, 인공귀는 주로 감각성 청각환자를 대상으로 하여 사용되고 있다.

① 외부에서 입력되는 음성이나 소리를 마이크로폰 등을 이용하여 받아들이고, 이로부터 어떠한 소리인지를 컴퓨터 칩을 이용하여 인식한다. 일단 인식이 되면 이를 달팽이관 내에 삽입된 하나 또는 여러 개의 전극들을 통해 청각신경에 직접 전기자극을 가하여 인위적으로 신경의 발화를 유도해 뇌가 어떠한 소리인지를 인식할 수 있게 된다.

② 청각신경에 자극을 가하기 위해 사용되는 전극 중에는 백금과 이리듐의 합금이 많이 사용되며, 최근에는 가공의 정밀도를 극대화하기 위한 반도체 공정에 사용되고 있는 광학적 현상기술을 이용하기도 한다.

③ 인공귀는 전극의 개수가 많은 것이 좋으나 현재의 기술로는 제한성이 있고, 화학적인 손상을 주지 않은 전극재질의 개발이 요구되며, 체내에 삽입될 부분이 필요로 하는 적당한

8) 랑게르한스섬 : 이자내에 섬[島]모양으로 산재하는 내분비선 조직이다.

강도와 더불어 유연해야 하며 자주 교체할 수 없으므로 반영구적이어야 한다.

④ 아이의 경우 수술 후 성장과정에서 내이(귀)의 구조변화에 따라 계속해서 그 변화를 관찰하여 항시 인공귀가 정상적인 기능을 유지하도록 해주어야 한다.

7) 인공신장

환자의 혈액에서 배설되지 못하는 독성 물질을 여과하여 몸 밖으로 배출시키는 장치를 인공신장이라 하며, 병원에서 사용되고 있는 전자적 인공장기이다. 환자의 혈액을 인공신장에 있는 반투과성막을 통과시키면 혈액이 깨끗하게 되는데 이를 혈액투석이라고 한다. 인공신장(그림 4-9)은 신장기능 이상으로 혈액 내에서 노폐물을 제거하지 못할 경우 혈액 여과기능을 갖고 있는 투석막을 이용해 혈중 노폐물을 제거하는 장치이다.

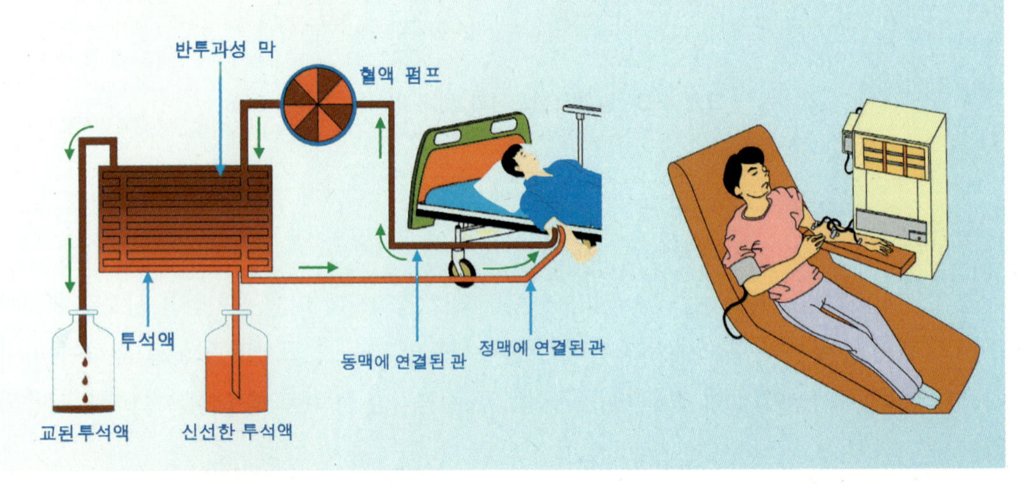

(a) 혈액투석의 원리도 (b) 혈액투석의 자세

그림 4-9 혈액투석

8) 기타 인공장기

인공심폐기는 짧은 기간 동안 환자의 호흡기능을 대신 수행하는 것으로 폐수술 등에 많이 사용되고 있다. 전자적 인공장기 이외의 비전기적 인공장기도 실제 임상에서 많이 사용되고 있다. 그림 4-10은 인공관절, 인공연골, 인공피부, 인공혈액, 인공간, 인공방광 등이 적절한 생체재료와 조직공학적 기법 등을 통해 연구 및 개발되고 있으며, 앞으로 인류의 질병 없는 생활에 크게 기여할 것이다.

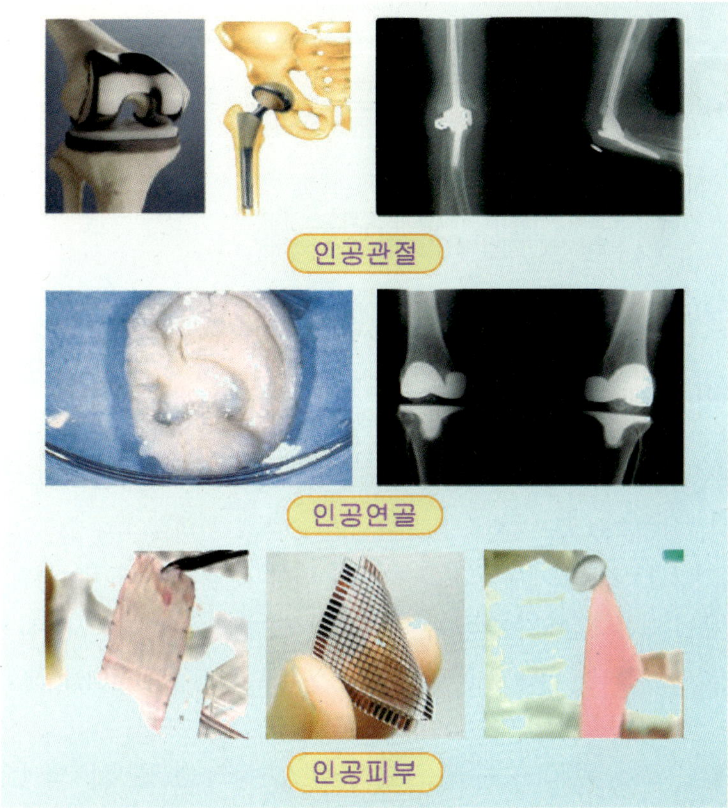

그림 4-10 인공장기

2 의공학과 수술기법

학습목표

- 수술의 자동화를 이해할 수 있다.
- 의료용 레이저의 특징을 이해할 수 있다.

가. 조직의 절제

치료는 질병 · 상처 · 몸의 기능이상 등을 낫게 하기 위한 의학적 행동이나 수단으로 병의 예방, 건강의 회복 · 유지, 병후의 처리 · 지도 등을 포함된다. 치료나 의료의 대상에는 감염자 · 발병자뿐만 아니라, 건강한 상태인 개체를 포함시키기도 한다. 원래 생물체에는 병원체의 침입(감염)이나 상해 작용에 대한 자연적 방어능력뿐만 아니라, 질병 · 상처에 대한 자연적 치유 · 회복 능력도 갖추어져 있다. 치료는 그와 같은 자연적 · 천부적인 방어 · 치유능력을 최대한 활용하고 강화 · 촉진하는 것을 주된 목표로 삼는다.

환부를 외과적으로 절개하여 도려내는 것은 아주 간단하고 명쾌한 치료법이다. 그림 4-11과 같이 옛날부터 절제를 위한 여러 도구나 기술들이 연구되어 왔다. 오늘날에는 환부의 보존, 절개, 제거, 지혈, 봉합 등을 위해서 목적이나 부위에 적당하게 아주 다양한 여러 종류의 기구가 고안되어 있다.

① 스테인리스 합금은 이러한 기구들의 주된 재료였다.

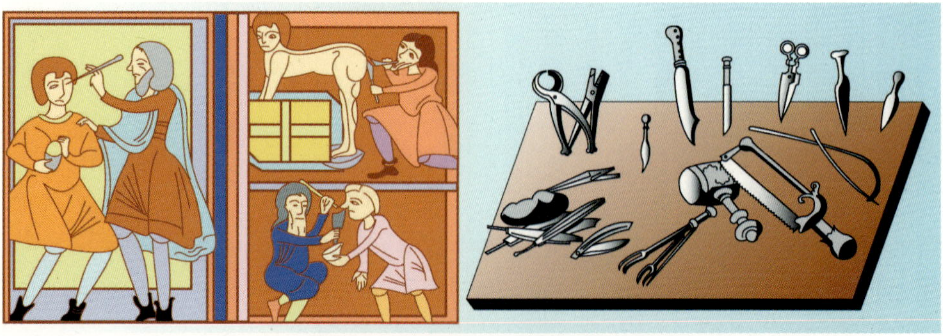

그림 4-11 중세시대 치료모습과 도구

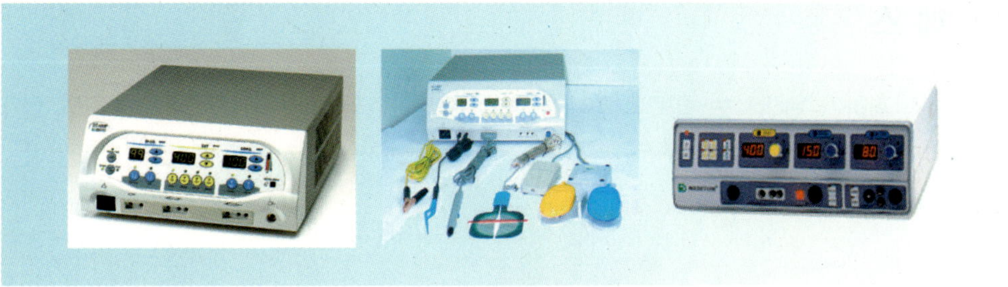

그림 4-12 전기메스용 본체

② 외과적 수기법의 창시자는 '보비(Bovie)전기수술기' 그림 4-12와 같이 각각 독특한 연구로 자신의 이름을 붙인 특별한 기구를 개발해 왔으며, 일반적인 핀셋, 겸자 종류만이 표준화되어 있다.

③ 최근의 재료기술의 발전으로 인하여 환부 또는 용도에 필요한 고강도 재료, 형상기억합금, 생체적합성 재료 등을 이용한 메스 등의 개발되고 있다. 그리고 전자기술의 발달에 의해 로봇을 이용한 정교한 수술이 일반화될 수 있다.

④ 외과의 다음 단계 기술은 절개부위를 최소화하여 치료하는 것이라 할 수 있다. 내시경에 미소한 외과기구를 조합한 수술 시스템은 신경계·소화기계의 수술에 실용화되고 있다. 이와 같은 일종의 원격수술을 다른 장기에 응용하기 위해서는 절제된 조직이나 연기, 가스의 배출 출혈의 처치 등 많은 부가기능을 조절하는 기술이 필요하다.

나. 수술의 자동화

수술 후 봉합을 자동화하는 것과 같이 수술과정의 일부를 자동화하고자 하는 생각은 오래전부터 있어 왔다. 개체 및 소재의 결합으로 영상기술이나 로봇 기술이 발달한 오늘날에, 정형적인 작업뿐만이 아니라 인간의 능력을 초월하는 미세 접합수술과 직접 들여다볼 수 없는 부분의 수술을 자동화하려는 생각도 이제는 당연한 발상이 되었다.

① 수술의 자동화 기술이 일부 적용이 되고 있음에도 보다 많은 연구가 필요하다. 대상이 되는 생체의 형상이나 성질은 매우 복잡하기 때문에 외과의사를 대신할 수 있는 섬세함과 고도의 인지나 동작이 요구된다.

② 현재는 인간의 단순한 동작을 비례 축소하는 기술(manipulater)이나 시각과 촉각을 지원하는 보조기기와 같은 간단한 기술 정도가 실현되었다.

다. 메 스

조직을 파괴하기 위해서는 칼로 잘라내는 방법뿐만 아니라 물리 에너지를 집중하여 절개하는 방법도 있다. 레이저를 이용한 메스와 전기를 이용한 메스가 에너지를 집중시킨다는 원리는 유사하다.

1) 전기, 레이저 메스

레이저일 경우는 짧은 빛의 파장을 광학계를 이용하여 생체표면의 작은 면적에 에너지를 집중시킬 수 있다. 아크 방전의 전류 집중 작용을 이용하는 전기 메스는 생체표면의 작은 면적에 에너지를 집중한다. 이 두 경우 지름 0.1[mm]와 같은 좁은 장소에 수 와트[W] 이상의 물리 에너지가 집중해서 그곳의 수분이 폭발하는 것과 같이 증발하여 세포와 조직이 소멸된다.

2) 초음파 수술기

① 초음파를 이용한 메스는 다른 원리를 채택하고 있다. 금속재질의 칼끝에 에너지를 집중해서 밀도를 높여 1[W/cm^2] 이상으로 한다. 이 에너지 때문에 칼끝에 공동현상이 생기고 세포가 순간적으로 파괴되어 절개를 할 수 있다. 막이 분쇄되어 액상이 된 조직은 음압에 의해 흡인 제거된다.

② 초음파 에너지는 강한 열을 발생하지 않으므로 지혈작용이 없기 때문에 수술 중 혈액이 계속 흘러나올 수 있다.

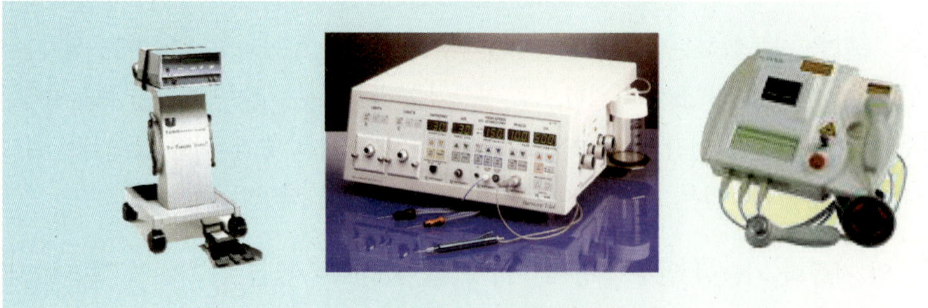

그림 4-13 초음파 수술기

③ 에너지 밀도를 적절하게 조절하면 초음파 파괴에 대한 강도 차이를 이용해서 혈관만 남기고 다른 조직을 파괴, 제거할 수 있다는 장점이 있다. 그림 4-13은 현재 병원에서 사용하는 초음파 수술기이다.

④ 최근 기술의 발달로 수술이라는 외과적 방법을 사용하지 않고, 그림 4-14처럼 몸속을

3차원 영상으로 보며 종양을 발견하면 초음파를 쏴 종양을 태우는 자기공명영상 유도 고집적 초음파 치료기(MRgFUS : MR guided Focused Ultrasound)라는 방법이 도입되고 있다. 이때 종양 주변조직의 온도변화를 실시간 확인하며 관찰할 수 있어 화상이나 신경손상 없이 안전하게 시술할 수 있다.

방사선 피폭이 전혀 없기 때문에 종양이 재발해도 횟수 제한 없이 여러 번 치료할 수 있다. 자궁근종[9] 상태에 따라 30[%] 정도의 환자들은 시종양이불가능할 수 있다. 자궁근종 수가 너무 많거나 초음파를 쏴 맞추기 어려운 위치에 숨어있으면 시술이 어렵다.

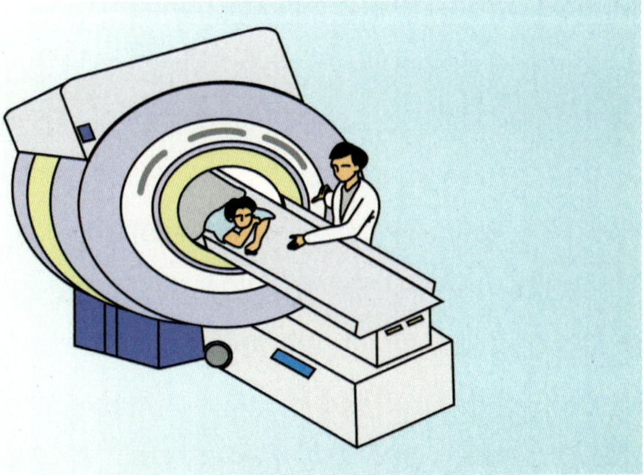

그림 4-14 자기공명영상 유도 고집적 초음파 치료기

라. 의료용 레이저

인간의 질병치료와 질병검사를 위해 레이저라는 빛을 적용하고자 하는 시도는 내과, 소아과, 안과, 이비인후과, 피부과, 산부인과 등 광범위한 의료분야에서 실현되고 있다.

1) 레이저의 원리와 특성

레이저의 원리와 특성 레이저는 'Light amplication by stimulated emission of radiation'이라는 영어의 각 단어 첫 자를 따서 조합한 합성어로, 번역하면 '유도방출과정에 의한 빛의 증폭'이란 뜻이다. 이렇게 레이저는 빛이 증폭되는 물리적 현상을 얘기하지만, 현재는 레이저 빛을 발생하는 장치를 말한다.

9) 자궁근종(子宮筋腫 : myoma of the uterus) : 자궁의 평활근과 결합조직섬유의 이상증식에 의하여 근종결절(筋腫結節)을 만드는 양성종양이다.

가) 레이저의 원리

원자는 중심부에 +(양전하) 성질을 가진 원자핵이 있고 주위에 −(음전하)를 가진 전자가 돌고 있다. 원자의 에너지 준위(Energy level), 즉 원자가 정상상태가 취할 수 있는 에너지 값은 주위에 도는 전자의 개수에 따라 결정된다. 그림 4-15(a)는 레이저 기기이다.

① 전자가 정상궤도에서 움직이고 있을 때를 표준상태(기저상태)에 있다고 하며, 이때의 원자는 안정되고 열평형상태에 머물러 있게 된다.

② 표준상태(기저상태)에 있는 원자가 외부로부터 에너지를 공급받으면, 보다 높은 단계의 에너지 상태로 이동하는 상태를 들뜬상태(Excited state, =여기상태)라 하고 일정한 수명을 가지고 있다가 시간이 경과되면 다시 기저상태로 되돌아온다. 이때 에너지 레벨의 차이에서 발생하는 에너지를 빛으로 방출하는데 이것을 자연방출(Spontaneous emission)이라 부른다.

③ 레이저와 다른 광원 사이의 큰 차이는 레이저 매질이 특수한 에너지 레벨을 갖고 있어 들뜬상태의 원자가 기저상태로 돌아가기 전에 준안정 상태에 약간 머물러 있다. 원자들은 이러한 준안정 상태로 있다가 외부자극에 의해 강력한 상호작용을 일으킴과 동시에 기저상태로 되돌아간다. 이 과정에서 원자는 기저상태로 되돌아가도록 한 빛의 파장과 동일한 파장의 빛을 방출하는 것을 유도방출이라 한다. 즉 흡수한 에너지는 원자에 축적되었다가 어느 정도 경과 후에 방출하면 원자는 준안정 상태에서 낮은 레벨 상태로 변환하면서 단일파장의 광을 낸다.

④ 유도방출되는 빛은 두 에너지 상태의 크기와 차가 동일하고, 위상 및 진행방향 주파수도 같다. 따라서 유도방출의 결과로 인해 빛은 2배로 증가하고 다시 다른 유도방출을 유도하여 방출되면 빛은 기하급수적으로 증가하게 된다. 이렇게 빛의 증가에 의해서 레이저의 발생원리와 레이저 기기의 장치 및 원리도를 그림 4-15(b)에 나타내었다.

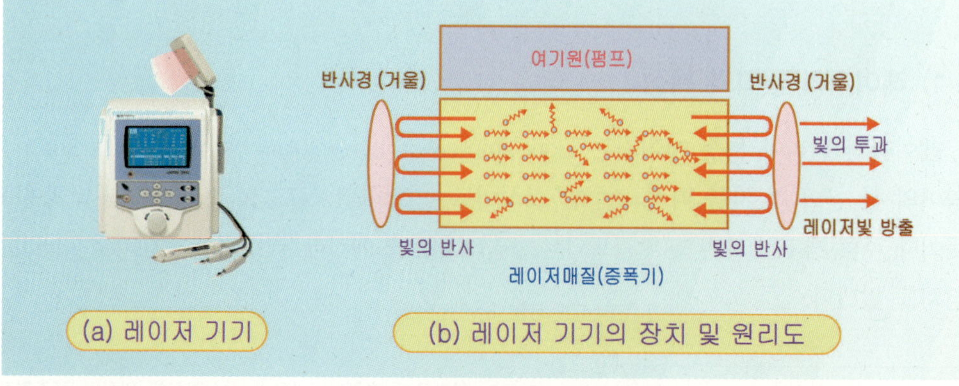

그림 4-15 레이저의 발생원리

나) 레이저의 구성

레이저는 레이저 매질, 여기원자(펌프), 공진기 등으로 구성된다. 각각의 기능들은 표 4-3과 같다.

표 4-3 레이저 장치의 기능

레이저 장치	레이저의 기능
레이저 매질	외부에서 들어오는 **에너지를 흡수하여 빛 방출**. 매질에는 기체, 액체, 고체 그리고 반도체 등이 있다. 매질의 내부에는 **활성원자가 균일하게 분포**되어 있다. 이러한 활성원자는 외부에서 에너지를 공급받아 여기상태로 이동했다가 수명이 되면 다시 원래의 기저상태로 되돌아오게 된다.
여기원자	레이저 매질이 빛을 방출하도록 에너지를 공급하는 것으로 **전기방전, 전자빔, 빛** 등이 있다.
공진기	레이저 매질로부터 방출되는 빛을 모아 한 방향으로 보내는 장치로 **활성원자가** 여기원자로부터 에너지를 공급받은 뒤, 여기상태를 거쳐서 빛으로 방출하지만 그 방출된 빛을 레이저 매질 속으로 왕복시켜 **빛 에너지로서 계속하여 증폭**시키는 것으로 보통은 **2개의 반사경**(전반사경 및 출력반사경)으로 구성된다.

레이저는 특정한 에너지를 흡수해 빛으로 방출할 수 있어야 하며 매질로 이용되는 물질에 의해 종류가 나누어진다. 그러므로 매질에 따라서 특정 파장을 가진 빛으로 방출하는 특징을 가지고 있다. 그림 4-16은 레이저의 구조를 나타내었다.

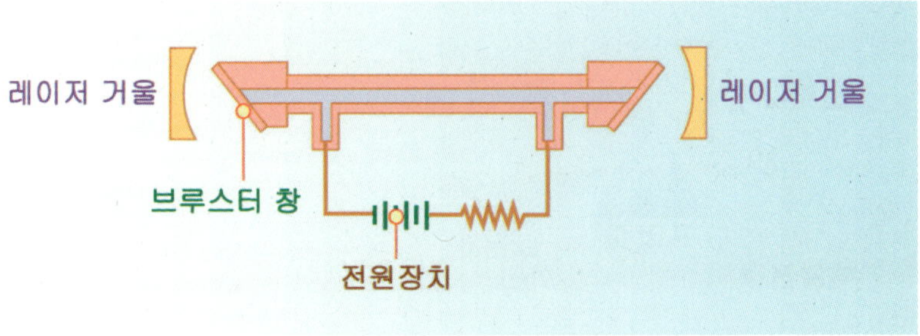

그림 4-16 레이저의 구조

다) 레이저광의 특성

레이저광은 다른 전자파와 비교해 간섭성[10](Coherence)이라는 특징을 가지고 있다. 반사나 굴절시키지 않는 한 거의 일직선으로 빛이 진행하는 지향성을 가진다. 백열구에서 나오는 빛을 보면 멀리서 보았을 때 빛의 세기가 줄어드는 것을 알 수 있지만, 레이저에서 나오는 길고 가느다란 빛은 멀리까지도 줄어들지 않고 진행한다.

① 공연장에서 화려한 조명과 레이저를 이용해서 공연을 하고 있는 장면을 지구 밖에서 본다면 가늘고 선명한 레이저만 보일 것이다. 이러한 레이저의 성질을 이용하여 먼 거리에 있는 물체의 위치를 탐색하거나 측량의 정확성을 증가시켜 터널을 곧바로 파기도 하고, 지진, 화산분출 예견 등을 가능하게 했다.

② 빛의 지향성(Directional) 정도 : 발산각인 빔의 중심축이 바깥부분과 이루는 각을 의미하는 것으로 이러한 발산각으로 빔의 확산속도와 정도를 나타낼 수 있다.

가정에서 이용하는 백열전구와 레이저를 그림 4-17과 같이 프리즘을 통하여 비교해 보면, 백열구 그림 4-17(a)에서 나오는 빛은 '빨, 주, 노, 초, 파, 남, 보'의 우리가 볼 수 있는 여러 가지(무지개) 색깔의 빛이 섞여 있으나 레이저 빛에서는 한 가지 색깔만이 검출된다. 이것을 단색성이라 한다.

레이저 빛은 하나의 파장으로 된 빛으로, 단일 주파수, 즉 단일 색(Monochromatic=단색성)으로 구성된 빛을 말한다. 유도방출현상에 의해서 부분적으로 방출된 특이파장의 빛이 마주보는 두 개의 반사거울로 이루어진 공진기에서 더 큰 광여파(Optical filtering)가 되기 때문에 레이저광은

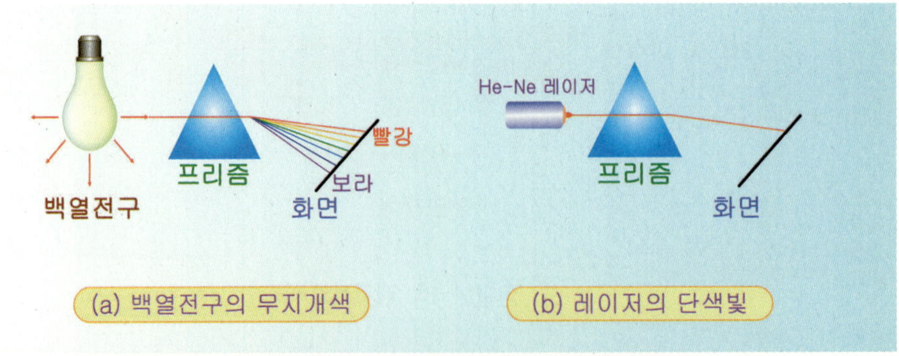

그림 4-17 백열전구의 무지개색과 레이저의 단색빛

10) 간섭성 : 대단히 높은 규칙성, 즉 공간적이나 시간적으로 예측할 수 있는 성질을 말한다. 이러한 간섭성 때문에 레이저광은 유도방출에 의한 빛이기 때문에 형광등이나 백열전구, 태양등 기존의 광원에서 나오는 빛과는 다른 독특한 성질을 갖고 있다.

단색성이 높다.

처음에는 단색광을 검출하기 위해 프리즘을 통과한 광선의 파장이 다른 단색광(單色光)으로 나눠지는 것을 통해 얻었지만, 이 방법은 부드러운 단색광을 검출할 수 없기 때문에 검출하기 어려운 단색광(그림 4-17(b))의 레이저라는 장치를 통해서 검출하고 있다. 이런 성질을 이용하여 레이저는 여러 가지 물리적 특성이나 분광화학분석 등에 이용되며 이성체의 분리, 또는 새로운 합성 등 화학분야에서도 레이저를 응용하고 있다.

간섭성적인 특성을 가진 빛이 레이저이다. 전자파의 진폭이나 위상의 흔들릴 정도를 말하는 것으로 태양 빛이나 백열구 빛의 파동은 일관성을 가지고 있지 않아 여러 방향으로 나타지만, 레이저는 빛의 진로방향이 평행하게 나타나는 빛이다. 이러한 것을 간섭성(Coherence)적인 특징이며, 레이저 빛은 이상적인 평행 빛으로서 38만[km]나 떨어진 달에 도착하여도 불과 3[km] 이내의 확산만 일어난다. 레이저광의 간섭성을 그림 4-18에 나타내었다.

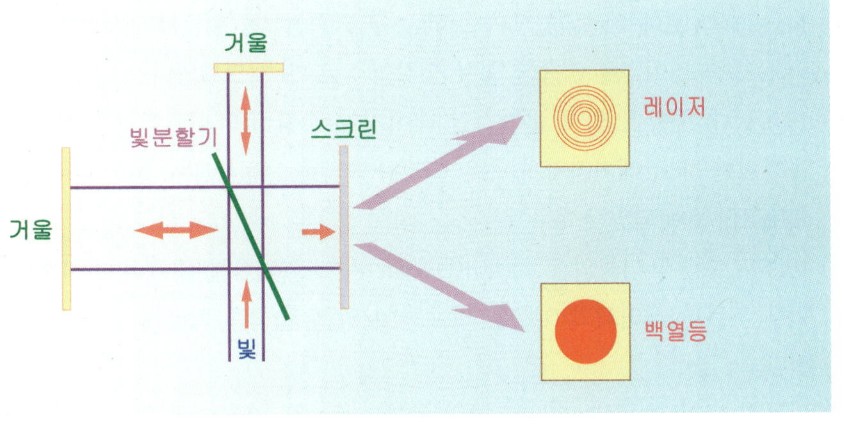

그림 4-18 레이저광의 간섭성

휘도란 일정한 넓이를 가진 광원 또는 빛의 사체 표면의 밝기를 나타내는 빛의 출력밀도이다. 따라서 고휘도는 광원의 지향성 및 출력밀도에 의해서 좌우된다. 레이저는 빔의 평행성이 상당히 탁월하므로 렌즈에 모으면 상당히 높은 에너지를 한 점으로 맞출 수 있다. 외과수술용 메스나 무기로 레이저를 이용할 수 있는 것은 레이저의 고휘도(Brightness) 때문이다.

2) 레이저의 의료 이용

레이저의 이용은 레이저가 발명된 이후 의료부분에선 상당한 연구가 있었지만 다른 응용분야보다 상당히 뒤처져 있으나 현재 새로운 레이저의 개발, 의료이용 기술의 발전, 장비의 개선 등으로 다양한 의학분야에서 폭넓게 이용되고 있다.

가) 레이저의 의료이용 역사

메이만(Maiman)의 레이저 발명 이후에 레이저의 이용은 의료에서 큰 기대를 모아 여러 번 의학적으로 연구가 되었으나, 1960년대에는 의학목적에 도달하는 결과를 얻지 못하여 안과를 제외한 임상분야에서는 이용되지 못하고 연구만 계속되어 왔다.

① 이스라엘의 샤론(Sharon)과 카플란(Kaplan)이 1972년 이산화탄소가스(CO_2) 레이저를 외과수술에 이용하기 시작하였고, 이후 미국의 골드만(Goldman)과 이스라엘의 카플란(Kaplan)에 의해서 다양한 방법의 피부수술이 개발되었다. 이산화탄소가스(CO_2) 레이저는 효과적인 절개가 가능하였지만 지혈효과는 기대에 미치지 못하였다. 그러나 네오디뮴-야그(Nd-YAG) 레이저의 발명으로 탁월한 지혈효과가 있다.

② 1978년에 드와이어(Dwyer), 나스(Nath), 프로모간(Fruhmorgon)에 의하여 내시경을 통한 레이저로서 위장관 출혈의 지혈 성공사례가 보고되었다. 기도, 기관지의 종량치료, 위장관 폐색치료에 이용되었으며 또한 소구경 광섬유를 함유한 내시경의 개발로 피경하 내시경에 의한 레이저를 이용한 혈관 협착의 치료가 시도되었다.

③ 1970년대 중반에 와서 본격적인 레이저 수술장비의 실용화가 시작되었지만 1980년대 초까지만 해도 레이저의 이용은 절개된 망막을 고정시키는 것과 같은 몇 가지 특수외과용 도구로만 이용되었다.

④ 1985년 7월에 미국의 드와이어(Dwyer)가 소화기 악성종양의 일시적인 치료로서 내시경을 이용한 레이저의 이용을 발표하여 악성 협착증 치료에 일반적인 치료의 길을 열었다.

⑤ 미국의 다이쿠노조(Daikunozo)와 조페(Joffe)가 1985년에 현재까지의 레이저의 문제점을 해결하기 위해 접촉식 프로브(Contact probe)를 개발함으로써 외과적 수술에서 Nd-YAG[11](네오디뮴-야그) 레이저만으로도 효과적인 절개와 지혈을 할 수 있게 하여 레이저 이용의 다양화를 마련하였다.

나) 레이저가 인체세포 조직에 미치는 영향

레이저가 인체에 어떤 작용을 하며, 어떠한 부작용이 있는지 중요하게 고려하여야 한다. 임상치료에 이용되는 레이저는 열작용, 압력작용, 광작용 또는 흡수효과, 전자작용, 혈액응고작용 등과 같은 효과를 줄 수 있으며 이러한 효과는 세포조직에 영향을 준다.

---

11) YAG(야그) : Yttrium(이트륨), Aluminium(알루미늄), Garnet(가넷)의 약자 첫 글자만 따서 명명한다.

① 레이저의 열작용 : 레이저 빔을 세포에 접촉시키면 높은 에너지 밀도를 얻을 수 있다. 밀도변화에 의하여 인체조직의 미세한 부분에 200~1,000[°C] 이상의 온도상승이 일어난다. 온도상승으로 인하여 세포조직을 고열로 파괴함으로써 정밀한 절단수술이 가능하다.

② 레이저의 압력작용 : 레이저광의 압력은 매우 적은 양이지만 접속점에는 중력가속도[12)]의 100만 배가 되는 큰 가속도가 발생하며 레이저광이 인체에 닿으면 접촉면에 압력을 준다. 그러므로 레이저의 접속점에서는 순식간에 빛에너지가 열에너지로 전환되는데 순간적으로 세포로부터의 수분증발 · 팽창, 세포의 파열, 세포막의 파괴 등이 짧은 시간에 일어난다.

③ 레이저의 광(光)작용 : 레이저는 빛으로서의 작용이 있다. 빛은 직진, 굴적, 반사, 간섭, 회절, 산란 외에도 편광 등의 현상이 있는데, 빛의 흡수성은 물질의 화학구조에 긴밀하게 관계된다. 레이저가 세포조직에 흡수되는 인체조직의 색깔이나 빛의 침투 정도에 따라 매우 복잡한 양상을 보인다. 보편적으로 빛은 보색을 나타내는 물질에 최대의 흡수를 보인다.

㈎ 아르곤 레이저의 녹색(575~500[nm]), 파랑(500~445[nm])은 보색인 붉은색의 세포조직에 흡수가 잘 되는 것을 알 수 있다. 인체색소 중에 멜라닌 색소[13)]를 갖는 인체조직이나 멜라닌 색소를 갖는 악성 종양에 레이저를 투여하여 조직파괴를 할 수 있는 것이 레이저의 광작용 때문이다.

표 4-4 피부과의 레이저 이용

레이저의 종류	치료 범위
색소 레이저(Dye laser)	화염상 모반, 혈관확장증, 주사(딸기코), 혈관종, 화장독 및 연고부작용으로 인한 안면홍조, 기타 피부혈관성 병변 등이다.
이산화탄소 레이저 CO_2 laser(Carbon deoxide laser)	색소성 모반, 노인성 반점, 사마귀, 주사, 양성종양의 제거 등이다.
펄스드 에르비움 야그 레이저 (Pulsed Er : YAG[14)] laser)	레이저 피부박피술, 눈 주위 및 입주위의 주름제거, 여드름, 수두 및 천연두의 흉터 제거, 색소성 모반, 한관종, 사마귀, 지루각화증, 표피모반, 베커모반, 함몰흉터, 선상흉터, 비후성 반흔, 굳은 살, 백반(표피이식술) 등이다.
알렉산드라이트 레이저 (Q-Switched alexandrite laser)	문신, 오타모반, 주근깨, 흑자, 밀크커피색 반점, 베커모반, 반문상모반 및 기타 색소반이다.

12) 중력가속도 : 물체가 운동할 때 중력의 작용으로 말미암아 생기는 가속도이다.
13) 멜라닌(Melanin) : 동물의 조직 및 피부에 존재하는 갈색 또는 흑색의 색소이다.
14) Yttriumaluminumgarnet : 【물리】 야그 《이트륨과 산화알루미늄의 합성 가넷 : 보석용 레이저 발진(發振)용이다.

광작용은 표 4-4를 이용한 피부과의 레이저 수술이다. 레이저 자체의 살균효과가 있어 2차 감염이 적고 혈액 누출이 적어 시야가 깨끗하며, 주위 조직의 열손상이 적어 부종이나 수술 후의 부작용이 적어 널리 이용된다.

④ 레이저의 혈액응고 작용 : 혈액응고 작용은 빛의 작용 중 상당히 활용도가 크다. 혈액응고 작용을 이용하여 소화관을 비롯한 내부 장기의 지혈을 할 수 있다. 종래의 기계적인 메스(Scalpel)로서는 곤란하였던 내부 장기의 부분적인 절제술도 레이저의 혈액응고 작용을 이용하여 가능하게 되었다.

3 치료기기

학습목표

- 치료기기의 종류를 설명할 수 있다.
- 방사선치료기기의 특징을 이해할 수 있다.

가. 방사선 치료

악성종양은 다른 세포조직과 근접해 있기 때문에 별도로 파괴하는 것은 쉬운 일이 아니다. 그러나 높은 선량의 방사선을 이용하면 정밀하게 종양세포만을 파괴할 수 있는 반면 DNA 등의 증식에 관련된 분자까지 손상을 주게 되는 문제가 있다.

① 방사선은 DNA 분자의 손상을 초래하지만 시간이 경과하면 다시 복원되는 성질을 갖고 있는데 방사선을 조사한 직후 열을 가하면 자기수복작용이 저해된다. 이것이 종양의 온열 치료법의 주된 원리이며, 전자장이나 초음파로 환부에 열을 가하는 장치가 만들어져 있다. 그림 4-19의 방사선 치료기기에서 방사선이나 열에 의한 치료로서, 주변의 정상 조직은 가능하면 손상을 주지 않아야 하고, 병변부(종양)의 세포만을 파괴하여야 한다. 이것은 치료설계에 문제가 되고 방사선이 체내에 들어가면 에너지의 흡수로 감약된다.

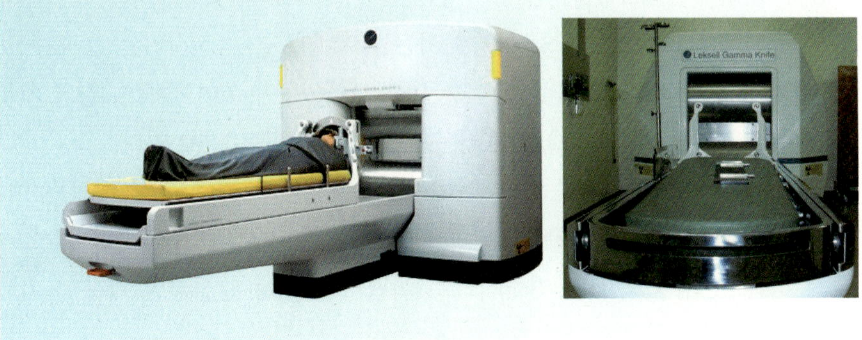

그림 4-19 방사선 치료기(감마 나이프)

② 종양을 사멸시키기 위해서는 방사선의 특성을 감안하여 대량의 방출 에너지가 정확하게 종양에 조사되어 종양의 세포에 손상을 주어야 한다. 종양의 주변에 방사선원을 배치하고 바람직한 선량당량[15]을 얻을 수 있도록 컴퓨터를 사용하여 치료설계가 된다. 열인 경우에

는 계산이 더욱 곤란하여 설계가 용이하지 않지만, 에너지원의 배치와 각 부분에서의 순환량을 가정하면 발열 분포와 온도상승 분포를 컴퓨터에 의해 구할 수 있다.

나. 온열요법

어떠한 물리 에너지의 경우도 일부는 열로서 방산된다. 생체도 스스로 열을 생성하는 동시에, 환경으로부터의 온도의 영향을 받아 스스로의 체온을 일정하게 유지하는 등 외부로부터의 열적인 구속에서 벗어나는 기술도 익히고 있다.

근 및 피하조직 등의 생체 조직을 적당하게 가온하는 것은 근육통 및 신경통 등의 경감에 효과가 있고, 피로 및 오한도 감소시킬 수 있다. 이러한 목적으로 생체의 일부 또는 전신을 가온하는 요법을 온열요법이라 하여 오래전부터 온천욕 등이 행해 왔다.

생체 자체의 자기수복작용[16]을 온전하게 지원하는 치료는 종래에는 환경을 개선하고 효과적인 약제의 작용에 의해 이루어졌다. 보다 국소적인 온열 치료를 위해서는 자극을 주어 조직을 활성화함으로써 온도를 높이는 정도의 작용이 된다. 물론, 치료효과를 평가하기 위해서 측정기기가 전체적으로 응용된다. 최근에는 기기기술과 약제기술이 결합하여 고도의 약제 투여법이 시도되게 되었다.

① 일반적으로 화학반응은 온도와 밀접한 관계가 있는데 온도가 10[℃] 상승하면 속도가 2~3배로 증가한다. 온도가 상승하면 막의 물질투과계수는 증대하여 일반적으로 생체의 활동을 왕성하게 한다. 그리고 산소 등은 어떤 일정 온도 범위 이상에서는 증대하고 생체의 활동을 왕성하게 하며 이와 반대로 어떤 일정 온도 범위 이하에서는 반응하지 않을 때도 있지만, 보통은 조직의 온도를 상승시키는 것이 치료를 촉진시키는 효과가 있다. 이것은 옛날부터 이학요법으로 초음파, 고주파전자계, 온욕 등이 쓰여 왔으며 암의 치료법으로서도 하이퍼서미아(hyperthermia)라 불리는 온열 치료가 도입되어 있다.

② 열작용 이외에도 초음파에는 화학작용과의 상호작용이 있다. 온욕에서는 이온 등 작은 분자가 피부를 통한 흡수가 기대된다. 그렇지만 물리 에너지를 체내의 국소부분에 집중하게 하는 것이 중요하나, 기술적으로 어렵기 때문에 전신적인 작용에 가까운 형태가

---

15) 선량당량(線量當量, dose equivalent) : 방사선의 생물학적 효과를 나타내는 양이다.

16) ① 자기수복작용 : 자연치유력이라고 한다. 우리의 몸은 질병이나 외상에 대응하기 위한 자기수복작용을 갖고 있다. 그리고 이 자연치유력을 관장하고 있는 것은 우리 몸의 면역력이다. 면역력이 정상적으로 작용한다면 확실하게 병을 치료할 수 있다.

② 생체자연면역요법 : 바로 우리 몸의 자연치유를 목표로 면역력을 높이기 위한 방법이다. 체내의 면역기구를 활성화시켜 자체적으로 바이러스를 퇴치할 힘을 키워주는 것으로, 고유한 파동을 인체에 넣어 주어 변형된 파동을 정상적인 파동으로 회복시켜 주는 파동요법(波動療法)과 천연면역강화제인 당뇨치료제(소당고)를 통해 탁월한 치료효과를 보고 있다.

되며, 또한 특정의 물질이나 반응에 뚜렷이 선택적으로 작용시키는 것도 곤란하다. 이러한 종류의 이학요법 기기는 수십 [W] 정도의 소형기기의 사용이 용이하며, 보조적인 치료수단으로 통증의 경감이나 정신적 긴장의 완화 등에 이용된다.

다. 전기자극

신경, 근육 등에 저주파 전류를 통하여 자극하면 근육의 마사지 효과, 순환촉진, 진통완화 등의 효과를 볼 수 있다. 따라서 주로 통증클리닉과 같은 곳에서 사용되며 약제처럼 습관성이 없기 때문에 가벼운 통증 등에 많이 사용된다.

① 전극을 근육에 붙이고 전류를 흘리면 수[mA]로 수축이 일어난다. 이와 같이 전기자극은 마비된 근육을 수축시켜 움직이게 하는 등 운동기능의 보조에 응용되며 또한 마사지 효과도 준다. 그러므로 기계적 운동에 이용하는 기기로 마사지, 재활용기기 등이 있으며 생체물성에 기초한 설계가 필요하다.

② 전기자극의 임상의용에는 심근이나 신경 등을 자극하여 인위적인 박동을 주는 심장 페이스메이커가 가장 많이 쓰이고 있다. 그밖에 횡격막을 자극하는 호흡 페이스메이커, 방광 괄약근을 지속적으로 자극하여 요실금을 방지하는 방광 페이스메이커도 있다.

③ 체외에서 대전류를 흉부에 흘리는 의료기기로서는 그림 4-20의 세동제거기(defibrillator)가 있다. 이것은 수백 [mA]의 펄스 전류를 흘려 세동상태에 있는 심장을 일단 정지 상태로 돌림으로써 박동을 재개시키는 것이다. 즉 응급실, 수술실 등에서 심장마비가 올 경우 순간적인 자극을 주어 심장박동을 재개시키는 기기로 사용된다.

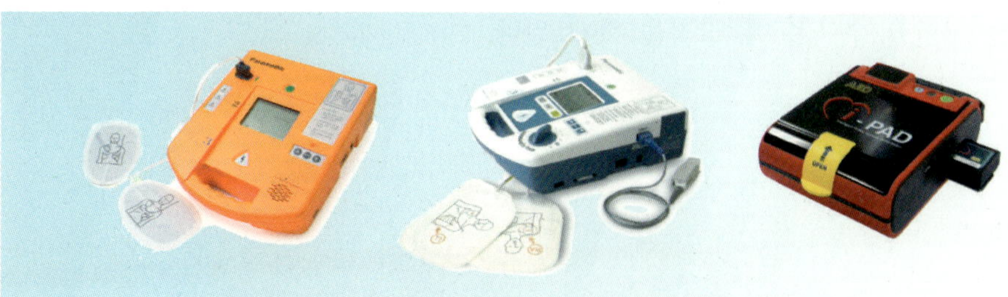

그림 4-20 세동제거기

④ 체내에 전극을 두는 것이 선택적으로 근육을 자극할 수 있어 보다 미묘한 작용이 실현되며 척추가 손상된 경우에도 심장 페이스메이커와 같이 척추신경을 자극하면 재활을 도울 수 있다. 그러나 장기간 전류를 흘리면 접촉부분의 조직이 변화하고 자극값이 달라져서, 체내에 장치를 심는 것도 기술적으로 많은 문제가 있으므로 보완이 요구된다.

라. 수액 펌프에 의한 약물투여

약물을 투입하는 방법은 일시에 다량을 주입하는 방법과 펌프를 이용하여 장시간 일정량의 약물을 주입하는 방법이 있는데 체외에서 펌핑을 하는 경우와 체내 약제 탱크와 작은 펌프를 심어서 미량의 약제를 연속해서 주는 방법과 일정 간격마다 방출하는 기술이 있다. 이를 프로그램 투입 시스템이라 하고 그림 4-21와 같은 기기를 사용한다. 약제 방출은 정해진 처리방법에 따라 일정량을 방출하여도 되고, 펌프를 제어하여 적당량을 방출하여도 좋다.

㊞ 인슐린에 대해서는 혈중 당농도를 측정해서 결과에 따라 방출량을 기기가 스스로 제어하는 형태도 있다.

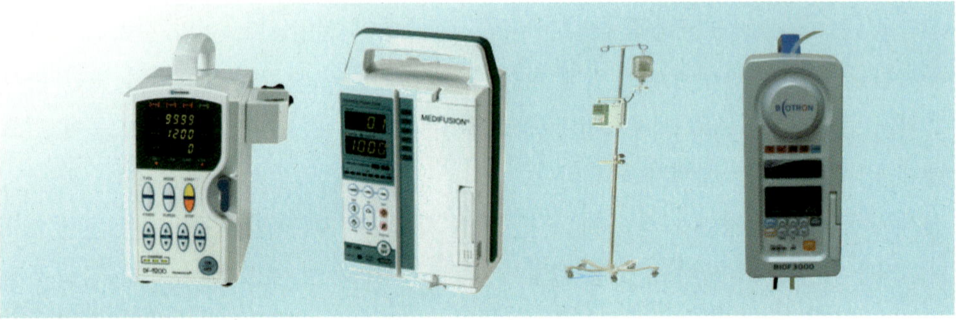

그림 4-21 수액 펌프

① 항암제 등의 약제는 적은 부위에 집중적으로 작용시키면 그 약효를 배가할 수 있다. 따라서 체내에 펌프를 삽입하여 사용하는데 약제를 보충하는 문제가 발생한다. 그림 4-22처럼 피부 가까이에 작은 탱크를 심어 두었다가 약제가 떨어지면 간단한 외과수술로 보충 또는 교환할 수 있도록 장착을 하게 된다.

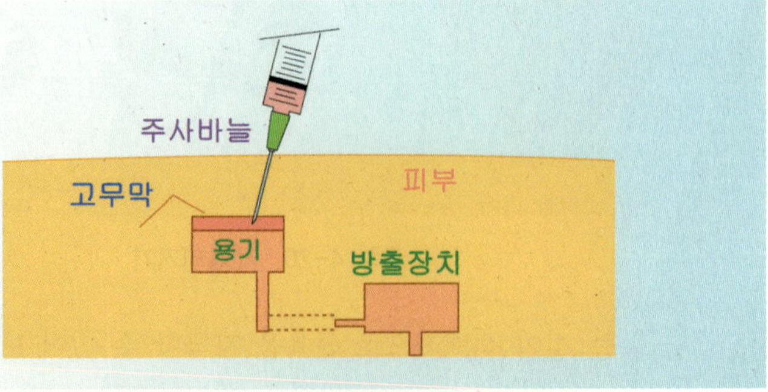

그림 4-22 약물의 주입

② 약제와 전자공학의 응용은 여러 가지 방법이 있는데, 아주 작은 기기를 우리 몸에 심어서 혈관을 압박하거나 개방하여 약제를 목적장소에 장시간 머물게 하며, 또는 순환량을 감소한 상태에서 가온하여 약제를 목적장소에 장시간 머물게 하거나, 순환량이 감소한 상태에서 가온하여 약제의 효과를 높이는 등의 방법이 응용 가능할 것이다.

㉥ 마이크로캡슐 기술과 물리 에너지를 조합하는 것이 있다.

4 진료기기

학습목표

- 진료기기의 종류와 측정법을 설명할 수 있다.
- 진료기기의 특징을 이해할 수 있다.

가. 환자감시 시스템

환자감시 시스템(Patient monitoring system)은 과거의 진료담당과 별로 독립적인 환자진료에서 벗어나 환자의 증상이나 상태 또한 치료의 시기나 간호의 정도에 따라 의료진이나 시설을 전문화, 중앙집중화하려는 환자진료 시스템이 활용되었다. 현재 환자를 위한 집중치료실의 설치와 치료를 위한 환자감시장치의 개발이 이루어졌다. 이렇게 집중 환자감시 시스템은 주로 중환자를 대상으로 하며 환자의 생명유지를 위한 ECG, SPO_2, CO_2, NIBP, IBP, 체온, 호흡, 심박수 등의 진단정보를 연속 측정함으로써, 위급하게 발생하는 환자상태의 변화를 빨리 발견하여 신속하게 치료하려는 것을 목적으로 한다. 특히 심근경색증과 같은 급격한 경과를 특징으로 하는 중증 심질환 환자를 대상으로 하는 심장병 치료실(CCU : Coronary Care Unit)에서 환자감시 시스템에 의한 치료효과가 크다.

1) 집중치료실

심정지, 심근경색증 등의 심질환과 같이 예고 없이 발병하는 질환으로부터 죽음을 면하기 위해서는 응급치료가 필요하다. 이와 같은 치료는 병원 내의 특수한 장치를 비치한 그림 3-16과 같은 집중치료실(ICU : Intensive Care Unit)에서 이루어진다.

ICU에서는 중환자의 상태변화에 신속히 대응하기 위해 지속적인 관찰과 생리상태의 연속감시가 이루어져야 하며, 필요할 때에 응급치료가 빨리 행해져야 한다. 이를 위해서 ICU에는 생체의 여러 가지 현상을 연속 계측할 수 있는 집중 환자감시 시스템뿐만 아니라, 응급치료를 할 수 있는 숙련된 의사, 간호사 등의 의료인력 배치와 응급장치가 설치되어 있어야 한다. ICU는 병원의 차별성에 따라 일반적으로 다르며, 표준화된 ICU는 그리 많지 않다. 또한 집중치료장치도 계속 발전하고 있으며, 오늘날에는 컴퓨터에 의한 자동계측장비가 개발되어 생리계측장치가 사용되고 있다.

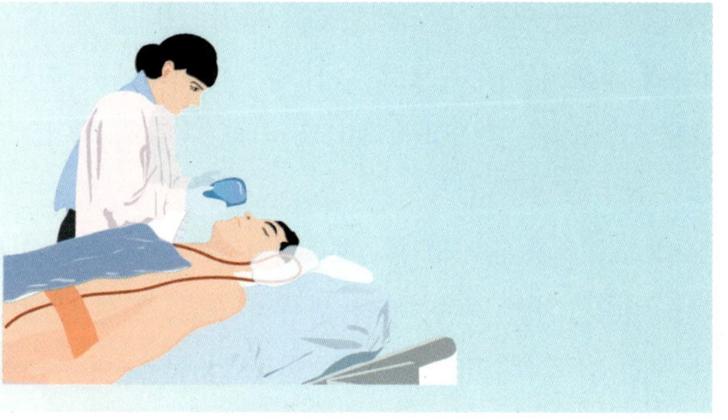

그림 4-23 ICU(집중치료실)

2) 환자감시장치

환자감시는 연속적으로 환자의 질병상태를 파악하여야 하므로, 많은 인력과 비용이 필요하다. 그러므로 병원경영상 합리화가 필요한 분야로서 가장 의공학 기술이 필요한 업무라 할 수 있다. 환자감시장치가 이용되기 시작한 것은 그림 4-24와 같은 수술실이나 회복실에서 작은 단위의 소형 감시에서부터였다. 이후 치료가 진료 각과의 독립적인 치료에서 중앙집중식[17]으로 바뀌었고, 전문화하면서 ICU, CCU[18] 등에서 감시 시스템으로 발전하였으며 컴퓨터와의 결합을 통해 병원 전체의 환자감시 시스템으로 확대되고 있다.

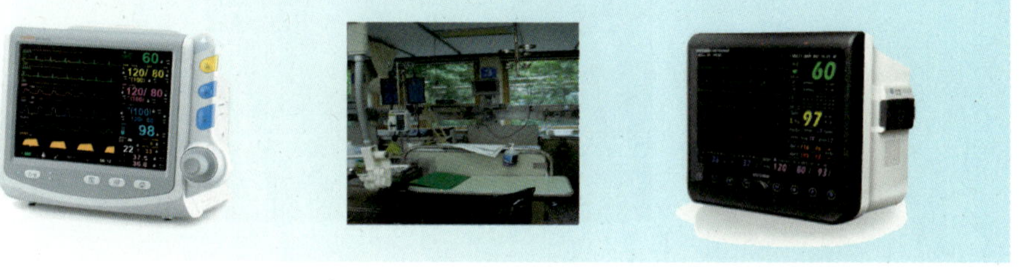

그림 4-24 중환자실 및 환자감시장치

① 일반적으로 병원에서 환자감시가 이루어지는 수술실, 회복실, 집중치료실(ICU : Intensive Care Unit), 심장병치료병실(CCU : Coronary Care Unit), 호흡기질환 집중치료실(RCU : Respiratory Care Unit), 뇌졸중 집중치료실(SCU : Stroke Care Unit), 미숙아, 신생아실,

17) 중앙환자감시장치(Central monitoring system) : 환자감시장치가 환자당 1대씩 설치되며, 여러 개의 환자감시장치로부터 수집된 정보는 중앙감시센터(Central station)의 통합모니터로 전송된다. 이런 중앙환자감시장치는 병원의 ICU(집중치료실), OR(수술실), ER(응급실), 회복실 등에서 사용되는 중요기기로서 환자의 생체신호를 감지하며 환자 상태를 확인하는 데 이용된다.

18) CCU : Coronary Care Unit의 약어

분만실, 고압산소실, 방사선치료실 등이 있다.

② 계측에 의해서 지속적으로 수집되는 데이터에는 환자의 신장, 체중 등의 기초 데이터 및 신체검사 데이터, 생리학적 데이터, 투약·치료의 데이터, 기왕증[19], 약품 등에 대한 알레르기 유무 등이 포함된다.

③ 환자의 데이터를 감시하거나 계측하기 위한 기술적인 과제 : 센서의 소형화, 장시간 안정한 센서, 비침습적인 계측, 복합 센서의 개발, 무선 텔레미터의 도입, 높은 신뢰성과 안전성, 오동작의 방지, 데이터 처리기술의 도입 등을 들 수 있다.

3) 계측되는 생체신호

집중 계측하는 생리신호는 병원 또는 ICU(집중치료실)에서 차이가 난다. 현재 일반적으로 계측되는 항목은 그림 4-25와 같이 맥박, 심전도, 호흡, 혈압, 체온 CO_2의 분압 등을 들 수 있다. 생리기능을 계측할 때 주의해야 할 점은 환자의 회복과정에 도움이 되고, 가능한 한 환자에게 불쾌함을 주지 않아야 한다. 생체신호의 생리기능을 측정하면서 집중치료중의 환자감시장치의 측정 가능한 정보는 다음과 같다.

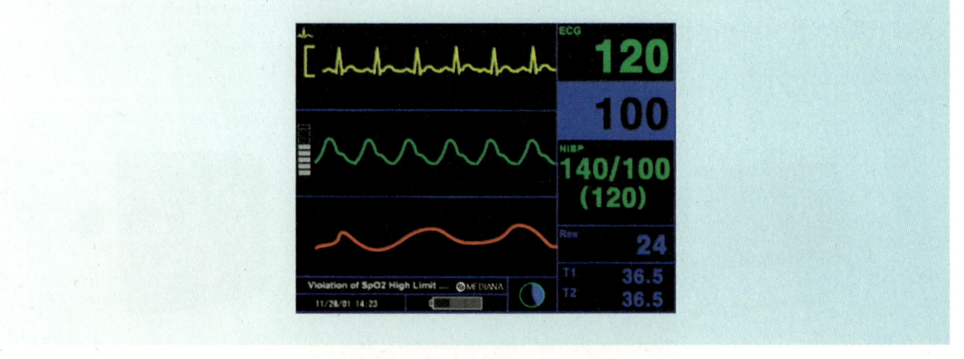

그림 4-25 계측되는 신호

가) 심전도

집중치료실(ICU : Intensive Care Uint)에서 환자 감시되는 주요 생체신호는 그림 4-26과 같이 심전도(ECG, EKG : Electrocardiogram)이다. 심전도는 심장의 수축, 확장에 따른 활동 전위를 표면전극을 통해 연속적인 파형으로 나타냄으로써 현재의 심장상태를 정확히 판단하도록

---

19) 기왕증 : 환자가 과거에 경험한 질병이다.

한다. 통상 ECG와 평균심장박동수(HR)을 동시에 측정하게 되며, 심장박동으로 인한 전기적 파형(심전도)을 분석하여 부정맥, 협심증, 심근경색(심장마비) 등의 허혈성 심장질환과 심방·심실의 비대, 확장 등을 진단할 수 있다. 임상용 환자감시장치는 채널수에 따라 1~12개 채널에서 동시측정이 가능하며, 5~10개 리드선을 심장근처 부위와 손목, 발목에 전극으로 연결하여 심전도검사를 하게 된다. 심전도는 심전도 모니터에 의하여 영상화되어 환자감시를 할 수 있다. 심전도 모니터는 심장기능의 저하를 나타내는 소리의 출력, 또는 심박수의 음의 표시를 나타내기 위한 소리의 출력뿐만 아니라 낮은 임피던스 음원으로부터 ECG(심전도)를 검출할 수 있다.

집중치료중인 심전도 계측에 사용되는 전극은 장시간 사용에 적합한 것이 필요하다. 또한 전극 페이스터(Paster)는 피부를 자극하지 않고, 환자에게 불쾌감을 주지 않는 것을 사용해야 한다.

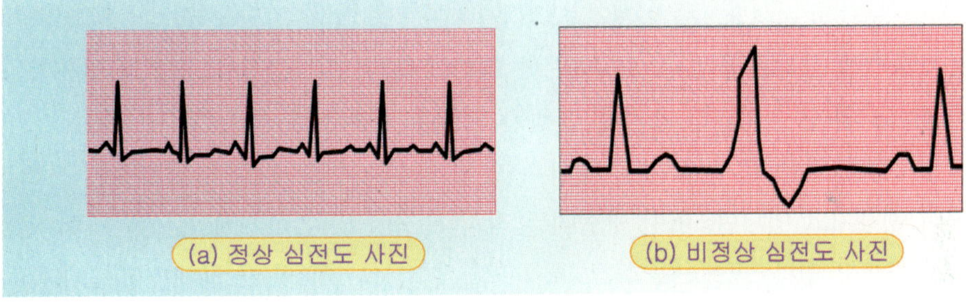

그림 4-26 심전도 사진

나) 호 흡

중증환자나 대수술 후의 환자 중에는 환자의 호흡(Respiration) 기능도 계측하는 것이 바람직하다.

① 호흡기능 : 환자의 콧구멍에 장착시킨 서미스터 뉴모그래프로 측정할 수 있다. 호흡수로 표시할 뿐만 아니라 설정한 한계치 이하로 호흡수가 떨어지거나 이상으로 증가하거나 또는 서미스터 뉴모그래프에 의한 신호 값이 설정하여 놓은 진폭 이하로 떨어지면 경보를 울린다. 호흡상태를 측정하여 파형으로 브라운관에 나타내고 호흡횟수는 숫자로 표시한다.

② 측정방법 : 호흡의 측정은 ECG(심전도)의 두 전극 사이에 발생되는 임피던스의 변화를 이용하여 측정하는데 환자의 흉곽에 2개의 전극을 부착하고 전극 간의 저항변화를 감지하여 호흡상태를 측정한다. 사람이 호흡을 할 때는 흉곽근육이 수축, 팽창을 반복하는데 이 때문

에 흉곽근육의 저항이 변하는 것을 전극을 통해 감지하여 호흡측정에 이용하는 것이다. 호흡측정방식은 비구형이라고 하는 예열된 서미스터의 온도를 변환시키는 방식이다. 전해액 또는 카본을 가득 채운 고무튜브를 흉부에 감아서 저항변화를 측정하는 방식이다. 흉곽의 전후에 코일을 놓고 고주파에서의 상호 유도를 측정하는 방식 등이 있다.

다) 혈 압

ICU에서 계측할 수 있는 생체신호는 혈압이다. 혈압은 동맥 내에서 카테터 삽입법(Catheterization, Vessel cutdown)에 의해 직접측정하기도 하지만, 비관혈적인 검사인 간접측정법, 자동 커프 측정 등이 사용되고 있다. 그러나 자동 혈압측정 장치는 샘플링법이므로 혈압을 연속 기록할 수 없고, 환자에게 다소 불쾌감을 준다. 따라서 갑작스럽게 환자의 혈압(BP : Blood Pressure)이 내려갔을 때 이 장치에서는 혈압강하를 검사하는 데 시간이 걸린다. 플레시스모그래피(Plethysmography)를 통한 혈압계측은 환자에게 불쾌감이 적고, 수축기·확장기의 정확한 값을 얻는 것이 아니고, 순환기계의 상대적인 지표만을 얻을 수 있다. 혈압은 환자의 앞이마, 귓불 또는 비중격에 장착된 플레시스모그래프에 의하여 측정된다. 플레시스모그래피용 측정기는 맥박수의 정보도 얻을 수 있다. 초기에 설정된 맥박수 한계치를 초과하거나 설정값 이하로 떨어지면 경보신호(알람)를 발생한다. 혈압의 반복 측정을 위한 최적의 방법에는 현재 여러 가지 방법이 행해지고 있지만, 어떤 방법이든 각각 특징이 있다. ICU에서는 한 가지 또는 그 이상의 방법을 쓰고 있다. 확장기와 수축기의 동맥압은 평상시 계측되고 있지만, 필요시에는 평균혈압과 정맥압도 계측한다. 심실이 수축하여 혈액이 동맥으로 밀려 나갈 때의 혈압을 수축기 혈압(Systolic BP) 또는 최고 혈압이라고 부르며, 심실이 확장하여 혈맥이 밀려 나가지 않을 때도 동맥벽에 탄력이 있어 혈액을 압박하고 있으므로 혈압이 영(Zero)으로 되지는 않는다. 이때의 혈압을 확장기 혈압(Diastolic BP) 또는 최저 혈압이라고 한다. 혈압의 측정에는 두 가지 방법이 있다. 청진기를 사용하는 수은혈압계와 혈관 내로 생리식염수를 채운 카테터를 삽입하여 혈압을 체외로 유도하여 압력 트랜스듀서로 측정하는 방식이다. 청진기로 측정하는 방법을 간접법 또는 비관혈식이라 하고 압력 트랜스로 측정하는 방법을 직접법 또는 관혈식이라고 부른다. 흔히 사용되는 간접법은 기구나 방법이 간단하지만 쇼크 상태의 이상 저혈압시에는 측정이 불가능하다. 직접법은 기기가 필요하고 방법이 복잡하지만 어떠한 상황에서도 측정이 가능하므로 모니터용으로 많이 사용된다.

라) 체 온

서미스터 프로브에 의하여 측정된다. 체온(Temperature)을 지시하는 측정기에는 체온이 설정치로부터 벗어났을 때 경보를 발하는 장치도 같이 들어 있다.

체온은 거의 일정하며 정상적인 상태에서 약 37[°C]를 유지한다. 따라서 환자상태를 판단하는 중요 인자로서 기본적인 기능임에도 환자감시장치에서는 심전도나 혈압보다는 사용빈도가 적다. 온도 프로브를 환자의 피부, 구강 또는 항문에 넣어 체온을 감지하여 회로를 통해 증폭한 후 숫자로 나타낸다.

마) 혈중 산소포화농도(SpO_2)

환자의 동맥혈 내의 산소포화도를 비침습적인 방법으로 측정하여 환자의 호흡상태를 판단하는 기능이다. 체내 산소상태를 디지털화하여 판단함으로써 환자의 호흡관리 및 인공적인 산소공급을 위한 판단에 도움을 주게 된다. 동맥혈의 산소포화도는 동맥혈의 헤모글로빈이 산소와의 결합 백분율로서 SaO_2[20]라고도 하며, 건강한 성인의 수치는 94[%]~100[%]이다. 측정방법은 SpO_2 센서는 발광부와 수광부가 있으며 발광부에서는 LED 발광을 통해 적외선과 빨간색 빛을 동시에 방출하게 된다. 방출된 빛은 손가락 사이의 혈관을 통과하여 수광부를 통해 검출되는데, 산소와 결합한 헤모글로빈은 적외선을, 그렇지 않은 환원헤모글로빈은 빨간색 빛을 더 흡수하는 성질을 이용하여 그 빛의 차이를 측정하여 SpO_2의 수치를 산출한다. 통상 SpO_2는 일정시간동안 측정된 값을 계산하여 출력으로 표시하게 되는데, 빠른 측정이 요구되거나 환자의 움직임이 거의 없을 때는 5초 동안 측정 후 계산하여 출력하게 되며, 대부분 환자의 경우 움직임의 영향이 적은 경우는 10초, 환자의 움직임이 심한 경우에는 20초 동안의 측정값을 가지고 계산하여 수치로 출력하게 된다.

바) 맥 박

심장의 수축에 의해 좌심실에서 대동맥으로 급격하게 밀려 나간 혈액이 동맥벽을 팽창시키며, 팽창된 동맥벽은 그 탄성 때문에 진동하고 그 파동이 동맥계 말초 부위에 차례로 전파되어 맥박(Pulse rate)으로서 촉지된다. 맥박의 전파속도는 5~9[m/s]이며 말초에 가까워질수록 빨라진다. 그 전파속도가 빨라서 맥박은 심장박동과 거의 동시에 느껴진다. 또 맥박은 동맥벽의 진동이므로 그 속도는 혈류의 속도(대동맥에서 약 50[cm/s])보다 크다. 체표면 근처를 지나는 동맥에서 촉지하기 쉽다. 맥박수는 1분간의 횟수로 표시하며 보통 심박수와 일치한다. 성인의 경우 분당 60~100회, 유아는 분당 130회 전후, 노인은 분당 50회 이하로 연령이나 성별에 따라 다르다. 또 수면시에는 감소하며, 기초대사나 자율신경 긴장도의 변화에 따라 크게 변동한다. 일반적으로 여자가 남자보다 맥박수가 많다. 성인의 경우, 매분 100회 이상의 맥박을 빈맥이라 하고, 매분 60회 이하의 맥박을 서맥이라 한다. 건강한 사람이라도 운동을 하거나 정신적으로 긴장하면

---

20) SaO_2 : 혈액의 산소포화량은 산소와 포화된 동맥피에 헤모글로빈 분자의 백분율을 말하며, 즉 동맥 속의 헤모글로빈이 산소와 몇 [%] 결합하였는지를 측정하는 것이며 이 수치를 SaO_2라고 부른다. 펄스옥시미터로 측정된 SaO_2를 SpO_2라고 부른다.

빈맥을 나타낸다. 체온이 1[℃] 상승하면 분당 8~10정도 증가하게 된다.

맥박률에 영향을 주는 요인은 다음과 같다.

① 나이 : 맥박률은 나이가 들수록 점차 저하된다(영아 100~160회/[min]).

② 성별 : 사춘기 이후는 일반적으로 남자가 여자보다 느리다.

③ 운동 : 신체활동은 맥박률을 증가시키나 운동선수는 오히려 느리다(심장크기, 힘, 효율성이 일반사람보다 더 크기 때문이다).

④ 열 : 체온 상승은 말초혈관을 이완시켜 혈압이 떨어지므로 맥박률이 증가한다.

⑤ 약물 : 약물에 따라 맥박률이 영향을 받는다.

⑥ 출혈 : 혈액이 손실되면 보상기전으로 심박동률이 빨라진다. 10[%] 정도의 혈액 손실은 변화 없으나 헌혈을 500[mL] 정도하면 일시적으로 상승한다.

⑦ 스트레스 : 교감신경 자극으로 전반적인 심장활동을 증가시킨다. 즉, 심박동률과 힘을 모두 증가시킨다. 불안, 공포 같은 정서적 반응도 심한 통증만큼 교감신경의 자극을 받는다.

⑧ 체위변화 : 앉거나 일어서면 정맥혈관상태에 따라 혈액이 고이게 되어 심장으로 귀환하는 혈액량이 감소하므로 이는 교감신경의 영향으로 심박동률이 증가한다.

4) 생체신호의 원격측정

생체신호를 측정할 때 피검사자인 환자를 침대에 있게 하고 유선인 전극, 트랜스듀서를 이용하여 생체신호를 측정하는 것이 일반적인 방법이지만 이는 계측장비에 대한 불안감, 활동의 제한 등으로 정확한 생체신호를 얻을 수 없다. 이러한 영향을 최소화하면서 생체신호를 원격측정(Bio-telemetry)하는 기술을 생체 텔레머트리라고 한다. 전송매체로서 전파를 사용하는 전파 텔레머트리(Radio telemetry)는 가장 많이 사용되고 있는 것이며 전송매체로 적외선을 사용한 적외선 텔레머트리, 초음파를 이용하는 초음파 텔레머트리가 있다. 이외에도 홀터 모니터링(Holter monitoring), 휴대용 계측장치(Ambulatory monitoring) 등의 기억 텔레머트리(Storage telemetry), 체내에 이식하여 사용하는 임플란트(Implant) 텔레머트리, 입으로 삼켜 소화기관 내의 검사나 연구에 사용되는 라디오 필(Radio pill) 등 여러 가지가 연구 개발되고 있다.

나. 내시경의 종류와 동작원리

신체 내부를 직접 볼 수 있는 의료기구를 총칭하여 내시경(Endoscope)이라 한다. 기관지경·후두경·식도경·위카메라·자궁경·요도경·관절경·방광경·직장경·복강경·심장경 등이 있으며, 각 부위의 상태를 관찰하고 병의 발견·진단에 도움을 준다. 최근에는 유리섬유를 이용한 파이버스코프를 사용함으로써 관찰하면서 사진촬영도 가능해졌으며, 고주파 전류로 폴립을 절제하거나 레이저광선으로 지혈하는 치료에도 이용되고 있다. 내시경 검사는 임상 진단·치료에 있어 필수검사가 되어 많은 진료과에서 초음파 영상진단 장비와 함께 폭넓게 사용되는 기기이다. 내시경에 의하여 거의 모든 소화기관 내벽을 관찰할 수 있으며, 대혈관이나 심강 내를, 뇌나 뇌실, 요도를 통한 방광과 신장 등 체강 내를 육안으로 볼 수 있게 되었다. 내시경은 인체 내부를 지금까지의 간접적인 영상으로 보는 것과는 달리 의사가 직접 들여다봄으로써 새로운 영상진단의 계기가 되었다.

1) 내시경의 원리

내시경은 굴곡되지 않는 경성내시경(Rigid endoscope)과 자유롭게 굴곡시킬 수 있는 연성내시경(Flexible endoscope)으로 나눌 수 있다. 연성내시경을 그림 4-27에 나타내었다.

① 경성내시경 : 내시경의 직경이 크기 때문에 관찰시야가 넓고 흡인 배출능력이 좋으나, 마취에 따른 문제, 삽입의 어려움, 천공의 위험 등의 단점이 있어 현재는 연성내시경이 이용되고 있다.

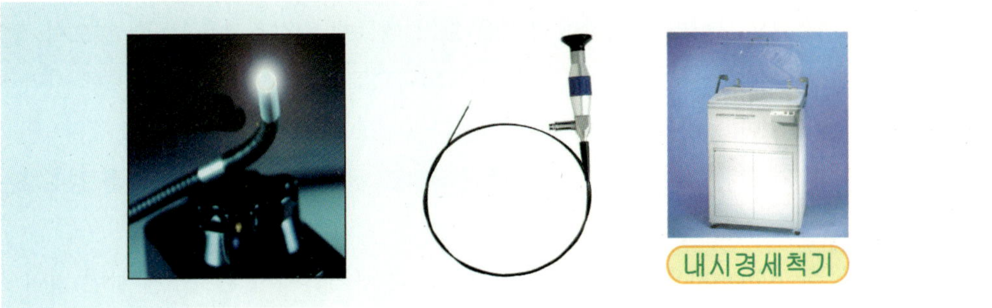

그림 4-27 연성내시경

② 광학유리섬유의 특징 : 직경이 20~200[μm]인 유리섬유로 한쪽 단면에 빛을 입사시키면 빛은 유리의 내벽을 전반사하면서 계속 진행하여 다른 쪽 단면에 도달하게 할 수 있는 것이다. 따라서 직경 30[μm] 이하의 가는 광섬유를 다량으로(1만 개 이상) 한 번에 묶어놓으면 이것으로 물체의 영상을 전송할 수 있다. 이를 영상 가이드라고 한다.

③ 내시경은 이 광섬유를 이용하고 있기에 Fiber scope라고 부르기도 한다. 광섬유는 자유로이 구부릴 수 있기 때문에 연성 내시경 제작이 가능하게 되었다. 그리고 Xenon 램프 등으로 강한 조사광을 얻을 수 있으므로 관찰뿐만 아니라 사진이나 영화촬영도 가능하다. 또 넓은 각도를 볼 수 있는 광각렌즈 등을 선단에 장착시킴으로써 넓은 시야를 확보할 수 있다.

전방시형은 위, 십이지장 등의 관찰에 쓰이고 측방시형은 담도 개구부를 관찰하거나 담도 등의 조영을 위하여 사용되고 있다. 또한 생검[21] 집게를 붙여서 내시경이 닿는 곳의 종양 등의 생검이나 이물질을 제거할 수 있다.

2) 전자내시경

전자공학의 발달로 1983년 Welch Allyn이 처음으로 개발에 성공하였다. 그 원리는 내시경 선단부에 초소형 고체 촬상소자인 CCD를 내장시켜, 선단으로 들어가는 빛이 CCD에 상을 맺고 거기에서 각 화소에 들어간 광의 강도에 반응하여 전기신호로 변환하여 케이블을 통해 모니터로 영상이 보내지는 것이다.

① 새로운 내시경의 기술은 TV 엔더스코프 또는 비디오 엔더스코프라고 부르는 전자내시경(Electronic endoscope)을 출현시켰다. CCD(Charge Couples Device)라고 하는 초소형 고체 촬상소자를 사용하여 시야를 수만 개로 나누어 집광을 한 후, 모니터를 통해 물체를 볼 수 있다. 종래의 내시경은 섬유경에서 섬유가 절단되면 시야에 흑점[22]이 나타나는 현상을 CCD 내시경의 선단 렌즈에 부착함으로써 해결하였는데 이는 섬유를 통하지 않고 전선에 연결할 수 있기 때문이다.

② 전자내시경은 TV 모니터를 통하여 영상을 보기 때문에 원격조정을 할 수 있으며 접안부를 통하여 보는 것이 아니다. 모니터 영상을 비디오로 기록할 수 있고, 필요에 따라 재생하여 볼 수 있으며 동시에 여럿이 함께 관찰할 수 있으므로, 보다 정확하고 객관적인 진단이 가능하게 되었다. 또한 비디오 신호를 컴퓨터로 처리하면 한 가지 색조를 강조하는 등 특수영상효과도 얻을 수 있다.

③ 섬유를 석영[23](Quartz)으로 대체하면 내시경은 더욱 가늘어져 환자에게 불편 없이 사용할 수 있다. 그러나 너무 가늘어도 충분한 빛을 내는 데 지장이 따르므로 제약이 따른다. 또한 육안으로 정상조직과 다른 조직을 구별하기가 쉽지 않기 때문에 컬러를 가미하여 조직의 차이를 확연하게 구분할 수 있는 기술이 발달되었다. 전자내시경을 그림 4-28에 나타내었다.

㉠ 전자내시경의 장점 : 여러 사람이 동시에 관찰할 수 있고 생검 등 다른 내시경적 처치가 용이하며 Image guide를 상용하지 않기 때문에 파이버가 끊어질 염려가 없고 해상력이 좋으며 색조와 요철의 차이가 강조되어 미세한 병변도 찾아낼 수 있다.

---

21) 생검 : 생체에서 조직의 일부를 채취하여 그 조직학적 형태상으로부터 병을 진단하는 방법이다.
22) 흑점 : 큰 광원에 의해 그림자가 생길 때 물체 뒤에 약간의 빛이 들어가서 흐릿하게 나타나는 그림자이다.
23) Quartz : 굵은 것은 시야가 넓은 대신 환자에게 고통을 주고, 가는 것은 환자에게 고통이 적은 대신 가시면이 좁아 진단상에 문제가 있다.

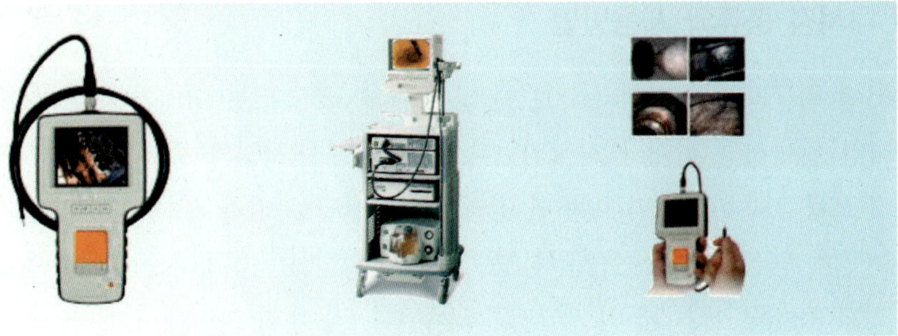

그림 4-28 전자내시경

㉡ 전자내시경의 단점 : 적정광량의 노출범위가 좁아서 거리의 원근에 따른 자동광량 조절이 어렵고 색의 재현성이 나쁘다.

3) 캡슐 내시경

'캡슐 내시경'은 캡슐 내부에 카메라를 부착시켜 인체 내부를 촬영하여 질병을 검진하는 것으로 이스라엘의 Givenimaging사에서 최초로 상용화하여 미국 FDA가 승인하였다. 캡슐 내시경은 지름이 1[cm], 크기가 2.5[cm]로 소화기관을 돌아다니며 8시간 동안 1초에 2장씩 총 약 5만여 장의 사진을 찍는다. 대변을 통해 배출되며 검사는 끝난다.

검사는 인체 내를 촬영시 무선통신을 이용하여 체외의 수신기에 송신하도록 되어 있어 질병의 유무를 모니터 영상을 통해 볼 수 있다. 기존의 일반 내시경은 항문을 통하여 관을 삽입해야 했기 때문에 위나 대장에 비해 연동운동이 빠른 소장의 질병진단에 어려움을 겪어 왔었다. 또한 환자도 어려움을 감수해야만 했다.

① 캡슐 내시경의 장점 : 일반 내시경으로는 볼 수 없었던 소장 질환을 찾아낼 수 있다.
② 캡슐 내시경의 단점 : 사용빈도수나 가격 면에서 경제적이지 못하여 서민들에게는 대중화되지 못하고 있는 실정이다. 캡슐 내시경을 그림 4-29에 나타내었다.

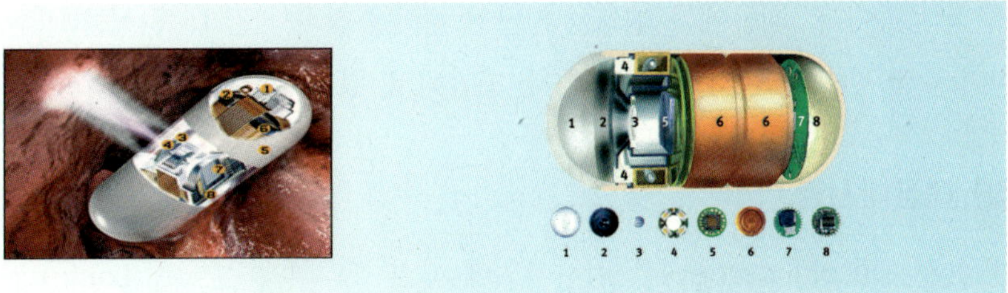

그림 4-29 캡슐 내시경

4) 내시경 종류와 사용방법

1963년 위 카메라에 파이버스코프를 넣은 위 파이버스코프(GIF)가 개발, 실용화되어 이때부터 본격적인 위내시경 시대가 시작되었다. 이후로는 내시경의 종류도 다양해지고 성능 면에서 많은 진보를 거듭하였으며 1983년 전자기술의 발달로 전자내시경이 개발되기에 이르렀다. 현재 내시경은 맹점이 없고 선단굴곡, 송기, 주수, 흡입이 용이하며 관찰상과 촬영사진이 선명하고 여러 가지 기능을 가진 것들이 개발되어 사용된다. 각 의학 분야에서 개발된 내시경 종류는 다음과 같다.

가) 식도 및 위, 십이지장 내시경

식도 및 위, 십이지장 내시경(Gastrofiberscopy)은 렌즈의 위치 방식에 따라 전방시식, 측시식, 사시식, 시야변화식(Panview) 내시경 등으로 분류되며 식도 및 위, 십이지장 중부까지 충분한 관찰을 할 수 있는 내시경이다.

나) 내시경적 · 역행성 췌담관조영술

내시경적 · 역행성 췌담관조영술(ERCP : Endoscopic · Retrograde Cholangiography)은 삽관을 통한 병변의 진단뿐 아니라 내시경 직시 하에서 췌액, 담즙을 채취하여 세포진을 검사할 수 있고 췌담관 내압을 측정할 수 있으며 내시경적 유두절개술을 실시하여 총담관 결석도 제거할 수 있는 담도계, 췌장질환의 진단에 필수적인 검사이다.

다) 담도경 검사

담도경(Choledochoscopy)은 가연성 유무에 따라 경성담도경과 연성담도경으로 분류되며 수술 전과 수술중, 수술 후에는 각각 그 목적하는 바에 따라 분류되어 사용하게 된다. 수술 전은 연성담도경이 사용되며 수술중에는 연성, 경성 둘 다 사용되며 그 적응증은 주로 잔류담석의 진단과 제거 및 악성종양의 감별이고 수술 후에는 연성담도경이 사용되고, 잔류담석의 제거가 그 주 적응증이다. 최근에는 폐쇄성 황달의 원인을 찾거나 간 내 담석을 비수술적으로 제거하기 위하여 수술 전 담도경의 사용도 점차 보급되고 있다.

라) 대장내시경

대장내시경(Colonoscopy)은 검사부위에 따라 회맹부에 긴 유형(Long type), 좌측 경장에는 중간 유형(Middle Type), 하부 결장에는 짧은 유형(Short type)의 파이버스코프가 이용되고 있다.

마) 복강경 검사

복강경 검사(Laparoscope)는 환자에게 큰 위험이나 부담이 없이 복강 내에 삽입한 복강경을 통해 복막과 복강 내 장기를 관찰할 수 있고 병명이 의심스러운 부위에서 직시하에 생검을 시행하여 조직학적 확진을 하는 데 있어 다른 검사 방법보다 좋은 결과를 나타낸다. 현재는 복강경을 통한 담낭제거술, 대장종양제거술 등의 과거 개복수술[24]에 대치하는 방법으로 그 중요성이 강조되고 있다.

바) 후두경 검사

후두 내부를 시진하는 방법으로 거울에 반사시켜 간접적으로 시진하는 간접적 후두경 검사(Laryngoscopy)법과 내시경을 사용하는 직접적 후두경 검사법이 있는데 직접 후두경은 직각상태로 굴곡되어 있는 구강축과 후두축을 일직선이 되도록 두위를 변경시켜 거울을 사용하지 않고 직접 관찰하는 방법으로 광선의 위치에 따라 Killian식, Bruennngs식, Jackon식이 가장 많이 사용되고 있다. 입체적 실상을 직시할 수 있으므로 정밀한 관찰에나 후두경하에서 여러 가지 처치를 할 때 필요하다.

사) 기관지 내시경

기관, 기관지의 종양이나 염증병변의 직관찰, 고직검사 및 폐세척술, Brushing culture나 세포검진 혹은 경기관지 폐생검을 하기 위하여 사용한다.

① 경성 기관지 내시경 : 폐엽기관지와 폐구역지의 입구를 볼 수 있다.

② 연성 기관지 내시경 : 폐구역지와 아폐구역지를 다 볼 수 있고 폐실질의 조직검사와 표본채취가 가능하다.

③ 흉막경 : Modified 기관지 내시경을 늑간 Trocar를 통해 직접 흉막을 관찰하고 조직검사하는 데 사용한다.

아) 요관경 및 방광경

요관결석을 제거하는 방법으로는 요관경하의 배석술이 1차적인 방법으로 보편화되었고 여러 가지 형태의 배석기와 함께 초음파, 전기수압충격, 레이저를 이용한 쇄석술 등의 발달로 성공률도 크게 향상되고 있다. 방광경의 경우 경성뿐 아니라 연성을 통하여 방광의 관찰을 하고 방광에서 Nephroscope 조직검사를 시행한다.

---

24) 개복수술 : 배를 째고 하는 수술이다.

5) 내시경 수술

진단을 목적으로 도입된 내시경이 최근에는 치료를 목적으로 하는 치료내시경으로 급격히 발전되고 있다. 과거 외과적 수술로써 치료하던 질병이 이제는 내시경을 이용한 수술로 보편화 되고 있다.

내시경 수술은 수술부위가 작고 회복이 빠르기 때문에 이러한 내시경을 이용한 치료기술이 점차 확산되어 대중화되었다. 내시경 수술을 그림 4-30에 나타내었다.

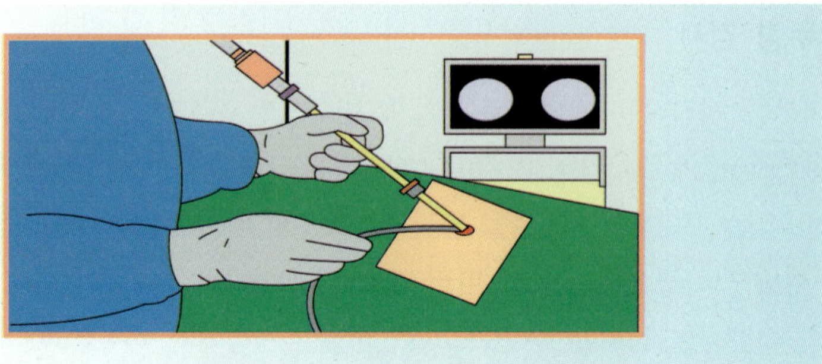

그림 4-30 내시경 수술

6) 내시경 영상의 예

인체의 내장을 내시경으로 들여다본 내장의 영상컬러 촬영한 것을 그림 4-31에 나타내었다.

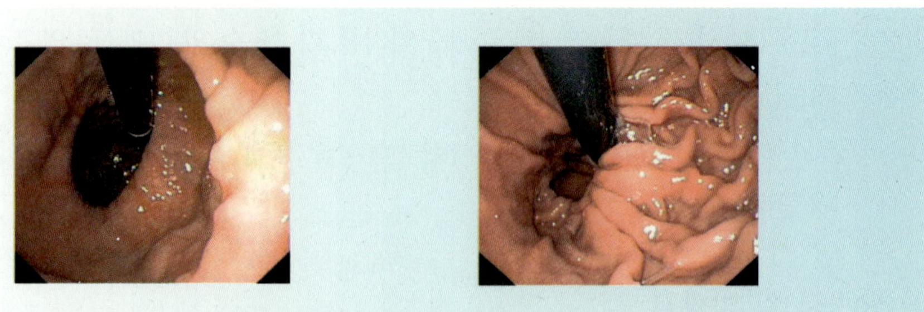

그림 4-31 내시경으로 들여다본 내장의 영상

5 생체재료와 생체역학

학습목표

- 의료용 생체재료의 분류를 이해할 수 있다.
- 생체역학의 개념을 설명할 수 있다.

가. 생체재료의 정의

의료용 재료의 특성과 성질은 각각의 용도에 따라 넓은 범위를 갖고 있다. 식물로부터 추출한 모든 생물학적 재료를 생체재료라 한다. 의료용 생체재료는 살아 있는 인체, 다시 말해 생체와 직접 접촉하는 물질이라는 점이다. 동물의 조직과 같은 살아 있는 조직 또는 기관의 기능을 대신하는 모든 생물학적 재료를 의공학의 생체재료로 정의할 수 있다. 생체재료의 응용분야는 크게 인공장기(artificial organs), 약물전달체계(drug delivery system), 외과용 임플란트(surgical implants) 및 치과용 소재로 분류할 수 있다.

나. 생체재료의 역사

고대 이집트의 피라미드에서 미이라의 의치가 발견되었다. 초기 금속 생체재료 : 주로 청동기(bronze)와 구리(copper)를 사용하였다. 초기 금속 생체재료의 용도 : 부러진 뼈를 재조립하여 지지해주는 역할로 사용되었다. 초기 금속 생체재료의 단점 : 부식 등에 대한 지식이 없어 인체 내에서는 오랜 시간 치료효과를 발휘할 수 없었고 부작용이 초래하는 경우가 많았다. 인체 내부에서 경조직과 연조직을 대체할 수 있는 생체재료의 본격적인 개발은 과학이 발전된 19세기 중반 이후부터이다. 생체조직과 유사하며 부작용이 작은 최초의 이식재료는 코끼리 상아이다. 19세기 이후 수많은 과학자와 의사에 의해 다양한 생체재료의 소재가 개발되었으며, 안전하고 효율적인 소재 개발의 속도는 최근에 급속도로 빨라졌다.

다. 생체재료의 분류 및 평가

1) 의료용 생체재료의 분류

의료용 생체재료는 표 4-5와 같이 분류할 수 있으며, 예전에는 천연재료를 사용하였으나 기술의 발달을 통해 인공재료의 활용이 급속도로 늘어나고 있다.

표 4-5 생체재료의 분류

생체재료		
천연재료	인공재료	
	유기재료[25]	무기재료
천연고분자재료(교원섬유 등)	합성 고분자재료	금속 재료
인공배양 세포(환자의 골세포)		세라믹 재료
인공보존 조직(연골, 각막)		
복 합 재 료		

용 도		기 능
사용부위 사용기간 필요기능	용도+기능=생체재료	생체적합성 생체기능 기계적 물성

생체재료				
인공장기		인공조직		치료용 제품
체내장기	체외장기	경조직	연조직	봉합사 콘택트렌즈 치과재료 정형외과재료 수집 및 주입기구 1회용품
인공심장 인공혈관 인공신장판막	인공신장 인공심폐기	인공뼈 인공치아 인공관절	인공피부 인공관 인공유방 인공수정체 인공각막	

2) 의료용품의 분류

의료용품의 분류(medical device classification)는 비접촉 의료용구(non-contact device), 표면접촉 의료기기(surface-contacting device), 체외에서 체내로 삽입하는 의료기기(externally communicating device), 체내 이식형 의료기기(implant devices)로 분류한다.

---

25) 유기재료 : 생명을 가지고 생활기능이나 생활력을 갖추고 있어야 한다.

가) 비접촉 의료용구

비접촉 의료용구(non-contact device)란 X-ray 필름, 요분석기, 화학분석기, PACS(의료영상저장 전송 시스템) 등의 환자의 신체에 직접 혹은 간접적으로 접촉하지 않는 의료기기 등이다.

나) 표면접촉 의료기기

(1) 점막과 접촉하는 의료기기

콘택트렌즈, 요도 카테터, 결장경, 위내시경, 기관 튜브, 기관지경, 치과 보철물, 치과교정기구 및 자궁 내 피임장치, 질 내벽 및 내부장기 관련 의료기기 등이다.

(2) 파열된 표면과 외상 표면

파열된 표면과 외상 표면(breached or compromised surface)이란 손상되거나 파열된 표면과 접촉하는 의료기기(궤양, 육아조직의 드레싱 혹은 치료기구, 화상 등) 등이다.

(3) 피 부

손상되지 않은 피부(skin)에만 접촉하는 의료기기(심전도용 전극, 청진기, 보조기, 의지, 체온계 등) 등이다.

다) 체외에서 체내로 삽입하는 의료기기

체외에서 체내로 삽입하는 의료기기(externally communicating device)란 인체에 접촉하는 의료기기이다.

(1) 조직, 뼈 및 상아질과 접촉

복강경, 관절경, 치과용 보철물 및 피부 스테플, 치과용 충전재료 등이다.

(2) 혈액과 간접적으로 접촉

혈관의 한 지점에서 접촉하여 혈관계 입구의 도관 역할을 하는 의료기기(짧은 시간 혈액에 주입되는 주사기, 수액 시스템 및 수혈 시스템) 등이다.

(3) 순환 혈액과 접촉

순환하는 혈액과 접촉(circulating blood)하는 의료기기(혈관 내 카테터, 산소공급기, 체외 산소공급 튜브 및 부속품, 임시적 인공심장 박동기 전극, 투석기 튜브 및 부속품 등) 등이다.

라) 체내 이식형 의료기기

(1) 뼈와 접촉하는 의료기기

뼈(bone) 부위에 상용되는 인공관절, bone cement, 골접합제, 정형외과용 핀, 플레이트, 대체 조인트, 뼈 보철기, 치과용 임플란트에 사용하는 의료기기 등이다.

(2) 생체조직과 접촉하는 의료기기

생체조직과 접촉하는 의료기기(tissue and tissue fluid)란 생체 내 조직에 삽입되는 심장박동기, 근육신경 센서 및 자극기, 약물 의료기기, 인공유방 내 이식물질, 인공후두, 골막하의 이식물질, 결찰클립 등이다.

(3) 혈액과 접촉하는 의료기기

인공심장 박동기전극, 인공동정맥관, 심장 밸브, 혈관이식, 약물 전달 카테터 및 심실보조기구, 인공심장판막 등이다.

3) 생체재료의 조건

생체재료 적합성의 요건은 표 4-6과 같이 분류한다. 생체 내에서 생리학적으로 생체재료가 적합하고 양호해야 한다.

대체된 인체부위의 기능을 수행하는 데 있어서 무리가 없어야 한다. 기계적 물성[26]이 우수하고 동시에 체내에서 물성의 저하가 있어서는 안된다.

의료용 재료는 생체 사용부위에 따른 필요기능 및 사용시간에 따라 요구되는 특성이 다르며 크게 인공장기, 인공조직 및 치료용 제품으로 분류된다. 생체재료의 적합성생체조직 또는 혈액과 접촉하여 조직 및 혈액을 괴사시키거나 혈액을 응고시키지 않아야 하는 조직적합성 및 항응혈성을 말한다.

따라서 인체 내에 환경의 자극을 주지 않으며 부작용을 일으키지 않으면서 그 기능을 발휘하여야 한다. 실제로 재료와 생체의 상호작용은 매우 복잡하여 자세한 것은 의공학에서 알아내기 어렵다.

---

26) 기계적 물성 : 물질이 가지고 있는 성질(물질의 전기적 · 자기적 · 광학적 · 역학적 · 열적 성질 따위를 통틀어 이르는 말)을 말한다.

표 4-6 생체재료의 조건

<table>
<tr><th colspan="3">생체적합성(biostability)</th></tr>
<tr><td rowspan="7">생체친화성
(biostability)</td><td rowspan="5">기계적 성질
(mechanical)</td><td>강도(intensity)</td></tr>
<tr><td>마모(wear)</td></tr>
<tr><td>탄성(elasticity)</td></tr>
<tr><td>취성(brittlemess)</td></tr>
<tr><td>내구성[27]/비열화[28](non-deterioration)</td></tr>
<tr><td rowspan="2">계면
생체친화성
(interfacial)</td><td>Ⅰ. 능동적 조직 결합형(bioactive) : 생체조직과 화학적으로 결합하여 기능적으로 일체화하는 성질이다.</td></tr>
<tr><td>Ⅱ. 수동적 비이물형(bioinert) : 재료와 주위조직이 직접 결합하지는 않지만 면역반응을 일으키지 않으면서 안정적으로 기능을 유지한다.</td></tr>
<tr><td rowspan="4">생체안전성
(biocompatibility)</td><td rowspan="4"></td><td>발열반응(exothermic reaction)</td></tr>
<tr><td>세포위해성/비독성</td></tr>
<tr><td>항원성(antigen)</td></tr>
<tr><td>발암성(carsinogen)</td></tr>
</table>

㉠ 혈액이 응고되는 과정 등은 아직 완전히 규명되지 않았다.

또한 재료표면의 구조(화학적 조성, 형태 및 평활도)에 따르는 혈액적합성과 조직적합성의 상관관계는 끝없는 연구에도 아직 풀리지 않고 있는 것이 의공학의 어려움이라 하겠다. 그러나 근래의 기술발전으로 인한 혈액적합성과 조직적합성에 관련된 연구의 축적으로 사용용도에 따라 재료를 새롭게 설계, 개발되는 경향이 활발히 연구되어지고 있다.

라. 생체역학의 개념

1) 생체역학이란

생체역학은 역학(mechanics)의 원리들을 생체에 적용하는 학문영역이다.

인체운동의 전통적인 학문 영역인 키네시올로지[29]는 인체운동에 개입되는 모든 자연과학적 양상을 연구대상으로 하고 있기 때문에 매우 광범위하다. 크게 해부학적 키네시올로지와 역학적 키네시올로지로 양분할 수 있다.

---

27) 내구성 : 변형변질이 되지 않고 오래 견디는 성질이다.

28) 비열화 : 내열재(높은 열에 견딘다.)이다.

29) 키네시올로지(kinesiology) : 키네시올로지라는 용어는 그리스어로 운동(motion)을 뜻하는 kinesis의 학문과 지식(knowledge)을 뜻하는 logos의 결합어이다. 운동에 대한 학문으로 살아 숨쉬는 모든 동물의 움직임에 관한 연구라고 한다.

① 역학적 키네시올로지는 생체역학이라는 용어로 대체되었는데, 이는 접두어 bio(희랍에서 비롯된 것으로 살아 있다는 뜻)가 물체에 가해지는 힘의 효과와 운동을 연구하는 학문인 메카닉스(mechanics : 기계계학)와 결합된 것이다.

② 생체역학은 스포츠나 체육활동과 같은 목적이고 의도적인 인체운동뿐만 아니라 재활이나 정형외과 등의 의학 영역 및 생체와 관련된 모든 공학 영역의 내용도 포함하므로 매우 광범위하다. 그러므로 연구 범위를 인간의 의도적인 신체활동이나 제도화된 신체활동(스포츠), 인체에 의해 유발되는 외부물체의 운동 정도로 국한시킬 필요가 있다.

③ 생체역학은 인체운동 및 체육장비의 운동, 이들 물체에 적용하는 힘과 운동을 연구하는 학문 영역이다. 그러므로 인체나 다른 스포츠 용구 등에 작용하는 여러 가지 효과를 분석, 예측하는 학문이므로 이들 힘들 간의 상호관계가 매우 중요한 요인이며, 인체에 작용하는 힘들은 서로 평형을 이루거나 비평형에 의한 운동상태의 변화를 유발한다.

④ 생체역학은 평형과 관계되는 분야와 비평형, 즉 운동상태의 변화와 관계되는 분야로 분류해 볼 수 있으며, 세부적으로 동력학 · 정역학 · 운동학 · 운동역학으로 나누어 연구할 수 있다.

⑤ 인체의 힘과 힘의 영향에 대해서 연구하였다.

의학과 공학(기계공학)의 협동적인 학문 분야이고, 기계공학적인 원리와 방법이 의학 분야에 적용되며, 의학 분야에서의 새로운 현상 및 사실을 탐구하고 이를 임상적 진료에까지 응용하며 생체 및 인체 시스템의 작용원리를 기계공학에 적용하여 생체 내의 유체 및 고체에 대해서 역학적인 분석을 하고 있다. 생체 내의 유체흐름에서의 압력, 속도, 유량의 상관관계 및 이들의 공학적인 특성을 연구하며, 생체 내의 고체(뼈, 근육, 연골, 인대 등)에 가해지는 기계적인 스트레스의 강도를 추정하여 인공관절 등의 설계 및 임상응용하고 있다.

2) 생체역학의 역사

① 인간운동에 관한 연구는 B.C 2600여 년 전부터 행해졌다.

② 생체역학이라는 용어를 사용한 것은 약 100여 년 전부터이다.

③ 레오나르도 다빈치 : 인체의 구조와 밸런스의 문제에 관심을 가졌고, 인체 중심에 많은 관심을 가지고 연구했다. → 인체 측정도(그림 4-32)

④ 갈릴레오 : 신체의 평형과 운동에 공헌하였다(그림 4-33).

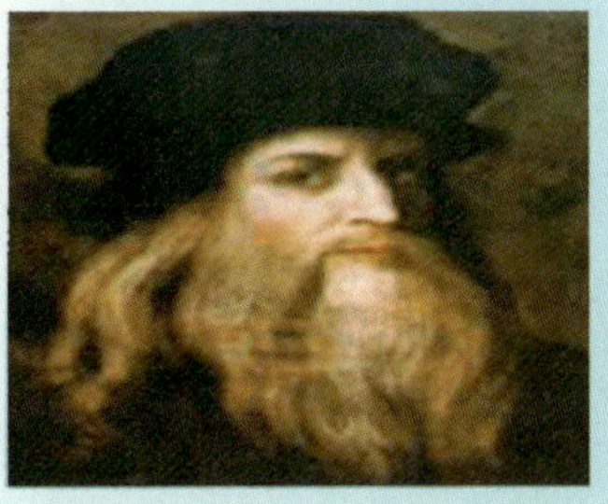

그림 4-32 레오나르도 다빈치

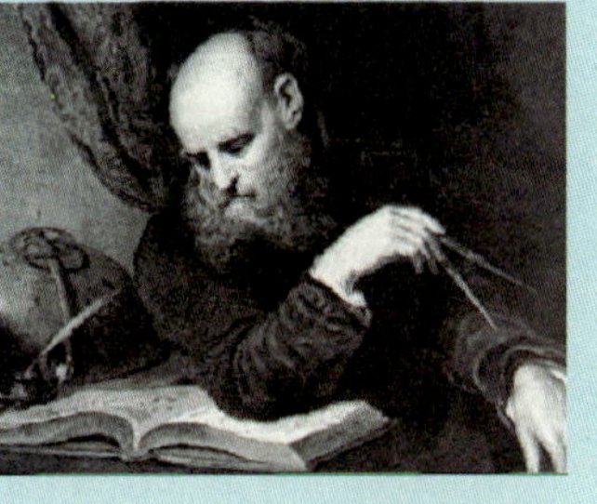

그림 4-33 갈릴레오

⑤ 알폰소 보렐리 : 골격은 지렛대와 같은 역할을 하여 수학적 법칙에 따라 근육에 의해 움직여진다는 것을 인식하였다. 동물의 운동은 공기, 물의 저항과 역학적 위치의 적합, 부적합, 다른 요인에 의해 영향을 받는다고 주장하였다(그림 4-34).

⑥ 뉴턴 : 운동법칙과 역학의 대발견을 하였고, 힘의 평행사변형 개념과 골격을 이끄는 근육의 각도에 관한 연구를 하였다(그림 4-35).

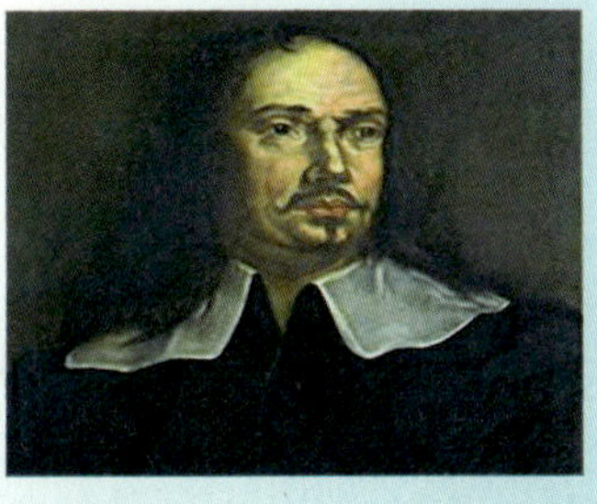

그림 4-34 알폰소 보렐리

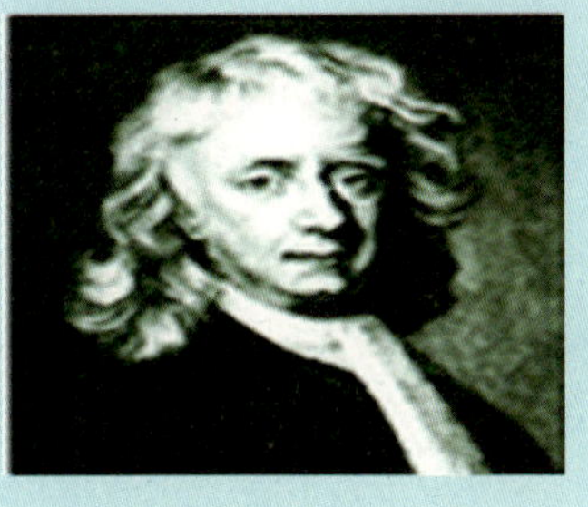

그림 4-35 뉴턴

3) 역학의 분류

힘의 작용하에 있는 물체의 정지 또는 운동상태는 물리과학으로 정의할 수 있으며, 물체에 에너지가 미치면 이 물체는 정지 또는 운동을 하게 되는데, 이와 같은 힘과 운동 사이에 작용하는 법칙을 체계화한 학문이다.

역학을 분류하면 그림 4-36와 같이 나타낼 수 있다.

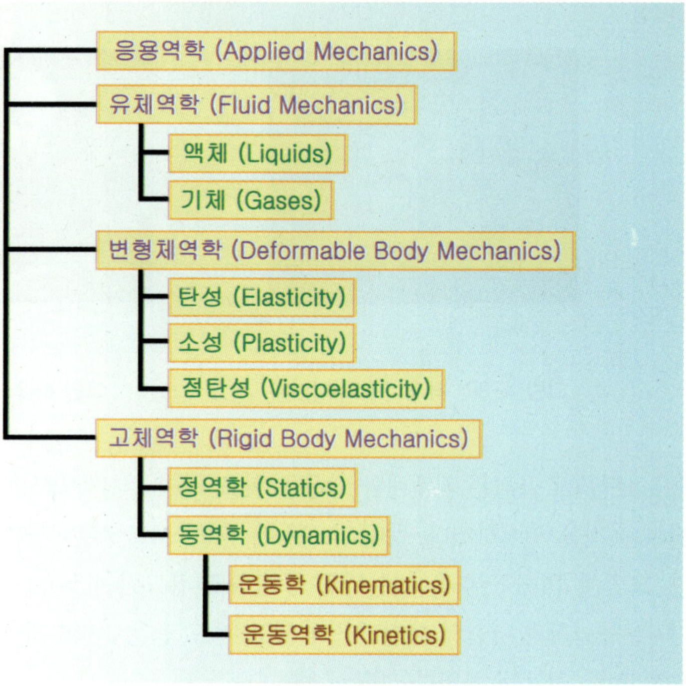

그림 4-36 역학의 분류

① 정역학 : 물체에 작용하는 힘의 작용을 연구하는 학문이다.
② 동역학 : 운동과 힘의 관계를 연구하는 학문이다.
③ 운동학 : 물체의 운동에 대하여 기하학적 성질을 연구하는 학문이다.
④ 유체역학 : 유체(기체+액체)에 관하여 연구하는 학문이다.
⑤ 탄성 : 외력을 가했다가 힘이 없어지면 되돌아가려는 성질이다.
⑥ 유체 : 기체와 액체를 총칭(연속적 변형이 작용하는 힘을 연구하는 학문)이다.
⑦ 점성 : 끈끈한 성질(유체가 운동할 때에 내부에 마찰이 생기는 성질)이다.
⑧ 점탄성 : 점성(viscous) + 탄성(elastic)이다.

점성은 유체의 성질이고, 유동에 대한 저항의 측정값이다. 반면에 탄성은 고체의 특성이다. 따라서 점탄성의 재료는 유체와 고체의 특성을 함께 지니고 있다.

4) 생체역학의 분류

생체역학(biomechanics)은 역학의 원리를 인체에 적용하여 인체의 모든 접속부분의 움직임 현상을 연구하는 학문이라 한다.

표 4-7 생체역학의 분류

구분	분류
생체역학	연조직의 생체역학(biomechanics of soft tissue)
	근골격계의 생체역학(biomechanics of musculoskeletal system)
	스포츠 생체역학(biomechanics of sport)
	심장역학(cardiovascular biomechanics)
	㉠ 정형외과분야 생체역학(orthopaedic biomechanics) ㉡ 뼈에 관련된 생체역학 ㉢ 관절 및 인공관절 분야(joints & joint prostheses) ㉣ 척추의 생체역학 ㉤ 재활 분야(Clinical aspects and rehabilitation)

생체역학을 분류하면 표 4-7로 나타낼 수 있다.

5) 생체역학에 있어서의 기본개념

① 길이 : 크기에 대한 정량적인 기술이며, 한 끝에서 다른 한 끝까지의 거리를 말한다.

② 질량 : 어떤 물체의 관성에 대한 측정으로 그 물체의 특성과 이완에 의한 양적인 측정이다.

③ 시간 : 어떠한 물체의 흐름에 대한 기술이며, 어떤 시각에서 어떤 시각까지의 사이를 말한다.

④ 힘 : 하나의 물체가 다른 물체에 작용하거나 밀거나 당기는 것을 말하며, 몸에 갖추고 있으면서 스스로 움직이거나 다른 물건을 움직이게 하는 근육작용을 한다.

⑤ 모멘트 : 어떠한 물체에 회전, 굽힘 또는 뒤틀림 등의 힘(torque)이 가해졌을 때 그 힘에 대한 정량적 기술, 즉 어떤 물리량을 어떤 정점 또는 축에서 그 물리량이 있는 곳까지의 거리의 거듭제곱으로 곱한 양이다.

⑥ 속도 : 단위시간 동안 물체의 변위가 변한 정도이다.

⑦ 가속도 : 단위시간 동안 물체의 속도가 변한 정도, 일의 진행에 따라 점점 더해지는 정도이다.

⑧ 속력 : 속도의 크기이다.

6) 뉴턴의 법칙

가) 뉴턴의 운동 제1법칙(관성의 법칙)

외부에서 힘이 작용하지 않으면 물체의 운동상태는 변하지 않는다. 정지해 있는 물체는 그대로 정지해 있고, 움직이던 물체는 일정한 속도로 움직이게 된다. 즉, 운동하고 있는 물체는 영원히 등속도 직선운동을 한다.

우리가 생활하는 세상은 마찰과 중력에 의한 힘이 존재하여 움직이는 물체가 멈추거나 떨어지게 된다. 그러나 무중력, 무마찰 상태라면 물체는 일정한 속도로 움직인다.

나) 뉴턴의 운동 제2법칙(가속도의 법칙)

정지해 있는 물체의 운동을 변화시키는 원인을 힘이라 부른다. 따라서 속도의 변화를 나타내는 가속도는 힘에 비례하게 된다. 가속도란 시간에 대한 속도변화의 비율을 말한다.

비례상수는 물체마다 다른데 같은 힘을 받더라도 질량이 클수록 변화가 적을 것이므로 가속도가 작을 것이고 따라서 같은 가속도를 만들어 내기 위해서는 질량이 클수록 더 큰 힘을 가해야 한다.

다) 뉴턴의 운동 제3법칙(작용반작용의 법칙)

서로 다른 두 물체 사이의 힘에 관한 법칙으로 힘은 단독으로 존재하지 않는다. 사람은 줄이 끊어진 엘리베이터 안에서 바닥에 누울 수 있을까 하는 의문이 생긴다. 엘리베이터 바닥이 사람과 함께 내려가므로 바닥이 사람을 받쳐줄 수 없기 때문에 사람은 바닥에 힘을 작용할 수 없다. 엘리베이터가 힘을 버틸 수 있는 조건을 가진 경우만 힘을 줄 수 있다. 이때도 물체 1이 물체 2에 주는 힘보다 더 적거나 큰 힘을, 물체 2가 물체 1에 미칠 수 없다. 물체 1이 물체 2에 주는 작용과 물체 2가 물체 1에 주는 반작용은 크기가 같고 방향이 반대이다.

7) 스칼라와 벡터

가) 스칼라

일정한 단위가 정해지면 그 크기만으로 나타낼 수 있는 양을 스칼라(scalar)라고 한다. 거리, 질량, 속력, 온도, 시간, 일, 에너지, 일률 등이 있다. 즉, 스칼라는 크기만을 나타내는 양이며 방향은 없다.

나) 벡 터

크기만을 갖는 양을 스칼라라고 하고 크기와 방향을 갖는 양을 벡터(vector)라고 한다.

① 점 A에서 점 B로 이동하는 방향이 주어진 선분을 유향선분이라 하고, A를 시점, B를 종점이라 한다.

② 이 유향선분 AB에 있어서 그 위치를 무시하고 그 크기와 방향에만 주목할 때 이와 같은 양을 벡터라고 한다.

③ 특별히 구별할 필요가 있을 때는 평면 위의 벡터를 평면 벡터라 하고, 공간 위의 벡터를 공간 벡터라 한다.

④ 벡터의 크기는 유향선분 AB의 길이이다. 특히, 크기가 1인 벡터를 단위 벡터라 한다.

예 변위(displacement), 속도(velocity), 가속도(acceleration), 힘(force), 모멘트(moment) 등이 있다.

8) 벡터에 대한 기본이론

가) 벡터의 표시

벡터가 있을 때 ui, uj, uk를 각 방향에 대한 단위 벡터라고 하면, 그림 4-37과 같은 벡터 1u는 식 (4-1)과 같이 표현할 수 있다.

$$\begin{aligned} u &= (x_2 - x_1)i + (y_2 - y_1)j + (z_2 - z_1)k \\ &= u_x i + u_y j + u_z k \end{aligned} \tag{4-1}$$

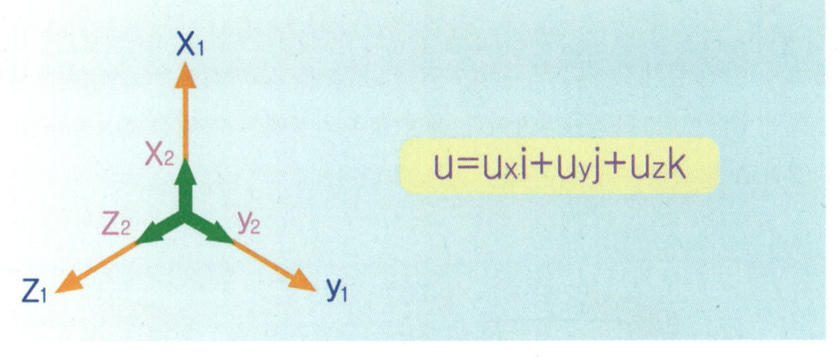

그림 4-37 벡터의 표현

그리고 벡터의 크기 $|u|$는 식 (4-2)와 같이

$$|u| = \sqrt{u_x^2 + u_y^2 + u_z^2} \tag{4-2}$$

와 같이 표현할 수 있다. 만일 $u = 0$이면 $u_x = u_y = u_z = 0$ 벡터가 된다.

나) 벡터의 합

벡터 AB와 벡터 BC를 더하면 결과는 벡터 AC와 같이 된다. 즉, 벡터의 합은 시작점에서 최종 이동점까지의 직선거리가 그림 4-38에서와 같이 된다.

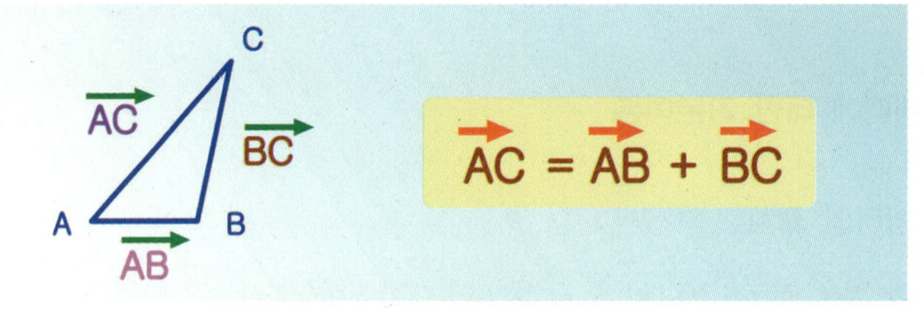

그림 4-38 벡터의 덧셈

마. 응력과 변형률

1) 응 력

응력(stress)이란 물체가 외부로부터 힘이 작용할 때 그 반작용으로서 물체 내에 생기는 분포내력, 변형력이라 한다. 또, 물리학이나 공학에서 외부에서 가해진 힘, 불균일 가열 또는 영구변형의 결과로 발생하는 단위면적당 힘을 뜻한다.

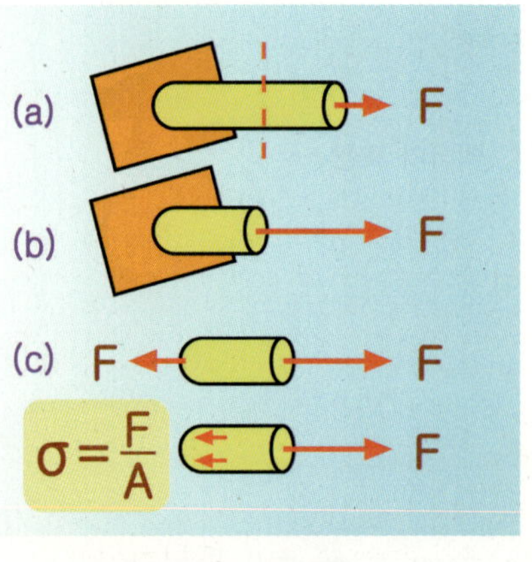

그림 4-39 수직응력

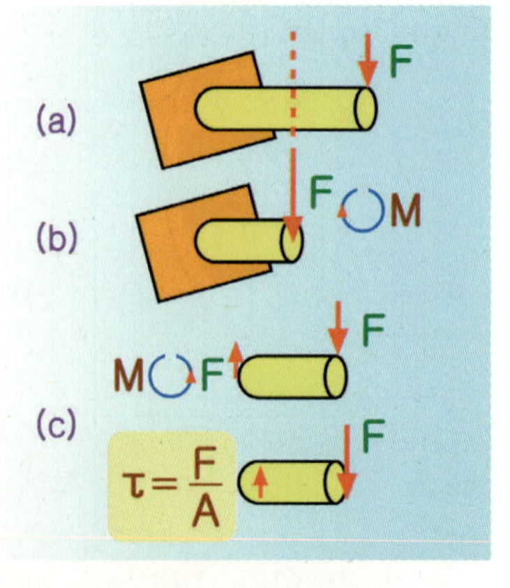

그림 4-40 수평응력

① 응력은 탄성 · 소성 · 유동성 거동의 정확한 기술과 예측을 가능하게 하며 응력에는 많은 종류가 있다. 그림 4-39와 같이 재료의 단면에 대해 수직인 힘에 의해 발생하는 수직응력(睡直應力)에 반해, 그림 4-40과 같은 수평응력(水平應力)은 단면과 평행인 힘에 의해 발생하며 그 면에 존재한다. 1[m²]의 단면을 가지는 막대를 1[N](뉴턴)의 힘으로 잡아당기면 수직응력은 1[N]을 1[m²]로 나눈 값, 즉 1Pa[파스칼]이 된다.

② 인장에 의해 생기는 특정의 수직응력을 인장응력(引張應力)이라 하고, 이와 반대의 경우, 즉 압축할 때 생기는 수직응력을 받는 유체에 잠긴 재료의 경우에서처럼 재료의 모든 표면에 수직한 힘이 작용하는 경우, 이 수직응력을 유체정압 또는 단순히 압력이라 한다.

㉮ 바위를 고밀도로 압축하는 지표면하의 수직응력을 정암압(精巖壓)이라 한다.

③ 고체 내에서 전단응력은 나사를 죌 때처럼 종축을 중심으로 금속막대를 비트는 것과 같은 작용에 의해 발생한다. 유체 내에서 전단응력은 파이프를 통해 액체나 기체가 통과할 때, 윤활유 위로 금속표면이 미끄러질 때, 대기를 비행기가 통과할 때 생기는 작용에 의해 발생한다.

㉮ 실제 유체에 가해진 전단응력은 작지만, 펼쳐지는 1벌의 카드 중의 각각의 카드처럼 서로 다른 속도로 서로 미끄러지는 유체의 층과 같이 지속적인 변형이나 유동을 가져온다.

④ 탄성고체 내의 응력에 대한 반응은 가해진 힘이 없어지면 원형으로 되돌아가게 한다. 항복응력(降伏應力)은 고체가 탄성거동에서 소성거동으로 바뀌는 것을 나타내는 것으로 하중 또는 외부 힘의 현저한 증가 없이 고체가 영구변형 또는 소성유동을 하기 위해 필요한 최소의 응력이다.

㉮ 지구는 지진파가 전파되는 경로에서 지진에 의해 생기는 응력에 대한 탄성적인 반응으로 보여주는 반면, 지표면 하에서는 엄청난 정암압에 의해 소성변형이 진행된다.

⑤ 응력은 작용하는 하중의 종류에 따라 전단응력 · 인장응력(장력이라고도 함) · 압축응력으로 나눈다.

㉠ 전단응력이란 가해진 응력에 대해 평행한 평면을 따라서 미끄러지는 정도에 의해 물질에 변형을 일으키는 힘을 말한다.

㉡ 인장응력(장력)은 잡아당기는 힘에 의해 부재의 단면에 발생되는 저항력을 말한다. 식 (4-3) 이전과 같이 표현할 수 있다.

$$응력 = \frac{하중}{단면적} \tag{4-3}$$

ⓒ 압축응력이란 재료가 압축력을 받았을 때 그 단면에 대해서 수직방향으로 생기는 응력을 말한다.

ⓓ 왜곡응력이란 미끄러지는 힘에 대응하는 응력이다.

인장응력과 압축응력은 단면에 수직인 응력(법선성분)으로 수직응력 또는 법선응력이라고도 하고 전단응력은 단면에 평행인 응력(접선성분)으로 접선응력이라고 한다.

⑥ 응력의 세기는 일반적으로 단위면적당의 힘으로 나타낸다.

ⓐ 외력을 P, 단면적을 A, 응력을 σ라 하며 식 (4-4)와 같다.

$$\sigma = \frac{P}{A} = \frac{\text{외력}}{\text{단면적}} [\text{kgf/cm}^2] \tag{4-4}$$

또는 [kgf/mm^2]이 많이 쓰이고, 영국 · 미국 등 야드 · 파운드법을 사용하는 나라에서는 [psi(1b/in^2)]가 사용된다.

ⓑ 국제단위계(SI)에서는 [N/m^2] 또는 파스칼[(Pa=N/m^2)]을 사용하며 일반적으로 물체 내의 동일점에서의 응력이라도 면의 방향에 따라 그 종류나 세기가 다르다.

ⓒ 수직응력의 경우 물체가 압축되는 방향으로 힘이 작용할 때 응력의 크기는 (−)가 되고, 물체가 인장되는 방향으로 힘이 작용할 때 응력의 크기는 (+)가 된다.

⑦ 응력 방정식

주응력에 대해 방향이 알려진 평면에 작용하는 수직응력과 전단응력을 계산하는 방정식 식 (4-5)와 같이 나타낸다.

$$\delta = \left(\frac{\delta_1 + \delta_2}{2}\right) - \left(\frac{\delta_1 - \delta_2}{2}\right)\cos^2\theta, \quad \tau = \left(\frac{\delta_1 + \delta_2}{2}\right)\sin^2\theta \tag{4-5}$$

2) 변형률

어떠한 물체에 인장력이나 압축력을 가하면 물체는 늘어나거나 줄어들고 또 수평방향으로 힘을 가하면 모양이 변하는 것을 변형(deformation)이라고 한다.

변형률은 길이의 차원을 가진 두 양을 서로 나누어 계산되기에 무차원의 양이므로 기본 단위가 없다. 대부분의 경우에는 변위, 즉 변형률은 매우 작은 양이기 때문에 측정시의 정밀도가 매우 중요하다. 그래서 측정할 때 사용한 단위([cm/cm], [mm/mm])를 변형률 옆에 표시하는 게 일반적이다.

① 응력과 함께 중요한 변수로서 힘을 가했을 때 늘어나거나 줄어든 길이 또는 각도의 변화율을 변형률(strain)이라 한다. 즉, 물체에 외력이 작용하면 변위가 일어나는데, 변위를 원래의 크기로 나누어준 것이다.

② 변형률에는 수직변형률과 전단변형률이 있으며 수직변형률은 변위를 원래의 길이로 나누어 준 것이다.

그림 4-41과 같이 원래의 길이를 l_0, 늘어난 길이를 Δl이라고 하면, 변형률 ε은 식 (4-6)이 된다. 압축하는 경우 변형률은 (−), 인장하는 경우 변형률은 (+)이다.

$$\varepsilon = \frac{\Delta l}{l_0} \tag{4-6}$$

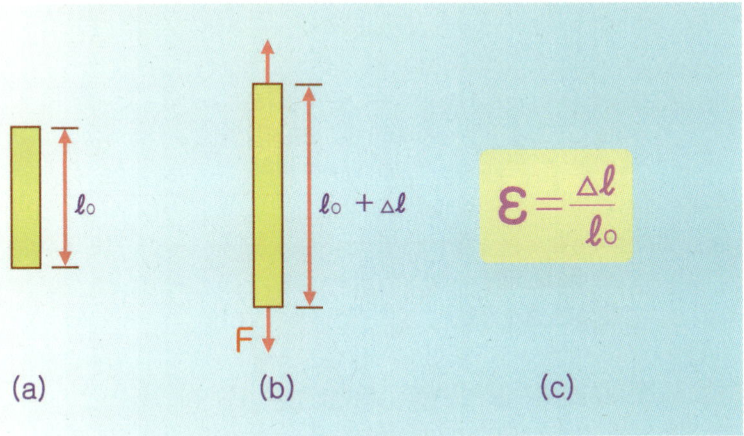

그림 4-41 수직변형률

③ 반면에 전단응력이 작용할 때는 변화한 각도가 그 변형률이 된다. 그림 4-42에서와 같이 전단응력이 가해지면 물체가 찌그러지게 되고 그러면 그 변형률은 d/l이 된다. 이 값은 $\tan\gamma$ 와 같은데, γ 의 값이 아주 작을 때에는 $\tan\gamma$와 γ의 값이 거의 같으므로 전단변형률은 식 (4-7)과 같이 된다.

$$\gamma = \frac{d}{l} \tag{4-7}$$

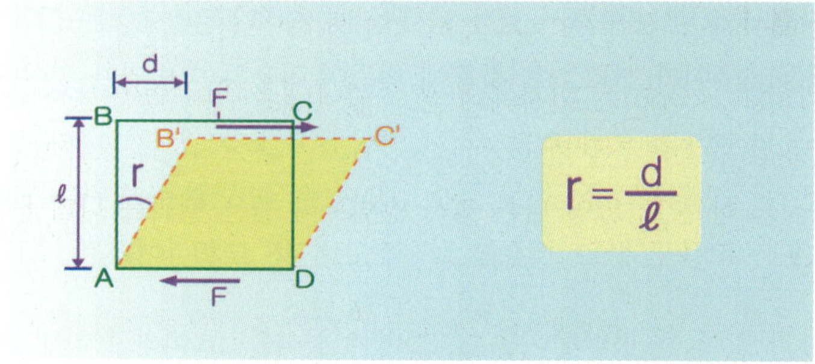

그림 4-42 전단변형률

3) 응력 – 변형률 곡선

물체에 압축성, 신장성, 전단력, 인장력을 가했을 때의 물체가 변화하는 모양을 그림 4-43에 나타내었다.

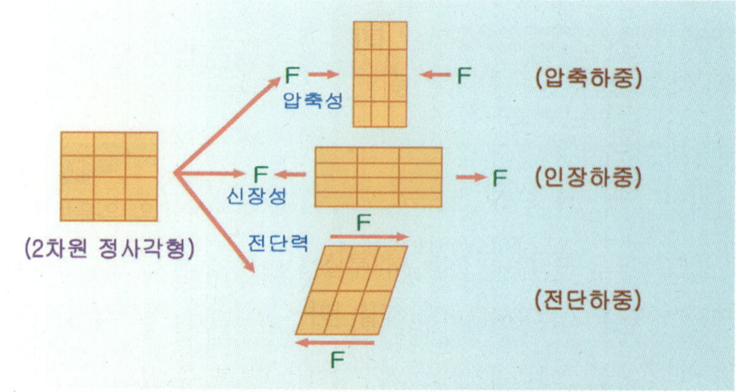

그림 4-43 물체에 압축, 인장, 전단응력이 가해질 경우의 변화

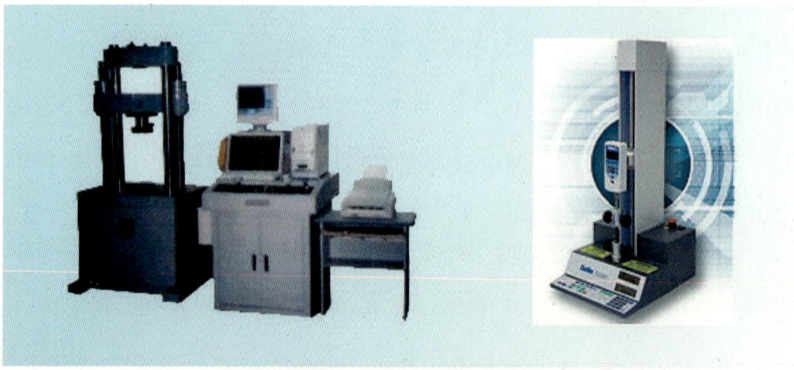

그림 4-44 인장, 압축 시험기

인장시험을 할 때에는 대부분 재료의 시험분석에 쓰기 위하여 골라낸 광석이나 광물의 조각을 일정한 속도로 잡아당겨서 변형량을 증가시켜 응력을 측정하는데 하중 변형곡선을 얻을 수 있다. 응력-변형률 곡선(stress-strain curve)은 하중 변형곡선으로부터 구하여 인장시험의 결과를 나타낸다. 그림 4-44는 인장, 압축 등을 가하여 실험할 수 있는 시험기이다.

그림 4-45는 인장력을 가했을 때 일어나는 응력-변형률 곡선을 나타낸 것이며, 각 점(p, e, y, u, r)의 설명을 하였다.

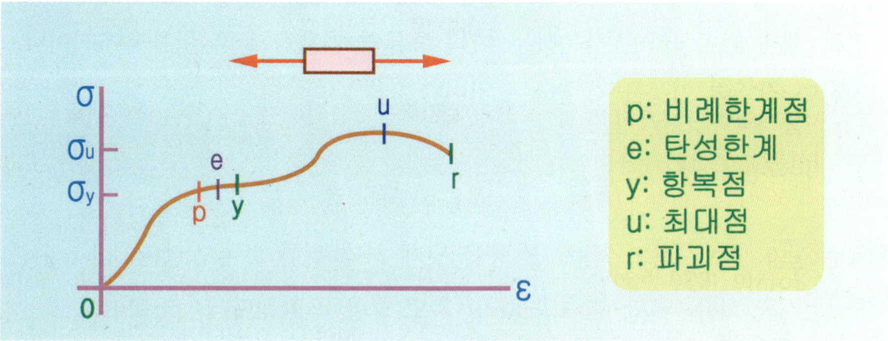

그림 4-45 응력-변형률 곡선

① p점(비례한계점) : 응력과 변형률이 비례하는 범위에서의 최대응력이다.

② e점(탄성한계) : 물체에 가했던 힘을 제거하면 복원하려는 성질을 탄성이라 하는데, 탄성한계 범위 안에서만 물체는 탄성의 특성을 갖는다. 탄성한계를 초과하면 물체에 가한 힘을 제거해도 원래대로 복원하지 않는다.

③ y점(항복점) : 응력이 증가하지 않아도 변형률이 급격히 변하는 점을 항복점이라 하고, 그 때의 응력 σ_Y를 항복응력이라 한다.

④ u점(최대점) : 변형률이 급격히 변하는 점의 한계로서 최대점의 응력을 최대 응력이라 하며 최대점 이후에는 네킹이 일어나서 가해지는 응력은 점차 줄어든다.

⑤ r점(파괴점) : 물체의 파단(파괴)이 일어나는 점이다.

단원정리

1. 인공장기란 심장, 신장 등의 생체장기의 기능을 대행시킬 목적으로 만들어진 기기를 말하는 것으로 체내에 이식하여 사용하는 여러 종류의 대용장기 혹은 대용조직이나, 체외에 장치하여 장기의 기능을 대행하는 것이다.

2. 치료는 질병 · 상처 · 몸의 기능이상 등을 낫게 하기 위한 의학적 행동이나 수단으로 병의 예방, 건강의 회복 · 유지, 병후의 처리 · 지도 등을 포함된다

3. 환부를 외과적으로 절개하여 도려내는 것은 아주 간단하고 명쾌한 치료법이다.

4. 수술의 자동화 기술이 일부 적용이 되고 있음에도 보다 많은 연구가 필요하다. 대상이 되는 생체의 형상이나 성질은 매우 복잡하기 때문에 외과의사를 대신할 수 있는 섬세함과 고도의 인지나 동작이 요구된다.

5. 악성종양은 다른 세포조직과 근접해 있기 때문에 별도로 파괴하는 것은 쉬운 일이 아니다. 그러나 높은 선량의 방사선을 이용하면 정밀하게 종양세포만을 파괴할 수 있는 반면 DNA 등의 증식에 관련된 분자까지 손상을 주게 되는 문제가 있다.

6. 종양을 사멸시키기 위해서는 방사선의 특성을 감안하여 대량의 방출 에너지가 정확하게 종양에 조사되어 종양의 세포에 손상을 주어야 한다.

7. 일반적으로 인간의 소리에 대한 가청능력은 주파수 20~20,000[Hz] 사이인데 초음파(ultra-sonic waves)란 인간의 귀로 감지할 수 없는 음역 이상의 소리(음파)를 의미하는 것으로 20[kHz] 이상의 주파수를 가리킨다.

8. 인공호흡기(artificial ventilation)란 여러 가지 원인에 의해 자신의 호흡으로는 충분히 환기를 할 수 없게 되었을 때 강제적으로 환기시키거나 보조하는 기계이다.

수 행 평 가

심장박동수를 정상화하여 우리 몸 여러 기관에 혈액을 충분히 공급하기 위하여 몸 안에 장치하는 인공적인 기기로서 심장 근육 내에, 심장표면에, 심장의 가운데 빈곳 또는 심내막에 부착된 전극에 주기적으로 전기펄스를 보내는 전기자극기는 무엇인가?

▶ 인공 심박조율기 : 맥박이 느려져 어지럼증이나 실신 또는 증상이 없더라도 급사의 위험성이 있는 경우에 주로 사용하는데 스스로 적절한 시간간격으로 수축하지 못하는 질환상태에 있는 환자의 심장에 자극이 전달되면 심장이 수축하게 되어 환자의 심장박동을 일정하게 유지시켜 주는 보조기기 역할을 한다. 정상적인 심장은 동방결절이라는 심박조율기에 의해 심박이 조정된다. 동방결절에서 일정한 주기로 전기충격을 발생시키고 이 전기충격이 심방을 수축시킨다. 그 후 심방과 심실 사이의 방실결절에 전기충격이 전달되어 활성화되고 심근전체로 전기충격이 퍼져 심장이 수축을 하게 된다.

방사선치료를 할 경우 치료목적에 따라 나눠지는 두 가지 분류는 무엇인가?

▶ 방사선치료 목적의 분류

특성	근치적 치료	고식적 치료
목적	완치를 목적으로 한다.	생활의 질을 향상시킨다. 통증, 출혈, 압박, 폐쇄 등에 대한 치료이다.
조사량	작다	크다
선량	대선량	지선량 (치유목적 선량의 2/3)
조사기술	고도의 조사기술을 이용한다.	간단한 조사기술을 이용한다.
적응	방사선의 감수성이 크고, 크기가 크지 않으며, 국소에 국한되어 있고, 전신상태가 별로 나쁘지 않을 때이다.	종양의 크기, 감수성, 전신상태 등으로 보아 치유를 기대할 수 없다.
정상 조직의 장애	회복 가능하면 허용한다.	허용하지 않는다.

경성내시경과 연성내시경의 차이는 무엇인가?

▶ 내시경은 굴곡되지 않는 경성내시경(Rigid endoscope)과 자유롭게 굴곡시킬 수 있는 연성내시경(Flexible endoscope)으로 나눌 수 있다

학습평가문제

Ⅳ. 의공학과 인공장기

1 심장, 신장 등의 생체장기의 기능을 대행시킬 목적으로 만들어진 기기를 말하는 것은?

① 대체장기 ② 겸용장기
③ 인공장기 ④ 국소장기
⑤ 보조기

▶ 인공장기 : 심장, 신장 등의 생체장기의 기능을 대행시킬 목적으로 만들어진 기기이다.

2 다음 중 인공장기에 해당되지 않는 것은?

① 인공수족 ② 페이스메이커
③ 인공신장 ④ 인공척수
⑤ 인공각막

▶ 인공장기 : 콘택트렌즈, 인공신장, 인공수족 및 인공심장, 인공자궁태반, 인공혈관, 인공각막, 페이스메이커 등이 있다.

3 다음 중 초음파의 특성이라고 볼 수 없는 것은 무엇인가?

① 반사, 굴절, 투과를 한다.
② 빛과 같은 렌즈의 확산이 있다.
③ 공동, 산화, 발열, 교반 작용이 있다.
④ 지향성이 날카롭다.
⑤ 높은 에너지의 것은 파괴력이 있다.

▶ 초음파의 일반적 성질
㉠ 지향성이 날카롭다.
㉡ 20~20,000[Hz] 이상의 주파수를 갖는 음파이다.
㉢ 매질 내를 직진한다.
㉣ 렌즈에서 집속, 확산할 수 있다.
㉤ 반사와 굴절을 한다.
㉥ 광선과 유사한 성질이다.
㉦ 높은 에너지의 것은 파괴력이 있다 (4[Hz/cm^2] 이상 : 생체파괴).
㉧ 전파속도 : 고체 > 액체 > 기체(폐 병변진단에는 사용 안함)

4 다음 그림은 폐용적 및 폐용량을 나타낸 호흡곡선 그래프이다. 그림 중 A가 가리키는 양은 무엇인가?

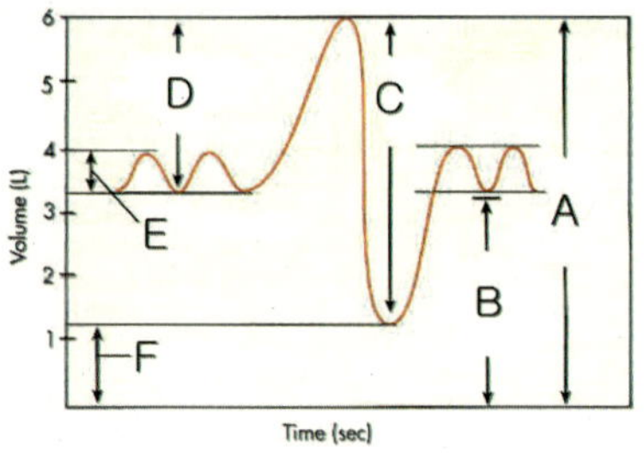

① 호흡용적(tidal volume)

② 흡기용량(inspiratory capacity)

③ 폐활량(vital capacity)

④ 총폐용적(total lung capacity)

⑤ 잔기량

▶ 폐가 수용할 수 있는 모든 기체의 양 A를 총폐용적이라 한다. B를 기능적 잔기량, C를 폐활량, D를 흡기용량, E를 1회호흡용적, F를 잔기량이라 한다.
호흡용적(tidal volume), 흡기용량(inspiratory capacity), 폐활량(vital capacity), 총폐용적(total lung capacity)

5 심장이 수축할 때마다 반복적으로 발생하는 전기적 변화를 체표면에 부착한 전극을 통해 유도하여 증폭, 기록하는 심장기능 검사법은 무엇인가?

① 심초음파(USG) ② 심(MCG)

③ 심전도(ECG) ④ 심음도(PCG)

⑤ 혈류측정

▶ ㉠ 심초음파(USG) : 가청영역 이상의 진동을 갖는 음파를 이용 생체내의 모든 장기의 형태와 움직임을 보는 검사이다.
㉡ 심(MCG) : 심장박동에 따른 흉벽 및 대혈관의 박동을 파형으로 그리는 검사이다.
㉢ 심전도(ECG) : 심장의 전기적 활동에 의해 생긴 미약한 전위변화를 체표면의 적당한 부위에서 파형으로 기록하는 검사이다.
㉣ 심음도(PCG) : 심음, 심잡음이라고 하는 기계적 현상을 청진법의 시각화를 위해 객관적으로 진단하는 방법이다.

6 다음 중 생체재료의 조건이 아닌 것은 ?

① 생체 내에서 생리학적으로 적합해야한다.

② 대체된 인체부위에 무리가 없어야한다.

③ 기계적 물성이 우수해야 한다.

④ 생체조직이나 혈액을 파괴해서는 안된다.

⑤ 생체 사용부위에 따라 물성의 저하가 있어도 된다.

▶ 생체내에서 생리학적으로 적합해야한다. 대체된 인체부위에 무리가 없어야한다. 기계적 물성이 우수해야 한다. 생체조직이나 혈액을 파괴해서는 안된다.

V

의공학의 미래와 전망

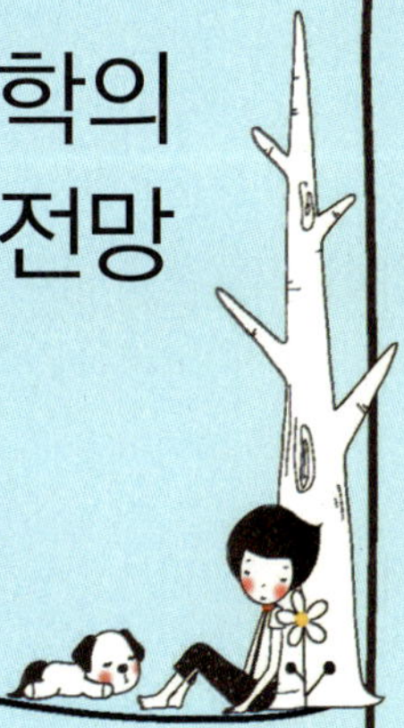

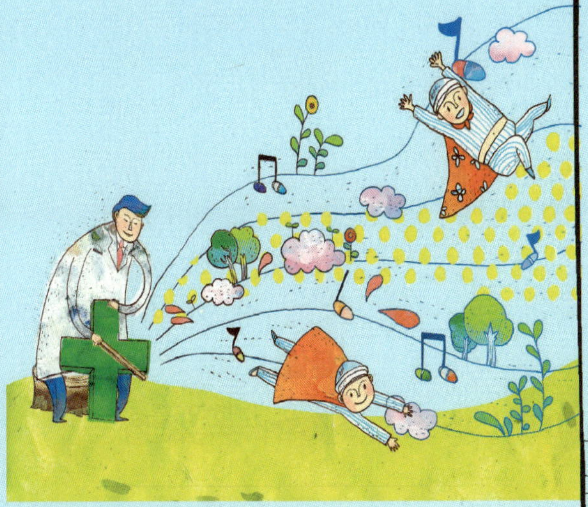

1 의공학의 미래와 신소재

학습목표

- 기술의 발달과 의공학의 관계를 이해할 수 있다.
- 원격의료시스템의 개념을 설명할 수 있다.

의학이 발전하기 위해서는 많은 공학적 기술이 새로 도입 개발되어야 한다. 전자공학과 재료, 소재를 바탕으로 한 기초공학의 진보와 컴퓨터 기술의 발전, 그리고 다른 분야에서의 성과는 미래의 의공학에 많은 영향을 줄 것이다. 특히 소형화를 넘어서 마이크로 단위의 크기를 가진 의료기기의 출현으로 체내에 삽입되어 진단, 치료가 동시에 가능한 기술이 보급될 것이다.

그림 5-1과 같이 환자와 병원관계, 병원과 공학과의 관계를 보면 알 수 있듯이 환자가 치료를 목적으로 병원을 찾게 되면 병원은 환자를 치료하기 위해 공학측에서 개발된 결과를 의학측에 넘겨서 그 성능을 확인하여 보고 추가적인 부분을 보완하여 환자의 치료를 돕는다.

이렇게 의학과 공학 간의 협조에 의하여 의용생체공학적인 발전을 이루기 위해서는 서로 상대방을 어느 정도 이해하고 있어야 한다. 또한 의학적 환경에 적합한 시스템을 개발하기 위해서는 공학적인 기술을 의학적 상황에 적용하여서 효과를 발휘할 수 있게 충분한 의학적 지식을 습득하고 있는 것이 바람직하다.

의공학의 미래의 관점에서 몇 가지 예를 살펴보면 전자공학과 재료, 소재를 바탕으로 한 기초공학의 진보와 컴퓨터 기술의 발전, 그리고 의료기기 분야에서의 발전은 미래의 의공학에 많은 영향을 줄 것이다.

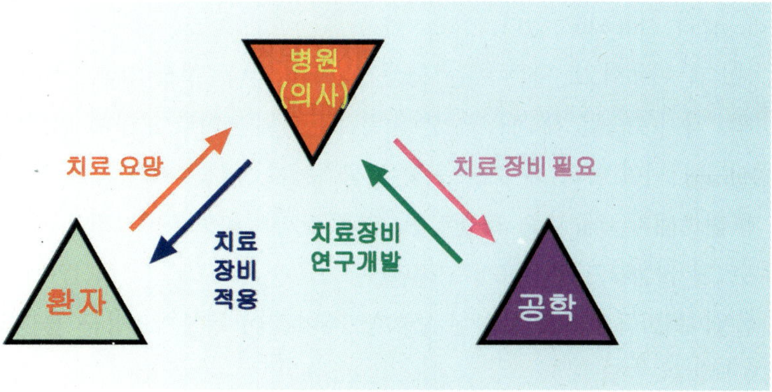

그림 5-1 의학과 공학의 협조관계

결론적으로 의용생체공학의 발전을 위해서는 의학과 공학 간의 긴밀한 협동관계가 이루어져야 하며, 의학과 공학의 지식을 습득하여야 의공학이 발전할 수 있다.

가. 신소재

의공학의 밝은 미래를 가져다 줄 중요한 핵심은 신소재의 개발과 응용이다.

① 소재를 일반적으로 금속재료와 비금속재료로 나눌 수 있는데 이 중 비금속재료는 세라믹스(무기질계)와 고분자물질(플라스틱계)로 나누어 분류된다. 또한 이러한 재료들의 장점들만을 모아 만든 복합재료도 있다. 경도나 강도 또는 내열성이나 비중 등 소재의 물리적인 특성을 강화시키는 초내열합금, 나일론합금, 초경합금 등의 소재개발 외에도 특수한 목적을 위해 일반적인 기능들과 다른 기능을 갖는 형상기억합금, 고흡수성 고분자, 전기를 통하는 플라스틱 등의 소재를 만드는 분야가 대폭 늘어가고 있다.

② 미래산업의 핵심기술로 신소재는 중요하게 부각되고 있으며 이런 연구개발로 새롭게 탄생되고 또한 의료에서의 응용과 축척된 연구의 접목이 계속 검토되고 있다.

㉮-1 세라믹스는 알루미늄이나 탄화규소, 질화규소, 지르코니아(zirconia) 등이다.

㉮-2 기존의 흙을 주재료로 만든 도자기, 벽돌, 유리와 같은 세라믹스의 만남으로 경도가 예전에 비해서 월등히 증가된 뉴 세라믹스(파인 세라믹스)로 재탄생되었다.

㉮-3 파인 세라믹스는 금속과 플라스틱(고분자)에 이은 '제3의 산업소재'로서 각광을 받고 있으며 고열과 잘 녹슨다는 약점을 지니는 금속의 대체물로 활용될 것이라고 평가되고 있다. 이처럼 세라믹스는 극히 강인하고 또 생체 적합성이 있는 물질이다.

③ 최근에는 엔진부품에 세라믹스를 사용하려는 연구가 활발히 진행되고 있으며, 이 소재를 사용한 인공관절은 대단히 양호하다. 압전 세라믹스는 의료에 이용되고 있는 초음파 발생에도 널리 사용되고 있다.

④ 신소재 이용의 또 다른 예는 형상기억합금[1]이다. 형상기억합금은 일정한 온도(변형온도)에서 자기 모습을 기억해 놓으면 압력과 온도의 변화로 모양이 변했다가도 일정 온도(변형온도)만 되면 다시 제 모습을 찾는 금속이다. 형상기억합금을 가지고 골절수술에 사용하면 편리해지는데, 수술 후 온도를 변형온도까지 높여주면 본래의 기억된 형상을 갖추어 자연스럽게 골절부가 견고하게 고정된다.

⑤ 형상기억합금은 기억력 및 탄성효과도 우수하여 형상기억합금 성질을 이용하여 치열 교정

---

1) 형상기억합금 : 형상기억 반응을 나타내는 합금(니켈+티타늄 : 니티놀). 우리나라에서는 1983년 한국과학기술원(KAIST)의 재료실험팀이 니켈-티타늄 50 : 50 비율의 합금에 처음으로 성공한 데 이어 1986년 4월에는 정밀금속재료연구팀이 의료용(치아교정용 와이어)의 형상기억합금 개발에 성공하였다.

선에 사용하면 좋은 결과를 얻을 수 있다. 또 형상기억기능을 적절히 응용하여 인공수족을 만들어 인간의 수족을 대신할 수도 있어 수족으로 만들어질 가능성이 있다.

⑥ 다른 소재로는 녹는 금속이다. 골절 또는 뼈의 파손으로 장기간 지지 역할을 해주는 지지대를 몸에 삽입하는 경우가 많은데 뼈의 손상이 회복된 후 이 금속지지대를 제거해야 하는 불편함이 있다. 그러나 녹는 금속 소재를 사용한다면 일정 기간이 경과 후 체내에 흡수되어 체외로 배출되면서 제거수술이 필요 없게 되는 것이다.

나. 로 봇

로봇은 산업용으로 주로 개발되고 발전되어 왔다. 그러나 의료계에도 로봇과 접목된 수술, 임상실험, 진단 등의 기술이 나오고 있다.

① 업무를 수행함에 있어 로봇을 이용하면 작업결과가 정확해지고 로봇은 사람이 일할 수 없는 열악한 환경에서도 작업할 수 있다. 또한 인건비에 대한 부담을 덜어주며 로봇은 우리 주변에서 여러 형태로 발전할 것이다.

② 오늘날 많은 자동분석기는 일종의 로봇이라 할 수 있고, 이후 자동분석기 종류의 장치는 더 많이 보급될 것이다.

③ 병원의 일반적인 업무를 볼 때 환자의 체위 변환, 체온 측정, 환자 침상 꾸리기, 환자 투약에 따른 약품 분배 또는 수술실에서 수술기구 주고받기 등의 여러 단순한 업무는 현재의 로봇공학기술이면 충분히 목적에 맞는 로봇으로 대체될 수 있을 것이다.

④ 실제로 로봇을 의료에 이용하기 위하여 그림 5-2와 같은 지체장애자의 손, 다리, 팔을 대신할 수 있는 지능형 로봇이 연구, 개발되고 있으며, 만들어진 인체 일부는 점차 실제의 인간

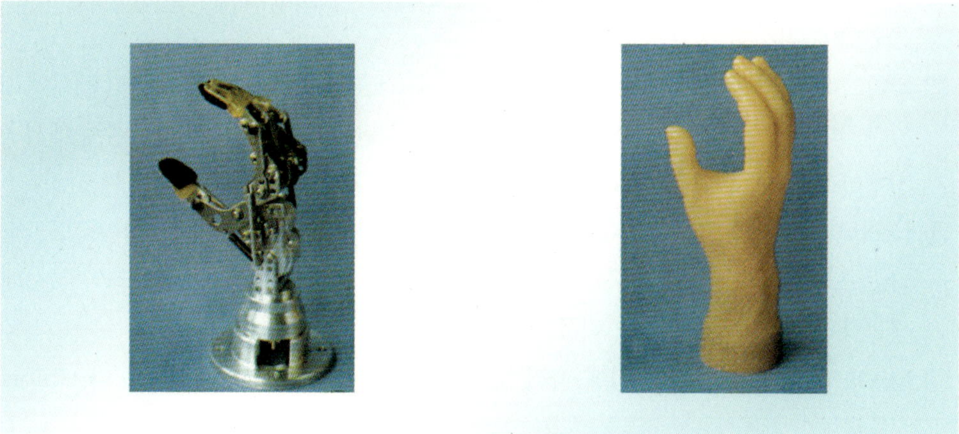

그림 5-2 로봇의 손

인체와 유사해지고 있다. 이는 전자공학의 발전으로 전반적인 전자 시스템의 크기가 점차 작아져 로봇을 이용해 미세한 인간의 신경을 흉내 낼 수 있는 단계에까지 발전하였기 때문이다.

⑤ 남은 과제는 컴퓨터의 신호를 신경자극으로, 또는 그 반대로 전환해 내는 소프트웨어적인 기술이다. 또한 병원에서 환자를 돌보는 간호사 로봇, 수술용 로봇, 맹인을 위한 로봇개 등도 연구되고 있다.

⑥ 최근에는 마이크로 로봇의 개발에 관심이 높아지고 있다. 의료에서 마이크로 로봇을 이용한다면, 체내에 투입하여 미소한 외과수술이나 눈에 보이지 않을 만큼 소량의 약물투여 등에 활용될 수 있을 것이다.

다. 나노 기술

나노 기술(nano technology)이란 한마디로 '나노미터([nm], 10^{-9}[m]) 크기의 물질(나노 물질)들이 갖는 독특한 성질과 현상을 찾아내고 미세한 성질을 갖는 나노 물질을 정렬시키고 조합하여 매우 유용한 성질의 소재, 장치(device) 그리고 시스템을 생산하는 과학과 기술'을 통칭한다. 1[nm]는 일반적으로 원자 3~4개 크기의 물질을 원자 또는 분자 단위로 조작하는 만큼 이전의 기술로는 불가능했던 일들이 가능해진다고 할 수 있다.

① 최근에는 나노 기술과 바이오 기술의 접목을 시도하고 있는데 이와 같은 나노 기술과 생명공학기술의 융합 분야를 나노바이오공학(nanobio technology 또는 bionano technology) 분야라 한다. 초소형 반도체 개발 등 무생물을 다루는 나노 기술과 생명체를 다루는 바이오 기술이 만날 수 있는 이유는 연구대상의 크기가 일치한다는 데 있다. 나노 기술의 길이 단위인 1[nm]는 머리카락 굵기의 10만분의 1 정도로 고성능 전자현미경을 동원해야 간신히 볼 수 있는 크기이다.

② 바이오 기술의 궁극적 연구 대상인 DNA, RNA, 단백질 등의 크기도 2~10[nm]에 그치고 있다. 따라서 바이오 기술이 생명체의 근본 구성단위인 DNA[2]나 RNA[3] 수준에서 연구를 진행하려면 나노 기술의 도입이 불가피한 것이다.

③ 나노바이오공학의 연구 분야는 크게 두 가지로 접근할 수 있다. 생물학적 바이오 시스템에 나노 스케일의 도구를 이용하는 분야이다. 새로운 나노 스케일의 제품을 개발하는 데 있어 생물학적 바이오 시스템을 이용하는 분야이다.

④ 나노바이오공학 분야를 관점에 따라 '나노바이오(nanobio-)' 또는 '바이오나노(bionano-)'

---

2) DNA(Deoxyribo Nucleic Aid) : 핵산의 일종으로 유전자의 본체이다.
3) RNA(Ribonucleic Acid) : D-리보스를 구성당으로 하는 핵산이다.

가 있다. 어느 경우나 생물학적 연구를 위해 공학적 해법과 도구를 도입하고, 새로운 공학적 목표를 위해 생물학적 지식을 적용한다는 공통점이 있다.

㉠ 새로운 기능을 갖는 생체분자, 바이오센서, 세포 및 생체분자의 이머징 기술(emorging technology), 약물전달 및 치료용 소자, 재료, 입자 등 그 응용 분야는 다양하다. 이러한 나노바이오공학은 생명공학과 나노 기술의 발전에도 상호 보완적인 관계에 있다.

⑤ 나노 기술을 생체의학에 이용하려는 연구의 사례로 혈관 속을 돌아다니며 외과적 수술을 하거나 유전정보를 갖고 있는 DNA를 변형시키는 작업이 가능하다.

⑥ 의료 분야에서 나노 기술은 로봇을 이용한 수술뿐 아니라 특정 단백질 합성에 필요한 나노 입자, 감염 후 항체 형성 과정을 알려줄 바이오센서, 나노 탐침을 이용한 암과 심장병 진단, 순환계 질환에 대한 조기경보와 치료체계 구축 등을 단계적으로 실현시켜 줄 것으로 기대되고 있다.

⑦ 나노 기술을 접목함으로써 혈관 두께보다 작은 50[nm] 이하의 미세한 입자를 응용한 약물을 전달할 수도 있을 것으로 보인다. 뿐만 아니라 암과 알츠하이머[4] 등 불치의 병을 극복하는 전략으로 부상한 유전자 치료에도 나노 기술을 접목시킴으로써 가공할 만한 효과를 얻을 수 있다. 나노 입자는 핵산을 특정 세포로 전달할 수 있기 때문에 세포 내 특정 구획(세포질 혹은 핵)에만 전달하는 역할을 하게 될 것으로 예상되고 유전치료에 새로운 전기를 마련할 수 있을 것으로 전망되고 있다(그림 5-3).

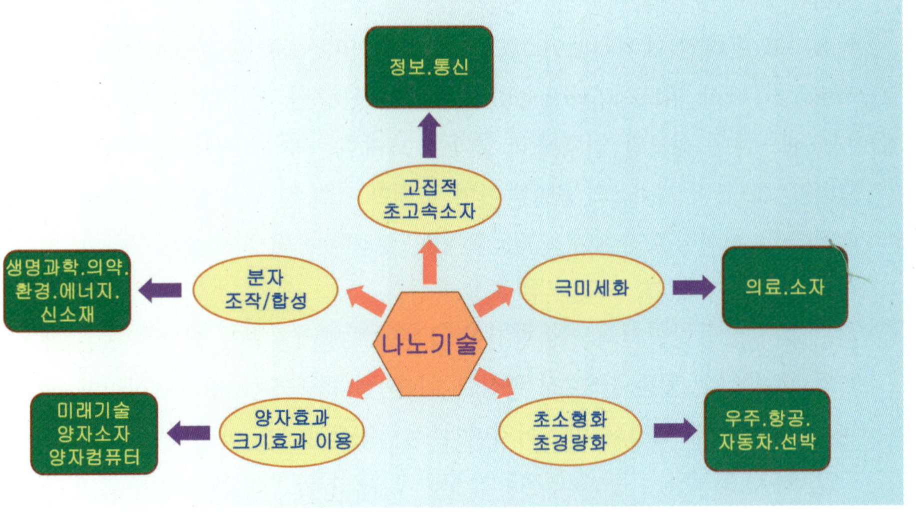

그림 5-3 나노산업과 다른 산업과의 관계

---

4) 알츠하이머(Alzheimer's disease : 퇴행성 뇌질환) : 특징은 점진적인 기억 · 판단 · 언어 능력 등 지적인 기능의 감퇴와 일상생활능력 · 인격 · 행동양상의 장애이다. 미국 전 대통령이었던 R. 레이건이 이 병을 앓고 있다고 알려지면서 세인의 관심을 더욱 끌고 있다.

⑧ 실현 가능성에 대해서는 과학자들 사이에서도 논쟁이 계속되고 있지만, 초소형 로봇의 필수부속품인 나노 동력장치와 프로펠러는 이미 성공적으로 만들어져 있어 초소형 로봇 개발은 상당한 진전이 이루어졌다고 있지만, 초 또한 인공관절, 인공팔 등 인공장기 개발에도 적용되고 있어 인공장기를 저렴하게 제작하여 낡은 장기를 대체하는 의료기술이 발달하여 인류는 수명을 획기적으로 늘릴있지만,게 될 뿐만 아니라 무병장수의 천복을 누리게 될 것이 가능해질 것으로 예견되고 있다.

라. 휴대폰과 의공학 발달

당뇨병으로 고생하는 환자들은 최근 건강관리를 위해 휴대폰을 구입했다. "전자파로 인해 건강을 해롭게 하는 휴대폰으로 무슨 건강관리냐"며 의아해하는 사람들도 있겠지만 요즘 기성세대는 건강관리의 중요 도구로 휴대폰을 사용하고 있다.

① 헬스케어(health care) 당뇨폰과 같은 휴대폰은 혈당측정 관리기능은 물론 운동관리, 식이요법, 투약관리 등 주치의 서비스까지 가능하다. 환자가 병원에 가지 않고도 휴대폰 하나로 자신의 건강을 수시로 체크, 파악할 수 있다. 또한 혈당측정기와 만보계[calm]를 배터리 팩에 내장해 언제 어디서나 간편하게 자신의 혈액을 채취, 혈당을 측정하고, 무선 데이터베이스(DB)를 이용해 효과적인 혈당 데이터 분석 및 관리가 가능하다. 혈당측정 기능은 배터리 팩에 장착된 테스트 막대로 혈액을 채취하면 각종 혈액정보가 휴대폰에서 자동 인식되고 온라인 데이터베이스(DB)로 전송되며, 측정된 자료를 바탕으로 한 개인맞춤 서비스가 다시 피드백(feedback)되는 사용자 중심 서비스를 기본으로 제공한다.

② '당뇨핸드폰은 정보만 입력하고 결과를 보여주는 단순 정보제공 차원이 아닌 실질적인 모바일 헬스케어 서비스의 출발점'이며 '고령화 사회 진입, 웰빙(well-being) 추구 등 헬스케어에 대한 사회적인 관심이 고조되고 있는 상황에서 이 같은 웰빙 개념이 도입된 휴대폰은 더욱 봇물을 이룰 것'이다(그림 5-4).

③ 최근 휴대전화 단말기의 기술발전이 급속도로 빨라지면서 혈당은 물론 체온, 걸음 횟수까지 측정할 수 있는 삶의 질 향상을 위한 '웰빙핸드폰(well- being phone)'은 통신보다는 건강 부문에 초점이 맞추어지면서 정보통신기기가 아닌 '의료기기'로 공식 분류되는 단말기마저 등장하는 등 '휴대전화의 무한 진화'의 한 단면을 보여주고 있다. 휴대전화 단말기업계의 제품 차별화 전략과 삶의 질을 추구하는 최근의 생활상의 변화와 맞물려 건강으로 인한 웰빙 바람이 휴대폰 개발로 연결될 것이다. 실제 당뇨핸드폰에 이어 체지방률을 검사할 수 있는 다이어트폰, 맥박 체크 센서를 통해 스트레스 정도를 사용자에게 알려주

고 휴식을 취하라고 지시하는 스트레스폰도 나와 있다. 다이어트핸드폰은 체지방 분석기를 탑재해 혈액을 채취하면 측정자의 체지방 지수를 표시해 자신에게 적합한 체지방을 유지할 수 있도록 도와준다. 체온측정이 가능한 '헬스케어핸드폰'도 나왔다. 이러한 '헬스케어핸드폰'은 체온감지센서가 장착되어 있어 사용자의 체온변화를 일목요연하게 볼 수 있다. 만보계가 장착된 30만 화소 카메라핸드폰도 있다. 이 만보계 카메라핸드폰의 원리는 사용자의 걸음 횟수를 측정해 주는 일반 만보계 센서를 휴대전화 단말기에 내장한 것으로 적당한 운동량 확보에 큰 도움이 될 것이다.

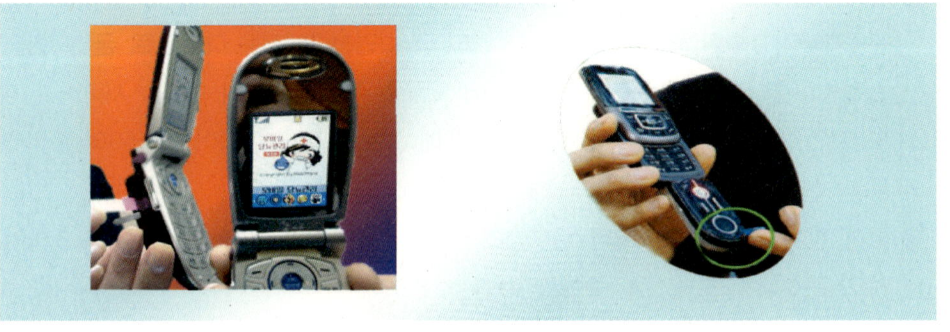

그림 5-4 당뇨핸드폰

④ 인류가 지난 수천 년간 세균을 없애는 데 사용한 '은(銀)'이 나노 기술과 만나 이젠 일반 가전제품뿐만 아니라 핸드폰에도 대거 사용되기 시작했다. 특히 최근 웰빙 바람이 거세게 불고 있는 데다 은나노를 휴대폰에 코팅하기 위한 추가비용도 생각처럼 크지 않아 앞으로 '은(銀)나노폰'이 대세가 될 것으로 예상된다. 세균번식을 원천적으로 방지하고 살균 및 항균 기능을 가미한 '은(銀)나노 코팅[5)]' 휴대폰이 나왔다. 110만 화소 CCD[6)] (Charge Coupled Devices : 전자결합소자) 방식의 180° 회전 가능한 카메라핸드폰이 내장되어 있고, 최대 메모리가 100[MB]인 반자동 슬라이드폰이다. 항상 손에 쥐고 다녀야 하는 휴대폰은 다른 어떤 가전제품보다 깨끗해야 하기 때문에 비용이 얼마 소요되지 않는 은나노 기술을 적용하고 있다.

⑤ 수출되고 있는 CDMA 자바(JAVA)폰은 처음으로 은나노 항균기능을 적용했고, 국내에도 진동 스피커 채용의 소형 메가픽셀 슬라이드폰에 은나노를 이용한 항균기능을 적용하고 있다. 소형 슬라이드 카메라폰의 경우에는 아예 처음부터 은나노 항균기능을 적용하고 있다.

⑥ 휴대전화로 웰빙 관련 콘텐츠를 이용하는 모바일 웰빙에 대한 관심이 높아지면서 웰빙과

---

5) 은나노 코팅 : 항균 및 살균 기능을 가진 은을 나노미터(10억분의 1[m]) 수준으로 입자화해 제품에 코팅한 것으로 세균차단, 항균, 탈취 등의 효과가 있는 것으로 알려진 대표적인 '웰빙 기능'이다.

6) CCD(Charge Coupled Devices) : 광(光)전환 반도체와 결합소자로 구성되어 있으며 빛에너지에 의하여 발생된 전하를 축적한 후 전송한다(전자결합소자).

관련된 다양한 서비스를 선보이고 있다. 모기 퇴치기, 졸음탈출, 변비클리닉 등 웰빙 기능성 콘텐츠로 발전해 왔다. '웰빙 컬러링' 서비스를 통해 다이어트, 금연, 스트레스 해소, 피로회복, 집중력 향상, 숙면 등에 도움을 주는 치료용 음원 7가지를 음악과 함께 제공하고 있다. 음식 종합정보를 제공하는 '모바일 푸드 서비스'도 실시하고 있다. 일일 · 주간 · 월간으로 건강식단을 제공하고 인기스타가 직접 선정한 조리법을 영상으로 보여준다. 키와 체중을 입력하면 비만 정도와 운동량에 따른 칼로리[cal]량을 계산해 주는 다이어트 도우미 서비스도 제공한다.

⑦ 다채로운 웰빙 서비스로 '얼짱 프로젝트', '소화불량 도우미', '모바일 눈피로 회복기', '손가락 진동자극기', '숙취 해소기'뿐 아니라 멀티 팩 최면천국에서는 다이어트, 금연, 집중도 향상, 스트레스 및 불면 해소 등과 심리치료에 도움을 주는 휴대전화 최면술 서비스가 제공되며, 또 '자연의 벨소리'에서는 각종 새소리와 매미, 귀뚜라미, 맹꽁이 등 150여 종의 벨소리를 들을 수도 있다.

⑧ 여성 전용 '뷰티마법사' 서비스는 헬스 · 뷰티 · 피부 세러피(therapy) 등 총 3개의 카테고리로 구성돼 스트레스를 줄이고 숙면을 유도해 다이어트나 변비, 여드름 등 여성들의 만성적인 고민을 덜어주기도 한다.

휴대폰의 다양한 서비스들은 정신없이 바쁘고 스트레스가 많은 현대인들이 손쉽게 이용할 수 있어 건강관리에 큰 도움이 될 것으로 기대된다.

마. 원격의료

의료영상, 소리, 동영상, 환자기록 등의 디지털화된 의료 데이터를 통신망을 통해 한 지점에서 다른 지점으로 주고 받아 의료 서비스가 이루어지는 것을 원격의료라고 할수 있다. 즉 환자가 거리, 시간, 경제적 등의 여러 가지 문제로 인해 병원에 도달할 수 없는 경우에 환자를 원격지에서 디지털적으로 관리제어하여 진료가 이루어지게 하는 것을 말한다.

원격진료서비스가 이루어지려면 이제까지 1명이 의사가 1명의 환자를 진료하는 개념에서 다수의 의사가 1명의 환자를 진료하여 서로의 지식을 공유하여 수준 높은 의료서비스를 제공할 수 있다.

1) 원격의료의 개괄

우리나라를 포함한 세계도처에서 벽지 · 원격지에 거주하는 사람들은 적절한 때에 양질의 의료서비스를 받지 못하고 있다.

① 사회가 고도로 발달하고 경제적 여유가 생기면서 의료서비스에 대한 욕구가 증가하고 각종 성인병 및 암 질환처럼 전문의를 필요로 하는 질병의 발생이 증가하면서 전문의에 대한 수요가 폭증하고 있음에도 공급은 이에 미치지 못하고 있다.

② 전문의들은 대부분 인구밀집지역에 위치해 있기 때문이다.

③ 컴퓨터와 정보통신기술의 혁신으로 인해 의료서비스의 많은 부분들이 지리적인 종속성을 어느 정도 극복해 가고 있다. 지리적인 종속성이란 좁게는 사무실 내, 또는 특정지역, 도시, 국가 사이의 위치의 분리를 의미한다.

④ 정보통신기술의 발달은 원격지간의 대규모 데이터 전송과 통신을 자유롭게 할 수 있도록 하였고, 이러한 멀티미디어기반의 정보통신 시스템을 의료용 시스템으로 응용한 결과 원격의료(Telemedicine : 텔레메디신)가 발생하게 되었다. 그림 5-5 원격의료의 개념도이다.

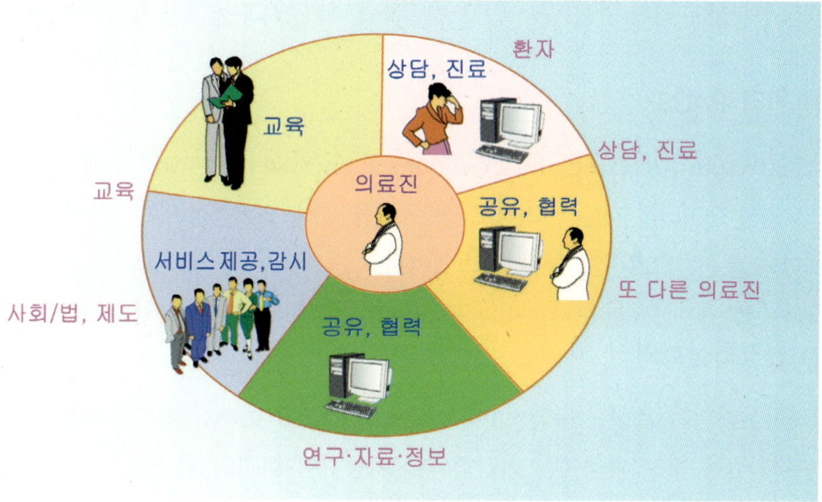

그림 5-5 원격의료의 개념도

2) 원격의료의 활용 및 응용분야

원격의료가 이루어지면 응급환자에 대한 초기 평가와 진단, 이송단계에서의 자료전송, 치료, 진단 및 수술환자의 추적조사, 투여약물 검사, 전문의가 없는 지역의 환자에 대한 진료 및 상담, 환자 병력에 의한 일상적인 건강상담 및 검사, 진단에 필요한 의료영상의 전송, 만성질환의 관리, 의료정보의 전송, 공중보건, 예방의학 그리고 환자교육 등 여러 분야에서 활용될 수 있다. 또한 시간, 자원, 인력 절약, 신속한 심사와 정확성, 쉬운 자료 공유, 병원의 경제적 이익을 줄 수 있는 장점이 있다.

가) 재택진료

원격진료 시스템을 활용하여 환자의 집에서 상태를 신속하고 지속적으로 모니터링하여 의료기관의 진료를 받는 것이다. 진료내용은 주로 1차 진료의 범위를 벗어날 수 없지만 특수기능을 측정할 수 있는 모니터를 환자 집안에 설치하면 특수질환도 지속적으로 진료할 수 있다.

나) 원격영상진단

의료기관에서 촬영한 영상자료를 원격 PACS(Picture Archiving and Communication System)를 통해 의료수준이 앞서는 다른 의료기관에 전송하여 그곳의 의료진들이 진단하게 하는 방식이다. 원격영상진단이 가능하려면 원격 PACS와 선진 의료진을 보유하고 있는 의료기관과의 연결이 필수적이다. 그리고 의료기관 간의 의료수가 제정되어 있어야 한다. 원격영상진단에는 진단 방사선 분야가 가장 앞서 있고 피부과와 내과, 외과 등에서 활발한 연구가 진행되고 있다.

다) 원격 PACS

PACS(Picture Archiving and Communication System)는 DICOM에서 정한 표준규격에 따라 의료영상 데이터를 저장, 관리하고 Ethernet을 통해 의료영상기기, 진단방사선과 각 임상의사들을 하나의 통신망으로 연결하는 시스템이다.

라) 원격화상회의

원격화상회의는 음성과 동영상으로 상대방의 얼굴을 보면서 동시에 대화를 나눌 수 있는 것이다. 원격의료를 하는 과정에서 화상회의를 이용하여 회의만 할 것인지 아니면 진단에서 이용할 것인지를 결정하고 알맞은 기능의 화상회의 도구를 사용해야 한다.

마) 원격교육

지역의료인들에 대해서 상대적으로 높은 수준의 전문가들이 원격의료 시스템을 통해 재교육을 실시하는 시스템이다. 원격교육은 양방향일 필요는 없지만 일대다접속의 통신 시스템이 필요하고 지속적인 원격교육을 통해 의료수준의 불균형과 지역의료시설의 활성화를 이룰 수 있게 된다.

바) 인터넷 가상병원

인터넷이 널리 활용되면서 각 병원들이 질병별 증상에 대한 간단한 설명을 인터넷에 올려놓고 전자메일을 이용하여 환자의 상담에도 응답해 주고 있다. 현재는 대부분의 가상병원이 가정의학적인 정보들을 올리거나 고혈압, 당뇨, 신장병 등과 같은 기초적인 교육과 기본적인 상담 정도가 이루어지고 있다.

사) 원격수술

원격수술(tele-surgery)의 최초 사례는 2001년 9월 7일 미국 뉴욕과 프랑스 스트라스부르 사이의 원격수술로 뉴욕의 의사가 수술로봇의 팔을 이용하여 68세의 환자로부터 쓸개를 제거하는 원격수술을 시행했었다.

3) 원격의료의 효과

원격의료가 이루어지면 시간적 · 공간적 제약이 없이 필요한 의료정보를 정확하고, 신속하며, 편리하게 얻을 수 있게 된다. 이렇게 되면 상호통합적 의료환경이 조성되고조성되고의 위치 종속성을 극복할 수 있어 의료 서비스의 질이 향상된다. 또한 경제적으로 비용절감효과도 기대된다.

① 원격의료로 환자 측은 전문의사와 신속한 접촉으로 시간 및 경제적 이익과 지속적인 진료로 쉽게 자문을 구할 수 있어 조기에 진단이 가능하다. 또 총 의료비의 감소 등의 효과를 기대할 수 있다.

② 진료진(의사) 측의 입장에서는 의료인들의 효율적인 시간 활용이 가능하며 진료영역의 확대로 지속적인 진료를 할 수 있고, 영상자료 데이터베이스의 구축으로 신속하고 편리한 진료의뢰와 자문, 자료의 공유 등을 이룰 수 있다.

4) 원격의료의 필요성

표 5-1 원격의료의 필요성

구분	내용
정확하고 신속한 의료정보의 획득	환자의 생명과 건강을 다루는 의료정보는 신속하고 정확한 전송이 필요하다. 예 응급환자가 소규모 병원에서 진단 후 종합병원으로 이송되는 경우 검사결과, 방사선 촬영사진 등의 정보를 전송하거나 재택에서 치료를 받는 환자의 상태를 지속적으로 모니터링하여 전송하는 경우이다.
의료의 범위 확대	진료를 위한 공간을 병원뿐만 아니라 집, 사무실, 자동차 등의 이동공간으로 확대된다.
의료의 위치 종속성 극복	정보통신기술을 이용하여 의사와 의료기기, 환자가 항상 같은 곳에 있어야 한다는 위치의 종속성을 극복할 필요가 있다. 예 산간벽지, 전쟁지역의 군대

5) 원격의료 시스템 응용기술

표 5-2 원격의료 시스템 응용기술

임상기술	Clinical
의료교육	Medical Education
정보관리	Information Management
의료행정서비스	Administrative Services

6) 원격의료의 요구사항

① 화상회의, 대규모 파일 전송, 컴퓨터에 의한 실시간 데이터 시각화를 위한 고속 네트워킹시스템이 필요하다.
② 의학 및 교육 응용을 위한 네트워크화된 슈퍼컴퓨팅 자원이 필요하다.
③ 병원, 대학, 정부연구소의 정보 시스템 간 상호 연동이 필요하다.
④ 음성 명령과 전자펜 등의 사용하기 쉬운 멀티미디어 사용자 인터페이스가 필요하다.
⑤ 인증, 프라이버시, 자금이체 등을 지원하는 프로토콜 및 기술이 필요하다.
⑥ 네트워크에 의한 공동협력 및 교육을 위한 시스템이 필요하다.
⑦ 긴급구조대가 사용하는 무선 멀티미디어 통신 가능 휴대용 장비가 필요하다.
⑧ 네트워크 라인을 통한 전자적 의료행위를 허가하는 규제 환경이 필요하다.

7) 원격의료의 과제

표 5-3 원격의료의 과제

비용발생 문제	원격의료에 의한 비용처리 부재, 비용·수익 분석 부재 등이다.
법, 제도의 문제	원격의료 행위에 대한 법제도 전무, 과실·안전성 문제에 대한 대책 등이다.
문화적 장애 문제	의사의 수용성, 거부감 문제 등이다.
기술적 장애 문제	표준화가 큰 걸림돌, 통신망/고가의 의료장비 언동문제 등이다.

8) 원격의료 시스템

가) 원격의료 시스템의 구성요소

① 원격의료 시스템은 서비스의 종류나 사용목적에 따라 매우 다양한 형태로 구성될 수

있지만 기본적인 원격의료 시스템의 구성요소는 비슷하다.

② 최근에는 멀티미디어 기술의 발전으로 단말장치에서 음성, 그래픽, 화상데이터의 입출력이 가능하게 되었으며 의료정보의 특성에 맞는 정보의 표현이 가능하게 되어, 데이터의 입력과 출력이 보다 쉽고, 사용하기 편리하게 되어가고 있다. 원격의료를 위한 데이터의 종류는 멀티미디어화되어 가는 추세로서 일반적인 데이터의 종류와 수집장치는 그림 5-6과 같다.

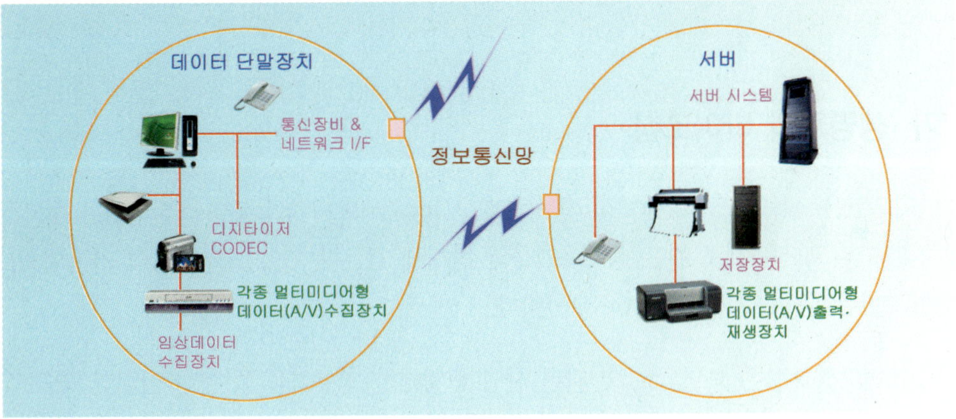

그림 5-6 원격의료 시스템의 구성요소

나) 원격의료를 위한 표준화

① 표준화는 의료행위를 나타내는 용어의 표준화부터 진료기록의 형식 및 서식, 이들 정보를 통신하는 방법, 이에 필요한 기자재 등의 표준화 등을 포함한다.

② 의료정보학의 표준화 노력 등이다.

③ 국제적인 표준화 노력 : HL7, DiCOM, ISO 등이다.

9) 원격의료의 과제

표 5-4 원격의료의 과제

비용발생문제	원격의료에 의한 비용 처리 부재, 비용·수익분석 부재 등이다.
법, 제도의 문제	원격의료 행위에 대한 법제도 전무, 과실·안전성 문제에 대한 대책 등이다.
기술적 장애 문제	표준화가 큰 걸림돌, 통신망·고가의 의료장비 연동문제 등이다.
문화적 장애 문제	의사의 수용성, 거부감 문제 등이다.

2 생명체와 바이오기술

학습목표

- 바이오칩의 개념을 설명할 수 있다.
- 의료기기의 안전성을 이해할 수 있다.

가. 생명체와 바이오칩

바이오칩은 생물의 효소, 단백질, 항체, DNA(Deoxyribo Nucleic Aid), 미생물, 동식물 세포 및 기관 그리고 신경세포 같은 생체유기물과 반도체 같은 무기물을 조합하여 기존의 반도체칩 형태로 만든 혼성소자(hybrid device)이다.

① 바이오칩 기술은 보건의료 및 관련 산업에 지대한 영향력을 줄 뿐만 아니라 궁극적으로는 전자기술의 물리적 한계를 분자수준에서 극복할 수 있는 새로운 형태의 바이오칩 및 생물전자 소자의 개발로 이어질 전망이다.

㉠ 한 방울의 혈액만으로 모든 질병과 질환을 진찰하여 환자의 상태를 판단할 수는 없을까?

㉡ 컴퓨터와 연동하여 사용할 수 있는 바이오칩은 가능한 것일까?

② 현재까지 연구하여 개발된 바이오칩은 반도체칩처럼 컴퓨터에 장착하여 직접 사용할 수는 없다.

③ 생명공학 및 의료 분야 등에서는 바이오칩 운용기술이 아주 빠르게 퍼지고 있다.

1) 바이오칩의 종류

DNA칩, 단백질 칩 등 많은 종류의 바이오칩이 있다. 그림 5-7에서와 같이 생체물질에 따라 바이오센서(bio sensor), 세포 칩(cell chip), 뉴런 칩(neuron chip), 생체 삽입용 칩, 랩온어칩(lap-on-a-chip) 등으로 종류를 나눌 수 있다. 그러나 일반적으로 크게 나누어 마이크로 어레이(micro-array)형과 마이크로 플루딕스(micro fluidics)형으로 구분한다.

① 마이크로 어레이(micro-array)는 수천 혹은 수만 개 이상의 DNA나 단백질 등을 일정 간격으로 배열, 분석대상 물질을 처리해 그 결합 양상과 내용들을 분석하는 단백질 칩, 바이오칩, DNA칩이 대표적이다.

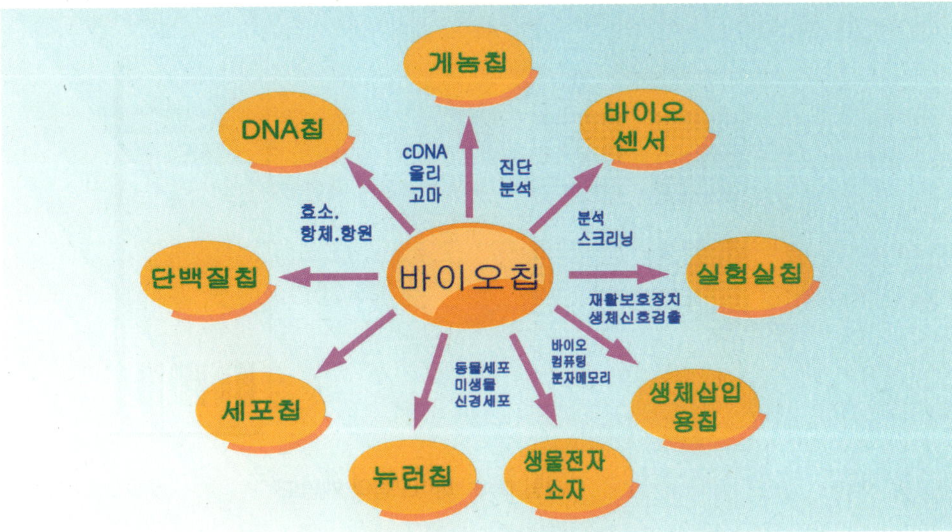

그림 5-7 생체물질에 따른 전자소자(바이오칩) 종류

단백질 칩은 대부분 생병(生病)현상이 단백질에서 일어나기 때문에 활용가치가 높다. 효소, 항체, 수용체 등과 같은 필요한 단백질의 확보가 힘들고 변성되고 깨지기 쉬운 단백질의 특성 때문에 상용화는 DNA칩에 비해 뒤져 있다. DNA칩은 특성 유전자(질병과 관련된)의 존재유무 확인, 단백질 칩은 항체·항원 반응검사 등에 주로 이용된다.

② 마이크로 플루딕스 칩(micro fluidics chip)은 랩온어칩(lap-on-a-chip)이라고 불리기도 하며 미량의 분석대상 물질을 흘려보내면서 칩에 집적된 각종 생물분자 혹은 센서와 반응하는 양상을 분석하는 것으로 최근 분석물질의 분리, 합성, 정량분석이 가능한 칩도 개발중이다.

③ 그러나 학술적인 분류보다는 실제 상업적으로 응용되는 정도와 용도 차이에 따라 현재 상용화에 주류를 이루는 DNA칩과 랩온어칩, 단백질 칩 등 3종류로 구분할 수 있다.

2) 바이오센서

생체물질만이 갖는 분자 간의 선택적인 반응성을 이용하여 다양한 생리활성 물질의 농도를 신속하게 정량할 수 있는 센서이다. 이를 응용한 것이 혈액 내의 당의 양을 측정하는 당 센서이다.

① 바이오칩 개념이 가장 먼저 실용화된 것이 바이오센서[7]이다(그림 5-8 참조).

---

7) 바이오센서 : 생물이 갖추고 있는 반응계를 이용하여 물질, 특히 유기화합물의 상태나 농도를 측정하는 측정기, 즉 생물이 가지고 있는 기능, 특히 효소나 미생물세포 등 생체촉매가 특정한 물질하고만 반응하는 성질을 가려내 이용하는 센서이다.

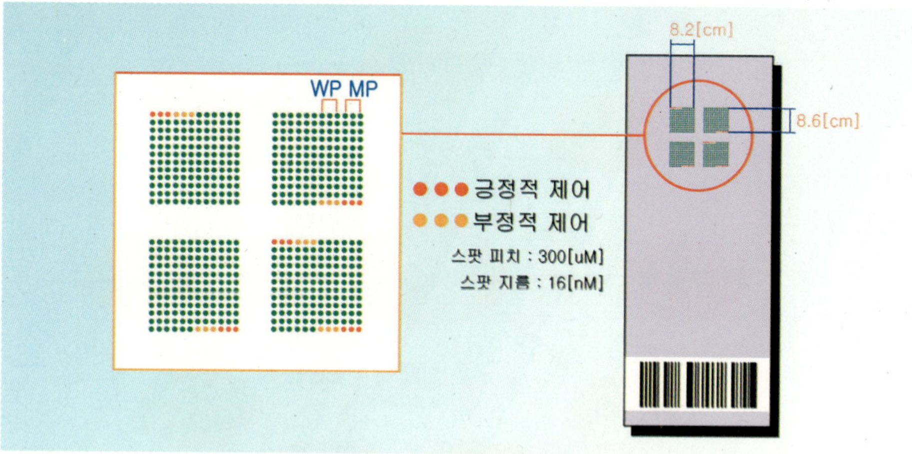

그림 5-8 바이오칩의 개념도

② 생명체 내에는 수백, 수천만 가지의 유기분자들이 서로 긴밀히 관련되어 작용하면서 여러 가지 생화학적 반응에 의해 정보전달, 변환 및 에너지가 이루어지고 있다.

③ 우리 몸 안에서 일어나는 현상을 이해하고, 활용하기 위해서는 생체반응을 정성적(quality : 퀄러티에 의한 방법) 또는 정량적(quantity : 퀀터티에 의한 방법)으로 측정해야 하는데 이러한 경우 바이오센서를 이용하면 된다.

④ 다른 센서와 달리 전기적 신호 변환기에 생체물질로 이루어진 생체분자 인식부위가 결합되어 있다.

⑤ 바이오센서의 메커니즘은 효소 등을 막 모양으로 고정시켜 이에 전극을 붙여 그 반응을 컴퓨터가 판독하도록 되어 있다.

⑥ 생체분자가 갖는 분자인식 기능에 착안해서 여기에 신호변환장치를 결합시켜 제작되며 최근 전극, 반도체, 광바이어스, 압전소자 등의 신호변환장치로 이용되고 있으며 면역 센서에 있어서도 바이오센서와 마찬가지로 신호변환장치가 이용될 수 있다.

⑦ 생체막 내에 있는 산소가 소비되면서 과산화수소를 생성하게 되는데, 전극과 적절하게 결합시키게 되면 산소의 소비나 과산화수소의 생성 유무를 측정할 수 있고, 그 결과로 포도당 농도에 비례한 전기적 신호를 측정할 수 있게 된다.

⑧ 당뇨병환자의 경우 인슐린 주사를 맞아서 혈당치를 기준 이하로 떨어뜨려야 하는데, 이때 필요한 것이 혈당 센서, 포도당 바이오센서이다.

포도당 산화효소[8]는 포도당만을 선택적으로 식별해 반응하는 능력이 있다. 이 효소를 고분

---

8) 포도당 산화효소 : 포도당을 공기 속 산소로 산화시켜 D-글루콘산을 생성하는 반응용 촉매효소로서 글루코오스 옥시다아제라고도 한다. 포도당 산화에 따라 과산화수소가 생기는데, 살균력이 있으므로 항생물질로도 볼 수 있어 노타틴, 페나틴, 페니실린 B라고도 한다.

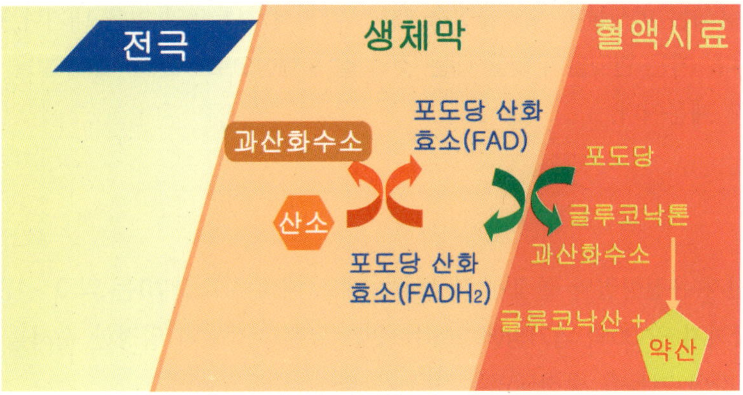

그림 5-9 혈당측정기로 활용되는 바이오센서의 구성

자와 함께 생체막으로 만들어 주면 생체막은 포도당을 흡수하여 그림 5-9에서처럼 포도당 산화효소의 산화환원 반응이 일어난다.

⑨ 생체물질만이 갖는 고도의 분자인식 기능을 활용한 예는 이 밖에도 여러 가지가 있다. 식중독을 일으키는 세균으로 식품이 감염되었는지는 이들 세균에 특이적으로 결합하는 항체[9]나 DNA를 이용하여 알 수 있다. 생체분자만으로는 전기적 신호를 유발할 수 없기 때문에 바이오센서를 만들기 위해서는 반드시 적절한 신호변환기를 조합하여야만 한다. 바이오센서는 측정 방식에 따라 광학적, 전기화학적, 열적, 마지막으로 압전 바이오센서로 구분된다. 광학적 방법이 가장 많이 사용되고 있다. 이유는 빛의 파장을 바꾸어가며 극소량의 생체물질을 측정할 수 있기 때문이다.

㉮ 항체와 항원[10]을 결합시킬 때 먼저 항원에 형광물질[11]을 표시하여 놓으면 레이저 광선을 조사할 때 항체와 결합된 항원의 양에 비례하는 형광신호를 측정할 수 있다.

게다가 통신 모듈[12]과 포토다이오드[13]가 장착된 반도체칩 위에 미생물을 배양시키면 빛의 세기와 위치, 정화기능 여부, 오염도 등을 측정할 수 있어 환경오염 측정뿐만 아니라 군사용(화학전 : 화생방)으로도 유용하게 쓰일 수 있는 오염도 측정 센서가 된다.

---

9) 항체 : 항원과 특이하게 반응하여 항원항체 반응을 나타내는 물질이다.

10) 항원 : 사람, 동물에서 항체형성을 자극하고 항체와 결합하는 고분자 콜로이드 물질. 1903년 L. 도이체가 항체 생성을 자극하고 그것과 반응하는 것이라는 의미의 안티소머토전(antisomatogen)을 줄여서 만든 말로 혈청학, 면역학을 중심으로 많이 사용한다.

11) 형광물질 : 빛을 받으면 가시광선을 방출하는 물질. 순물질, 부활물질, 활성체가 조금 포함된 불순물이 있다. 순물질 형광물질에는 무기물인 사마륨, 테르븀, 유로퓸, 가돌리늄, 디스프로슘 등의 희토루 원소의 염산염이나 황산염, 몰리브덴산 칼슘 등의 전이 원소 산염이 있다.

12) 모듈 : 복수의 전자부품이나 기계부품 등으로 조립된 특정 기능을 가진 조그만 장치이다.

13) 포토다이오드 : 광신호를 전기신호로 변환하기 위한 반도체 다이오드. 다이오드의 P-N접합을 역방향으로 바이어스해 두고 접합부에 빛을 닿게 하면, 발생한 전자와 양공이 접합부의 전기장을 따라서 이동하여 광전류가 흐르게 된다. 이때 빛의 강도에 거의 비례한 출력전압이 발생한다.

이때 사용되는 미생물은 오염물질을 대사[14]하면서 청록색의 빛을 내거나 감소시키는 특성이 있다. 이는 반딧불이 빛을 내는 것과 같은 현상으로 미생물 내에 빛을 내는 유전자가 존재하기 때문이다.

3) DNA칩

인간의 유전자(유전형질의 결정에 작용하는 세포 내의 구조단위)는 약 3~4만 개로 추정하고 있다. 지금까지 약 30억 염기쌍에 달하는 인간 유전자 정보의 일정한 순서를 밝혀내고, 그 유전자 상호 간의 기능을 밝혀내려는 연구가 현재 진행 중이다.

① 각종 질병, 질환의 진단, 처방과 새로운 약품에 필요한 필수적인 정보를 얻을 수 있다. 이때 꼭 필요한 것이 바로 DNA칩[15]이다.

② 가장 간단한 형태는 가로, 세로 1[cm] 내외의 유리기판에 유전자 조각을 종류, 형태별로 수천 개씩 맞추어 놓은 형태이다. 이러한 이유로 DNA칩은 DNA 마이크로 어레이(micro array)라고도 불린다.

③ DNA 분자는 디옥시리보오스[16]라는 당과 염기와 인산으로 이루어진 뉴클레오티드[17]라고 하는 단위가 길게 연결된 이중 나선구조를 하고 있다. DNA를 구성하는 염기[18]는 아데닌(A), 시토신(C), 티민(T), 구아닌(G)이라 불리는 4종류로 되어 있는데, 2개의 사슬은 동일 염기 배열을 가지는 것이 아니라 아데닌(A)는 티민(T)와 구아닌(G)은 시토신(C)과 결합하는 성질이 있다. 따라서 "TACGAAGC"라는 DNA 조각을 실리콘이나 유리 등의 기판에 붙여 놓게 되면, 혈액 등 시료 중에 짝을 이룰 수 있는 나머지 조각, 즉 "ATGCTTCG"의 배열로 이루어진 DNA 조각만이 결합하게 된다. 이것을 상보적 결합(hybridization)이라 한다.

---

14) 대사 : 생체내에서 진행되는 물질의 분해, 합성과 관련한 화학변화의 총칭이다.

15) DNA칩 : 실리콘, 표면개질, 유리, 폴리프로필렌, 활성화 폴리아크릴 아마이드와 같은 고체표면에 염기서열을 알고 있는 8~25 염기 크기의 탐침 올리고뉴클레오티드를 적게는 천개, 많게는 백만 개까지 정해진 위치에 부착시켜 배열한 것이다. 이러한 DNA 칩에 분석하고자 하는 표적 DNA 절편을 결합시키면 DNA칩에 부착되어 있는 탐침들과 표적 DNA 절편의 염기서열의 상보성에 따라 서로 다른 혼성화 양성을 나타내는데, 이를 광학적인 방법이나 방사능 화학적 방법 등을 통해 관찰 해석함으로써 표적 DNA 염기서열 또는 유전자형을 분석하거나 시료 중의 특정 유전자 발현 양상을 분석할 수 있다. 즉 수백 가지 이상의 DNA를 유리나 실리콘 등의 기판 위에 바둑판 모양으로 배열하여 장착시켜 놓고, 전체 유전자의 상호반응을 동시에 판독할 수 있는 장치이다.

16) 디옥시리보오스 : DNA의 5탄당 성분. D-2-디옥시리보오스라고도 한다. 리보오스의 형태로 퓨린 및 피리미딘과 β-N-글리코시드 결합을 하여 디옥시리보뉴클레오티드가 되고, 이들이 서로 3과 5의 위치에 인산디에스테르 결합을 통해서 연결되어 폴리디옥시리보뉴클레오티드를 만든다. 핵산분해에 의해서 생기나, 순수한 것은 합성에 의해 얻을 수 있다.

17) 뉴클레오티드 : 뉴클레오시드의 당부분이 인산과 에스테르로 되어 있는 것이다.

18) 염기(base) : 일반적으로는 수용액 중에서 해리하여 수산이온 OH^-을 생성하고 산을 중화시켜 염을 만드는 물질이다.

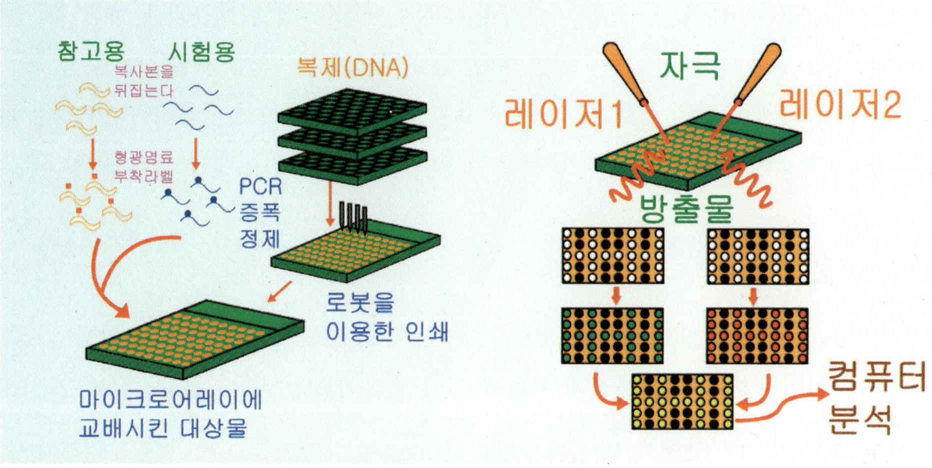

그림 5-10 DNA 분석과정

④ DNA 칩의 측정원리는 염기서열을 알고 있는 DNA 조각을 기판에 미리 장착시켜 놓고, 시료 중에 함유된 DNA와 상보적 결합이 일어나는가를 관찰하는 것이다. 가장 많이 사용되는 방법은 형광 측정법이다. 염기서열을 알고 있는 DNA 조각 수백 종이 부착되어 있는 DNA칩 위에 정상 조직에서 추출한 DNA 시료와 환자의 조직에서 추출한 DNA 시료를 반응시켜 관찰해 보자. 정상시료는 붉은색을 발하는 형광물질을 붙여 놓으면 DNA칩 표면은 그림 5-10과 같이 2가지 파장의 레이저를 가했을 때 초록색과 붉은색, 중간색인 노란색으로 빛나게 된다.

⑤ 익스프레션 프로파일링 칩(expression profiling chip)은 DNA칩의 일종으로 반도체 소자 위에 유전자를 접속, RNA의 패턴을 분석한다. 현재 상용화된 DNA칩 중 50~60[%]를 차지하고 있으며 유전자의 발현현상을 관찰해 유전자 연구에 주로 쓰이고 있다.

⑥ 지노타이핑 칩(genotyping chip)은 올리고뉴클레오티드 칩(oligonucleotide chip)으로 불리며, 염기의 차이를 주로 관찰할 수 있는 칩이다. DNA칩 중 30[%] 정도를 차지하고 있으며 이 칩은 유전자의 차이를 관찰해 진단용으로 사용되고 있다.

⑦ 게놈칩(Genom chip)은 반도체 소자 위에 염색체 조각 등을 접속해 염색체의 패턴을 관찰할 수 있다. 연구 및 진단용으로 사용된다.

4) 단백질 칩

① 현재 상용화 연구를 위한 초기 단계에 있다.

② DNA칩(protein chip)이 DNA 결합성질을 이용해 연구목적으로 하는 현상을 관찰하는 데 비해 이 칩은 항원, 항체의 반응을 이용해 진단 등을 하는 칩이다.

③ 결합 방식에 따라 효소와 기질 등을 이용한 칩이 생산될 전망이다.

④ 단백질 칩도 DNA칩과 구조가 비슷하다. DNA 대신 특정 단백질과 반응할 수 있는 항체[19], 리간드[20], 리셉터[21], 탄수화물, 핵산 등이 유리기판 등에 고밀도로 부착되어 있는 형태이다. 단백질 간의 상호결합 관계를 질량분석기나 형광등을 사용하여 신속하게 대량으로 분석 및 측정함으로써 생체 분자의 역할이나 기능을 밝혀내는 연구를 할 수 있다.

5) 립온어칩

① 일반적으로 단백질 칩이나 DNA칩이 반도체 소자에 물체 등을 삽입하기 위해 분리, 증폭, 정제 등 실험실습 과정을 사전에 거쳐야 되나 립온어칩(lap-on-a-chip)은 반도체 소자 위에 이 모든 과정을 진행한다.

② 미세기기 제작기술과 함께 소자 위에서 실험물질을 미세화시켜 흘리는 기술인 마이크로 플루딕스(미세유체역학) 기술이 요구된다. 아직은 본격적인 상용화 단계는 아니며 상품화 초기 형태의 제품은 일부 출시되어 있다.

6) 바이오칩의 전망

① 바이오칩은 분석수단뿐만 아니라 신약개발용, 생리활성 물질 스크리닝, 진단 등의 용도로 많이 사용되고 있으며, 점점 그 구조와 기능이 복잡해지고 있다. 바이오칩 제작에서 생체물질을 소형 집적화시키고, 다량의 시료를 처리할 수 있도록 MEMS(Micro Electro Mechanical System)[22] 기술이 응용되어 접목되고 있다. 실험실 칩은 시약과 생체시료의 양을 줄이고, 많은 시료를 한 번에 처리해서 전체적인 분석비용을 낮게 할 수 있는 이점이 있다.

② 반도체와 신경세포를 조합시킨 인공망막, 인공수족과 말초신경부위와의 조절 기능을 수행할 수 있는 생체이식용 칩 등 인체 내 이식이 가능한 칩에 대한 연구가 활발히 진행되고 있다. 21세기의 사회와 문화는 눈부시게 발전된 정보통신기술과 생명공학이 서로 융합되는 복지사회가 실현될 것으로 예상되고 있다. 디지털 개념과 DNA가 결합된 새로운 개념이 예측되고 있다. 바이오칩 기술은 보건의료 및 관련 산업에 엄청난 영향력을 줄 것이다.

---

19) 항체(抗體 : antibody) : 항원의 침입으로 혈청 안에 형성되는 물질. 그 항원에 대한 면역성을 생체에 준다. 면역체, 저항체하고도 한다.

20) 리간드(ligand) : 착물(錯物) 속에서 중심원자에 결합되어 있는 이온 또는 분자의 총칭이다.

21) 리셉터(수용기 : 受容器 : receptor) : 환경이나 개체 내에서 받은 자극을 그 개체가 취할 행동이나 생리적 변화에 영향을 주는 신경충격으로 전환시키는 특수 세포나 세포군이다.

22) MEMS : 육안으로 식별이 어려운 극히 소형의 기계, 주로 반도체 기술을 응용하여 만든다. 미소광학 및 극한소자를 이용하여 자기 및 광헤드와 같은 각종 정보기기 부품에 응용하며, 여러 종류의 마이크로 유체제어 기술을 이용하여 생명・의학 분야와 반도체 제조공정 등에도 응용한다. 마이크로 머신은 그 역할에 따라서 감지소자의 기능을 하는 마이크로 센서, 구동장치인 마이크로 액추에이터 및 기타 에너지의 전달역할을 하는 미니어처 기계 등으로 나눌 수 있다.

전자기술의 물리적 한계를 분자수준에서 뛰어넘을 수 있는 새로운 형태의 생물소자 및 바이오칩의 연구와 개발로 이어질 전망이다.

나. 의료기기의 안전성

의료기기에 대한 확인과 관리 · 감독이 법으로 규정되어야 하는 이유는 의료기기가 인체에 직접적으로 사용하는 기기인 만큼 그 어느 것보다도 안전성이 가장 중요시되기 때문이다. 의료기기관리하는 기관은 식품의약품안전청(KFDA)이다. 식품의약품안전청의 조직과 그 직무의 법적근거는 식품의약품안전청장과 그 소속기관 직제에 관한 대통령령과 시행규칙 그리고 식품의약품안전청 및 질병관리본부 시험의뢰 규칙에 있다. 현재 식품의약품안전청의 승인을 받아 시험검사를 행하고 있는 기관은 9개이다.

1) 의료기기의 분류

의료기기의 분류는 법률에 의거한 분류와 품목군별 분류, 안정성을 평가하는 데 필요한 인체접촉 특성에 따른 분류까지를 포함한다.

가) 의료기기법에 의거한 대분류

의료기기법 제2조에서 정의한 의료기기는 "…기구 · 기계 · 장치 · 재료…"이다. 의료기기법시행규칙 별표 1. 「의료기기의 등급분류 및 지정에 관한 기준과 절차」에서는 "기구 · 기계, 장치 및 재료별로 대분류"하도록 되어 있는데 현재 식품의약품안전청에서는 기구기계, 의료용품, 치과재료의 세 가지 대분류를 사용하고 있다(표 5-5 참조).

표 5-5 의료기기 분류

순번	유형군	해당 의료기기	해당 대분류 품목
1	치과재료	치과재료	치과재료
2	의료용품	의료용품	의료용품
3	전원의료기기	전원을 사용하는 의료기기이다.	기구기계
4	무전원 의료기기	전원(일반적인 내부전원, 상용전원 제조자가 지정하는 특정전원)을 사용하지 않는 의료기기이다.	기구기계
5	광발생 의료기기	레이저 등 인체에 중대한 영향을 주는 광(제조 및 시험시 광의 노출을 피하기 위한 안전시설 및 기구, 작업지침 등이 필요한 경우에 한한다)을 발생하는 의료기기이다.	기구기계
6	방사선사용 의료기기	방사선을 발생하거나 사용하는(제조 및 시험 시 방사선을 취급하는 경우를 포함한다) 의료기기이다.	기구기계

나) 품목별 분류

표 5-5을 좀 더 세분화고 품목별로 분류하여 나열한 것이 표 5-6이다. 이러한 품목 분류는 식품의약품안전청장의 고시에 의한 것이다. 시대가 점차 발전함에 따라 새로운 개념의 의료기기 제품군이 출현하거나 그 분류가 분명하지 않을 경우에는 수시로 바뀔 수 있다.

표 5-6 의료기기의 품목별 분류

순번	품목군	해당 의료기기
1	일반기기	① 의료용 흡입기 ② 의료용 필름현상기 ③ 의료용 필름판독장치 ④ 의료용 조명기 ⑤ 보육기
2	청진기	① 청진기 ② 식도청진기 ③ 태아청진기
3	진료대	① 진료대 및 수술대 ② 이비인후과용 진료장치 및 의자 ③ 안과용 진료장치 및 의자 ④ 치과용 진료장치 및 의자
4	방사선 진료장치	① 방사선 진료장치 ② 의료용 X-선 장치
5	방사선용품	① 방사선용품(의료용 X-선 필름, 방사선용 증감지 등)
6	방사선 및 레이저 장해방어용 기구	① 방사선 및 레이저 장해방어용 기구(X-선 방어용 앞치마, 레이저 방어용 안경 등)
7	레이저 진료기	① 레이저 진료기(레이저 수술기, 의료용 레이저 심사기 등)
8	주사기	① 주사기 ② 분사식주사기 ③ 카트리지형 주사기 등
9	주사침 및 전자침	① 주사침 및 전자침(주사침, 봉합침, 채혈침 등)
10	의약품 주입기	① 의약품 주입기 ② 채혈 또는 수혈 및 생검용 기구 ③ 의료용 취관 및 체액유도관
11	침 또는 구용기구	① 침 또는 구용기구(침, 온구기 등)
12	정형용 기기	① 의료용 바이브레이터 ② 정형 및 기능회복용 기구
13	정형용품	① 정형용품(인공관절, 골절합용 판, 골절합용 나사 등)
14	치과용 기기	① 치과용 주조기 ② 치과용 엔진 ③ 치과용 중합기
15	비뇨기과용 기계기구	① 비뇨기과용 기계기구(체외충격파쇄석기, 체내충격파쇄석기, 분사식 신장결석제거장치 등)
16	심혈관용 기계기구	① 심혈관용 기계기구(심장충격기, 외부심장 압박장치, 경동맥용 신경자극장치, 자동혈액성분 분리장치 등)
17	비전리 진단장치	① 비전리 진단장치(자기공명 전산화 단층촬영장치)
18	체외진단용 기기	① 뇨(소변) 또는 분변분석 기기 ② 유전자 분석기구 ③ 의료용 원심분리기 ④ 체액분석 기기 ⑤ 혈액검사용 기기
19	이학진료용 기기	① 이학진료용 기구 ② 개인용 전기자극기
20	체온측정용 기구	① 체온계 ② 색변화체온계 ③ 액정온도측정장치 등
21	생체현상 측정기기	① 내장기능검사용 기기 ② 호흡기능검사용 기기 ③ 지각 및 신체진단용 기구 ④ 청력검사용 기기 ⑤ 검안용 기기, 혈압검사 또는 맥파검사용 기기

순번	품목군	해당 의료기기
22	내장기능 대용기	① 내장기능 대용기(인공심폐기, 인공심장박동기, 인공신장기, 심폐용혈액펌프 등)
23	시술기구	① 의료용 소식자 ② 의료용 칼 ③ 의료용 가위 ④ 의료용 줄 ⑤ 결찰기 및 봉합기 ⑥ 의료용 클램프 ⑦ 조직가공기 ⑧ 의료용 권면자 ⑨ 의료용 겸자 ⑩ 의료용 박리자 ⑪ 개창 또는 개공용기구 ⑫ 인상채득 또는 교합용기구 ⑬ 의료용 큐렛 ⑭ 의료용 톱 ⑮ 의료용 끌 ⑯ 의료용 망치 ⑰ 의료용 레버 ⑱ 의료용 교단기 ⑲ 의료용 천자기 ⑳ 혼합 및 분배용 기구 ㉑ 천삭기 및 천공기 ㉒ 의료용 확장기 ㉓ 의료용 압자 ㉔ 의료용 충전기 ㉕ 측정 및 유도용 기구 ㉖ 치과용 브로치 ㉗ 치과용 탐침 ㉘ 치과용 방습기
24	전기수술장치	① 전기수술장치 ② 의료용 흡인기 ③ 의료용 세정기 ④ 기흉기 및 기복기 ⑤ 냉동수술장치
25	의료용 경	① 의료용 경(의료내시경, 의료용 카메라 등)
26	마취기	① 마취기 ② 호흡보조기
27	시력보정용 렌즈	① 시력보정용 렌즈 ② 시력보정용 안경
28	시력표 및 색각검사표	① 시력표 및 색각검사표
29	의료용 자기발생기	① 의료용 자기발생기 ② 의료용 전자기발생기
30	의료용 물질생성기	① 의료용 물질생성기
31	인체조직 또는 기능 대치품	① 인체의 조직 또는 기능 대치품(인공혈관, 인조포, 인공유방 등)
32	판금물	① 의료용 챔버 ② 의료용 정온기 ③ 의료용 소독기 ④ 의료용 무균수장치
33	부목	① 팽창성 스프린트 ② 스프린트 ③ 테니스브라운 스프린트 등
34	봉합사 및 결찰사	① 봉합사 및 결찰사(견제 봉합사, 플라스틱제 봉합사 등)
35	보청기	① 보청기
36	피임용구	① 피임용구(페사리, 자궁 내 피임기구 등) ② 콘돔
37	외과용품	① 탈질치료용 기구(탈장대 등) ② 외과용품(수술용 장갑 등)
38	치과재료	① 치과용 금속 ② 치과용 모형제품 및 매몰제 ③ 보철물 분리재료 ④ 치과용 매식재료 ⑤ 예방치과재료 ⑥ 치과용 재료 ⑦ 치과용 근관충전 및 치료제 ⑧ 의치상 재료 ⑨ 치과용 접착 및 충전재료 ⑩ 치과용 인상재료 ⑪ 치과용 연마재료 ⑫ 치과용 왁스 ⑬ 교정재료 ⑭ 보철재료
39	환자운반차	① 환자운반차(휠체어, 환자운반기, 환자리프트 등)

다) 의료기기의 안전성

① 다른 의료기기의 위험이나 고장을 유발해서는 안된다.

② 의료기기의 성능 및 의료기기가 환자의 건강유지나 생명에 연관되는 경우가 많으므로 기기의 기능 및 성능이 손상되지 않도록 상호 간 서브 외란의 영향, 신뢰성 등을 고려해야 한다.

③ 의료기기의 안전성은 아주 엄격히 생각할 필요성이 있다. 특히 환자의 안전성을 확실하게 확보하지 않으면 안된다.

2) IEC(국제전기표준회의)에서 기기장애를 일으키는 9가지 항목

① 부품의 고장(특히 생명유지장치 등)

② 조작미숙, 전기적 또는 기계적 손상에 의한 동작불량

③ 여러 가지 형태의 에너지(인체에 흐르는 전류, 방사선 초음파, 고주파 에너지, 가속입자 등)

④ 화학적 부식제, 독물, 고온유체의 방출, 생물학적으로 불완전한 물질의 접촉

⑤ 기기의 손상에 따른 용융금속이나 연고물체 등이 기기 외로 누출되어서 생기는 화재

⑥ 고주파 간섭에 의한 진단, 데이터 수집, 자동 시스템, 치료 등의 방해

⑦ 부적절한 부품의 교환, 조작 순서의 오류, 부정 출력

⑧ 체표면의 과열에 의한 반사운동이나 열상

⑨ 전원공급의 정지

3) 의료 기타 안전

가) 의료기기의 등급

(1) 의료기기 안전등급 규정

식품의약품안전청은 의료기기를 인체에 미치는 위해성의 정도에 따라 관리할 수 있도록, '의료기기 품목 및 품목별 등급에 관한 규정'을 제정하고 있다.

(2) 의료기기 안전등급 판단기준

① 의료기기의 인체삽입 여부

② 인체 내 삽입 · 이식기간

③ 의약품이나 에너지를 환자에게 전달하는지 여부

④ 환자에게 국소적 또는 전신적인 생물학적 영향을 미치는지 여부

⑤ 체내(구강 내를 제외)에서의 화학적 변화 유무

(3) 의료기기 안전등급 분류(총 1,004품목 · 4등급 분류)

표 5-7 의료기기 안전등급 분류

등급	내 용	비 고
1	인체에 직접 접촉되지 아니하거나 접촉되더라도 잠재적 위험성이 거의 없고, 고장이나 이상으로 인하여 인체에 미치는 여향이 경미한 의료기기	수술용 무영등, 휠체어(수), 혈당측정기, 혈압계(수은, 아네로이드), 의료용 · 영상처리용 장치, 소프트웨어 등
2	사용 중 고장이나 이상으로 인한 인체에 대한 위험성은 있으나 생명의 위험 또는 중대한 기능장애에 직면할 가능성이 적어 잠재적 위험성이 낮은 의료기기	고압증기멸균기, 저주파자극기, 산소포화도측정기, 휠체어(자), 혈압계(자), ECG
3	인체 내에 일정기간 삽입되어 사용되거나, 잠재적 위험성이 높은 의료기기	가스마취기, 인공호흡기, 인공신장기, ESWL, CT, MRI
4	인체 내에 영구적으로 이식되는 의료기기, 심장 · 중추신경계 · 중앙혈관계 등에 직접 접촉되어 사용되는 의료기기, 동물의 조직 또는 추출물을 이용하거나 안전성 등의 검증을 위한 정보가 불충분한 원자재를 사용한 의료기기	인공심폐기, 인공심장박동기, 심폐용 혈액펌프, 인공달팽이관장치, 광선조사기 등

나) 의료기기 안전표시

(1) 의료기기 안전

의료기기로부터 환자 기타의 사람들, 동물 또는 그 주위에 미치는 잠재적인 유해한 영향을 제거하기 위해 다음과 같은 안전점검이 필요하다.

① 임상자료(Clinical data)

② 환경에 대한 안전(Environmental safety)

③ 오동작에 대한 안전(Functional safety)

④ 성능에 대한 안전(Performance safety)

⑤ 전자파장해에 대한 안전(Electromagnetic compatibility)

표 5-8 의료현장에서 주의할 안전문제

안전의 종류	의료현장에서 주의할 안전문제 내용의 예
열적 안전	이상고온, 이상저온, 발열의 집중, 항온유지 불능, 폭발, 화재 등이다.
방사선적 안전	방사선 누설, 과대 에너지 조사, 장기간 작용 등이다. ① 전리방사에 대한 안전(Ionizing radiation) ② 비전리방사에 대한 안전(Non-ionizing radiation)
광학적 안전	과도한 집중, 목표물 이외의 누설(반사, 산란 등)이다.
전기적 안전	감전 Shock(쇼크), 과대 에너지, 다른 기기의 간섭, 정보의 왜곡, 기능정지, 정전 등이다. 전기적 안전(Electrical safety)
기계적 안전	낙하, 압박, 예리한 Edge, 고무관의 파열, 혈액누설, 초음파의 접속 등이다. 기계적 안전(Mechanical safety)
화학적 안전	의료용 가스나 약품의 오용, 용량의 과다 또는 과소, 기기의 부식, 재질의 변화, 폭발, 화재 등이다.
생물학적 안전	멸균 불완전에 의한 세균감염, 혈전이나 기포의 혼입, 생리적 반응에 의한 것 등이다. 생물학적 안전(Biocompatibility)

(2) 의료기기 전기적 안전(Electrical safety) 및 표시

표 5-9 의료기기 전기적 안전 및 표시

구 분	B형 장착부	F형 절연장착부	
		BF형 장착부	CF형 장착부
정 도	허용누설전류에 대해 보호된 기기	B형 장착보다 높은 전기충격에 대한 보호를 갖춘 기기	BF형 장착부보다 높은 전기충격에 대한 보호를 갖춘 기기
외장누설 전류허용치	정상시 01.[mA] 단일고장시 0.5[mA]	정상시 0.1[mA] 단일고장시 0.5[mA]	정상시 0.1[mA] 단일고장시 0.5[mA]
환자누설 전류허용치	정상시 01.[mA] 단일고장시 0.5[mA]	정상시 0.1[mA] 단일고장시 0.5[mA]	정상시 0.01[mA] 단일고장시 0.05[mA]

(3) 각종 안전관련 표시

① 기호에 의한 표시(ISO, IEC, CE, FDA 규격)로 안전을 나타낸다.

② 색(Color)에 의한 표시로 안전을 나타낸다.

㉠ 적색 : 위험주의 및 긴급대처요구(적색은 긴급시에 기능을 정지하기 위한 누름버튼에만 사용)할 때 부착한다.

㉡ 황색 : 경고 또는 주의요망일 때 부착한다.

㉢ 녹색 : 조작준비 완료를 뜻한다.

3 뇌과학의 발전

학습목표

- 뇌과학의 범위를 설명할 수 있다.
- 인공두뇌의 미래을 상상할 수 있다.

가. 뇌과학의 발전과 인간혁명

1) 두뇌 정보의 처리와 인류 복지

인류의 복지증진은 과학기술 발전으로 향상되어 왔다. 18세기경 L. 폴과 J. 와이어트가 방적기[23) 발명으로 인하여 시작된 산업혁명은 자급자족에 의존하던 생활방식에서 저렴한 가격과 좋은 품질의 공산품을 사용하는 형태에 이르기까지 인류의 생활 방식을 크게 바꾸어 놓았다. 이것으로 인하여 대량생산이 가능해졌고 인간의 노동력을 크게 줄일 수 있었다.

① 산업혁명은 증기기관의 발명으로 많은 양의 일을 기계사용으로 빠른 시간 내에 처리함으로써 인간의 물리적 능력을 뛰어넘었다.

② 반면 20세기 후반의 컴퓨터 혁명은 인간의 저장능력, 계산능력의 극복에 기반을 두고 있다. 그림 5-11은 산업혁명의 기초가 되었던 방적기이다.

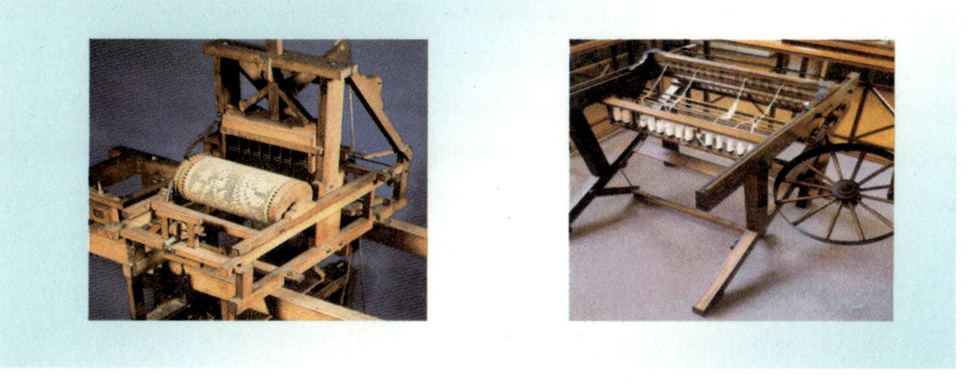

그림 5-11 최초의 자동방적기 제니방적기

23) 방적기 : 면화 · 양모 · 삼 · 고치 등의 섬유를 가공하여 실로 만드는 기계이다.

③ 인간사회의 금융, 과학, 경영, 교육 등 모든 부분에 컴퓨터가 적용되고 있으며, 하루라도 컴퓨터가 없이는 생활이 안될 정도로 많은 부분을 차지하고 있다. 컴퓨터의 사용빈도가 높아짐으로써 많은 발전을 하였으나 그것에 따른 문제점이 나타나기 시작했다.

④ 컴퓨터를 사용하기 위해서는 컴퓨터가 이해할 수 있는 낮은 수준의 언어(기계어), 즉 컴퓨터 언어가 필요한데, 이 기계어는 하드웨어에 대한 정확한 이해가 필요하며 에러 발생률이 높고 프로그램 작성이 어려운 특성을 가졌기 때문에 컴퓨터 전문지식과 많은 프로그램 개발을 위한 노력이 필요하였다. 이것을 '제1차 컴퓨터 위기'라고 하며, 1980년 일본에서는 이를 극복하기 위한 방안으로 '제5세대 컴퓨터'[24) 연구를 시작하였다. 그럼으로써 프로그램은 매우 쉬워졌으나, 1990년에 이르러 중요한 것은 프로그램이 아니라 프로그램의 기반이 되는 알고리즘이라는 사실을 알게 되었다.

⑤ 인간의 귀에 해당하는 음성인식, 눈에 해당하는 영상인식, 스스로 생각하고 판단하는 뇌의 기능인지 및 추론, 팔다리를 움직이는 행동기능이 어떻게 가능한지조차 모르고 있었던 것이 '제2차 컴퓨터 위기'라고 한다. 이러한 것은 인간의 일을 기계가 대신하기 위해서 반드시 필요한 기능이다.

⑥ 오늘날 진행되고 있는 '제3의 혁명'은 인간의 저장·연산능력·물리적 능력을 극복하기보다는 기계에 의한 인간의 지적 능력을 대신함으로써 자유롭고자 하는 데 그 목적이 있다.

㉮ 인간만이 할 수 있는 음성인식, 영상인식, 추론 등의 일부를 기계에게 의존하고 인간은 보다 창조적인 일에 집중할 수 있도록 하는 것이다.

⑦ 앞으로는 인간기능 시스템이 인공시각, 청각 및 촉각장치 등으로부터 인식되는 정보를 처리하여 판단하고 추론하여 행동하고, 말하고, 복잡한 작업을 수행할 것이다.

㉠ 집에서는 인공가정부가 식사를 준비한다.
㉡ 인공가정교사가 아이들을 가르친다.
㉢ 인공간호사가 노인과 병자를 돌본다.
㉣ 인공비서가 운전하는 차를 타고 출·퇴근을 같이 한다.
㉤ 인공기계의 도움으로 일을 처리하는 사회가 된다.

인간기능 시스템의 발전으로 남는 시간을 보다 창조적이고 인간다운 생활을 위해 활용하는 것이 뇌 과학도가 보는 앞으로의 미래상이다.

⑧ 컴퓨터 또는 기계에 지능을 부여하는 방법을 크게 두 종류로 나눌 수 있다.

인간의 생물학적인 두뇌작용을 모방하여 적응학습을 거쳐 스스로 지능을 축적해 가는 신경회로망 기법이 있다. 지능을 법칙으로 표현하여 논리구조로 프로그램하는 인공지능 기법이 있다. 언어를 배우는 과정의 예로는 문법이라는 법칙에 의해 배우는 인공지

24) 제5세대 컴퓨터 : 초고밀도 집적회로 기억소자를 사용하고 10^{-15}이라는 처리속도를 가진다.

능 기법에 비해 신경회로망 기법은 반복해서 문장을 듣고 보게 함으로써 언어를 배우게 된다.

㊞ 'NET Talk'라는 신경회로망은 어린이가 말을 배우는 것과 유사한 과정을 거쳐 책을 읽도록 학습되었다.

⑨ 신경회로망은 인공지능에 비해 비교적 단순한 학습법칙을 정의함으로써 주위환경으로부터 스스로 지식을 축적하는 것인데 비해, 인공지능은 실행하고자 하는 지능에 따라 구체적인 법칙을 추출해 내야 하는 어려움이 있다. 실제생활에서 나타날 모든 상황을 고려하기는 매우 어려운데, 법칙에 의한 경우에서는 예상할 수 없는 상황에 적절한 대치를 할 수 없으나, 뇌 정보처리 메커니즘의 모방을 통한 신경회로망의 경우에는 스스로 배워가면서 미지의 상황에도 적절하게 대처할 수 있다.

2) 뇌 과학의 범위

뇌 과학(brain science)의 연구목표는 인간 뇌의 정보처리 능력을 이해하고 이를 사용하여 인공지능형 기계를 구현하는 데 있다. 즉 인간의 뇌 기능을 후각, 촉각, 미각, 시각, 청각의 5감각으로부터 정보를 입수하여 추론하고 판단하여 행동하는 것으로 보고 5감각 중 정보량이 많은 시각과 청각 모듈, 판단추론 모듈, 행동 모듈의 4가지 모듈로 나누어 구성할 수 있다. 물론 각 모듈 사이의 경계가 분명하지는 않으며 그림 5-12와 같이 구성하였다.

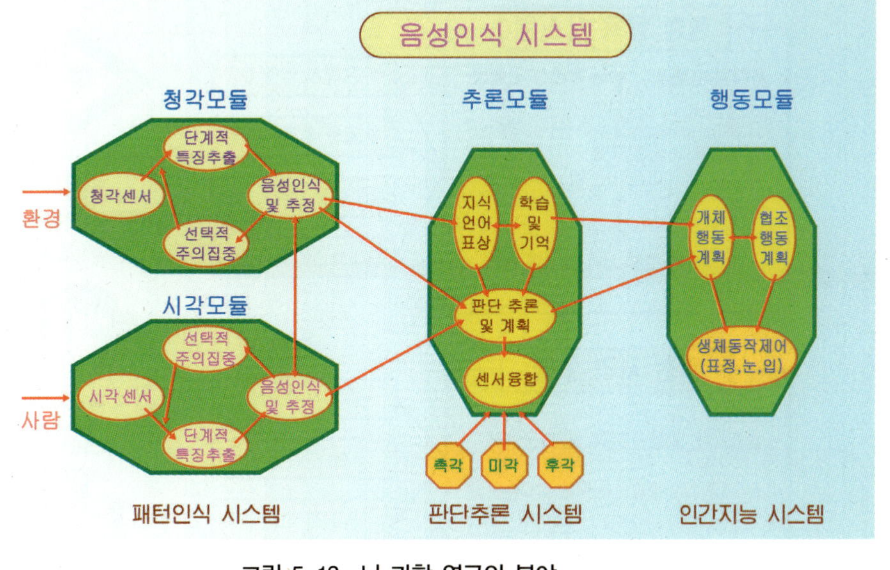

그림 5-12 뇌 과학 연구의 분야

① 공자는 "예가 아니면 보지 말고(非禮勿視), 예가 아니면 듣지 말며(非禮勿聽청), 예가 아니면 말하지 말고(非禮勿言), 예가 아니면 움직이지 마라(非禮勿動)"고 하였다. 이것은 뇌의 기능이 위의 4가지로 구성됨을 반어적으로 설명한 것이다. 그림 5-12은 공자의 4가지 뇌 기능은 '추론'이 '말'로 바뀐 것 외에는 같다.

② 인간의 말은 겉으로 표현되는 현상이지만 내면에서의 추론과정을 거친 결과물로 생각할 수 있다. 인간과 같은 청각·시각 행동 및 추론 기능을 갖는 지능형 기계를 개발하여 단순한 인간기능을 수행하게 함으로써, 인간 모두가 창의적이고 인간다운 기능에 몰두할 수 있게 하는 것이 뇌 과학연구의 중요한 목표이다.

③ 인간의 시각은 가장 많은 정보를 얻는 부분으로 정지영상 및 활동영상으로부터 특정한 규칙을 추출하여 인식하고, 필요한 경우에는 패턴 추적까지 수행하게 된다. 기존의 패턴 인식 체제는 패턴의 방향, 위치, 크기, 조명 등에 민감하여 현재에서는 응용이 제한되어 있으나 인간은 이를 매우 잘 수행하므로, 뇌 정보처리 메커니즘을 사용한 신경회로망의 중요 연구 분야가 되고 있다.

④ 인쇄체 문자인식은 이미 널리 상용화되었고, 필기체 인식도 PDA 등 특수기기에서 사용되고 있다. 하지만 복잡한 배경 아래에서 작은 목표물을 인식하고 추적하는 연구는 아직 실험실에서만 연구하고 있는 실정이다.

⑤ 인간에게 청각은 시각 다음으로 제2의 정보체제로서 입력장치에 의한(키보드, 마우스 등) 정보입력보다 효율적으로 사용할 수 있는 좋은 대안이 되고 있다. 시각이 차지하는 영상

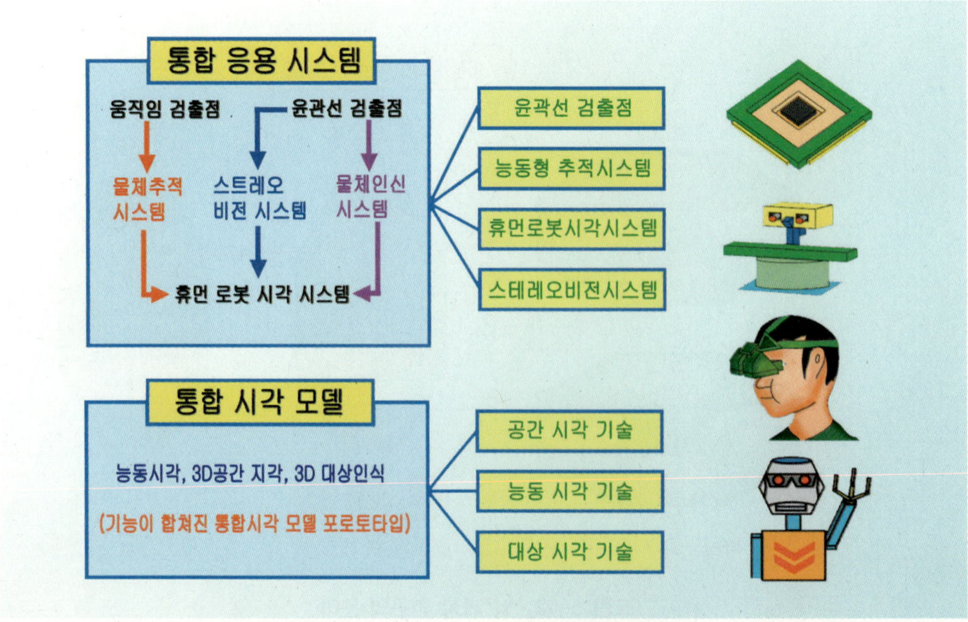

그림 5-13 시각정보를 통한 응용 시스템

정보가 훨씬 많이 있지만 인간이 얻을 수 있는 영상정보는 극히 제한되어 있으므로 청각에 의한 음성인식이 더 많이 활용되고 있다. 즉 인간이 말하고 듣는 것은 같은 정보에 속하므로 기계와 인간이 서로 정보를 주고받는 가장 자연스런 방식이 되는 것이다. 그림 5-13은 시각정보를 통하여 사용할 수 있는 응용 시스템이다.

⑥ 사람에 따라 상황에 따라 많은 변화성이 갖는 음성은 이러한 변화를 해결할 수 있는 일반화 특성이 매우 중요하다. 조용한 환경에서 단어별로 떨어뜨려 말하는 단독 단어의 인식은 사용되고 있으며 제한된 문제 영역에서의 연속 음성인식은 상용화를 위한 연구단계에 머물러 있다. 그러나 생활 속에서의 잡음처럼 무제한 연속 음성인식은 아직 실험실을 떠나지 못하고 있는 현실이다.

⑦ 뇌 정보처리 메커니즘에 기반을 두고 있는 청각 모델을 통한 특징 추출, 일반화 성능이 앞선 신경회로망 모델, 다중채널을 사용한 잡음 제거기술 등은 음성인식의 실용화의 기술을 앞당길 것이다. 시청각 시스템으로부터 입력되는 정보는 뇌에서 최종 신호처리되는데, 추론과 판단 기능으로 볼 수 있다. 그림 5-14는 시각을 통하여 얻을 수 있는 정보를 처리하는 과정이다. 학습된 정보로부터 새로운 정보를 예측하는 기능은 추론으로 볼 수 있으며 신경회로망의 일반화 기능이 이에 해당한다.

⑧ 현재까지의 기능은 주로 이미 배운 자료에 의한 판단수준을 크게 벗어나지 못하고 있으나, 인지과학의 발달과 함께 사람의 창조성, 감정, 사고 등의 메커니즘이 밝혀지면 인간과 비슷한 기능을 하는 인공두뇌의 기능이 실현될 수 있을 것으로 생각된다. 추론과 판단을 거친 뇌는 입과 팔다리를 움직이는 제어기능을 수행한다.

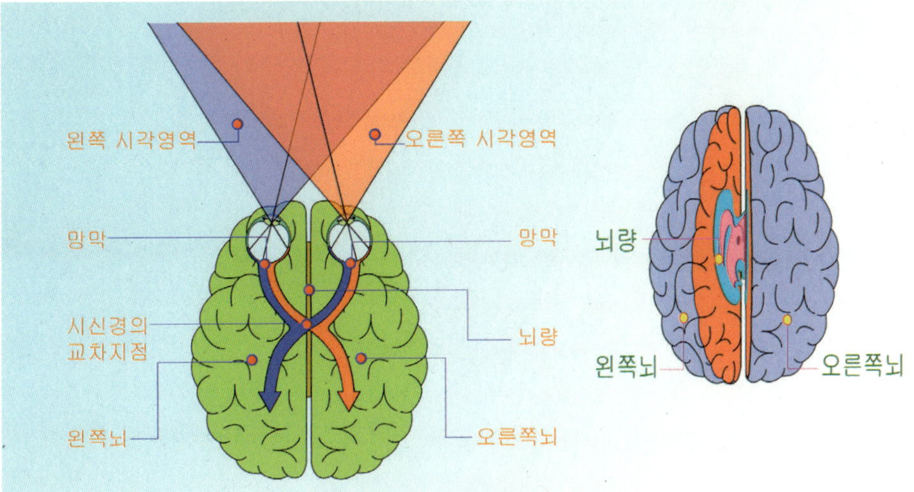

그림 5-14 시각정보 처리과정

⑨ 제어대상인 몸은 성장에 따라 시스템 특성이 변하므로, 시스템에 대한 특징을 모르고도 학습에 의해 제어가 이루어져야 한다. 인간의 몸과 같은 복잡한 로봇의 제어영역 등에서는 뇌 과학에 기반을 두고 있어 신경회로망이 매우 유리하다.

⑩ 의료 분야에서는 환자의 상태를 검진하여 병의 유무 및 종류를 판단하는 진단 보조 시스템이 시도되고 있으며, 근전위, 심전도, 뇌파 등의 시간함수 신호와, 자기공명단층촬영이나, X-선 등의 영상신호에 대한 신경회로망의 인식기능을 이용하고 있다. 또한 신경회로망은 이자율, 환율, 주가와 같은 경제자료와, 날씨와 같은 기상자료 예측에도 널리 사용된다.

3) 신경회로망의 특징

인간 두뇌의 신호처리 메커니즘을 인용한 신경회로망은 다음과 같은 중요한 특징을 가지고 있다.

① 적응학습을 중요한 특징으로 한 신경회로망, 즉 반복되는 일상생활에서 스스로 배움으로써 자신의 능력을 발전시키며, 새로운 환경에 부딪쳐도 과거의 경험을 토대로 적절히 대처해 나간다. 이것은 어린아이의 성장과 비교될 수 있다.

② 기억된 정보가 이곳저곳 위치에 분산 저장된다. 즉 기존의 컴퓨터 기억장치는 물리적으로 한 위치에 한 정보가 저장된다. 물리적 위치에 이상이 생기면 저장된 정보가 사라지게 된다. 인간의 뇌에 저장되는 정보는 1개의 정보가 뇌의 비교적 넓은 부분에 나누어 기록되므로, 한 부분이 손상되더라도 기억된 정보를 읽을 수 있다. 인간의 뇌세포가 죽어가도 생활에 지장이 없는 중요한 이유가 여기에 있는 것이다.

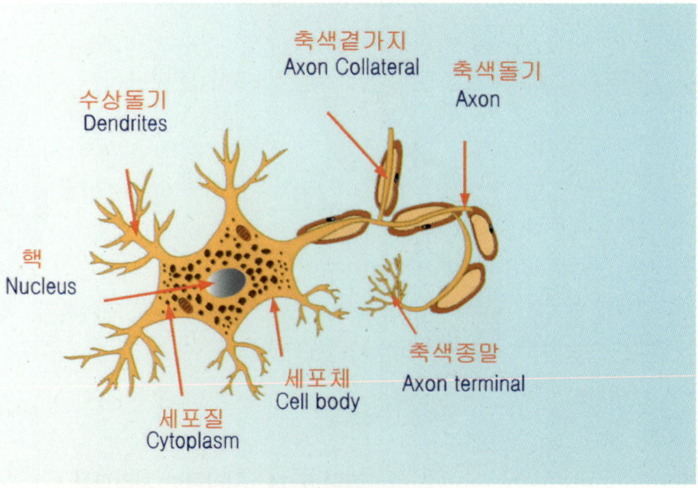

그림 5-15 단위 뇌세포의 개괄적 구조

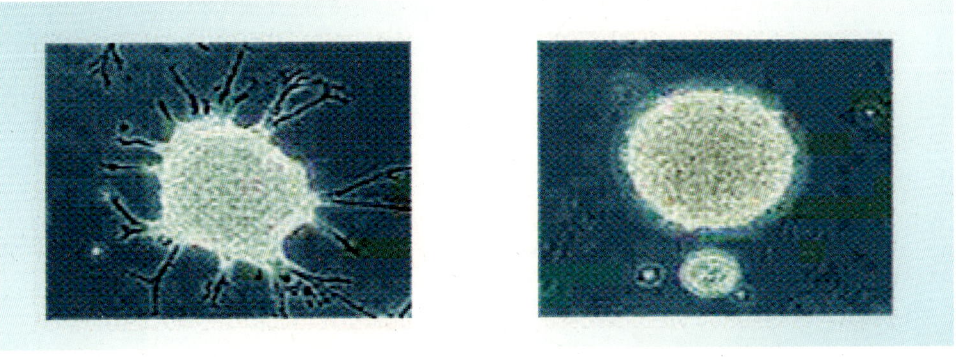

그림 5-16 뇌세포

③ 그림 5-15와 그림 5-16처럼 비교적 간단하며, 저속도의 신경세포가 병렬처리를 함으로써 매우 복잡한 일을 실시간 처리할 수 있다. 인간의 뇌 속에는 100억 개 이상의 총 신경연결 시냅스(synapse)[25]가 있으며 100억 개가 넘는 뇌세포들로 이루어진다.

각 시냅스들은 약 1,000~10,000개의 다른 뇌세포와 연결되어 있다. 이들 시냅스가 0.01초에 한 번씩 곱셈을 하여 인간의 뇌는 1초당 약 1경 번의 곱셈을 하는 것에 해당된다. 이전의 컴퓨터가 초당 억 단위의 곱셈을 하고 대규모 병렬 컴퓨터가 1조 번의 곱셈을 목표로 하고 있는 것을 생각하면 인공두뇌의 실현을 위한 전용 칩의 필요성이 더욱 중요하다 하겠다.

4) 인공두뇌의 미래

두뇌연구의 최종적인 목적은 인간의 뇌 기능을 수행하는 인공두뇌를 개발하는 것이다. 그림 5-17에서 보면 인간과 같은 레벨의 인공두뇌를 개발하는 것은 불가능할 것이다. 그러나 인간에 상당히 못 미치는 기능이 제한된 활동 영역에서는 인간에게 큰 도움이 될 수 있다. 물론, 인간 수준에 가까울수록 효과는 더욱 높다.

① 인공두뇌 : 시청각에 포함되는 인공시각 패턴 인식과 음성인식 기능과 제어 · 추론 기능이 중심을 이룬다. 즉 인공두뇌는 신경회로망 연구를 종합한 종착점이 되는 것이다. 음성합성 연구도 기능과 기술이 많이 발전되고 종합의료의 발전을 가져왔다.

---

25) 시냅스 : 한 뉴런의 축색돌기 말단과 다음 뉴런의 수상돌기 사이의 연접 부위이다.

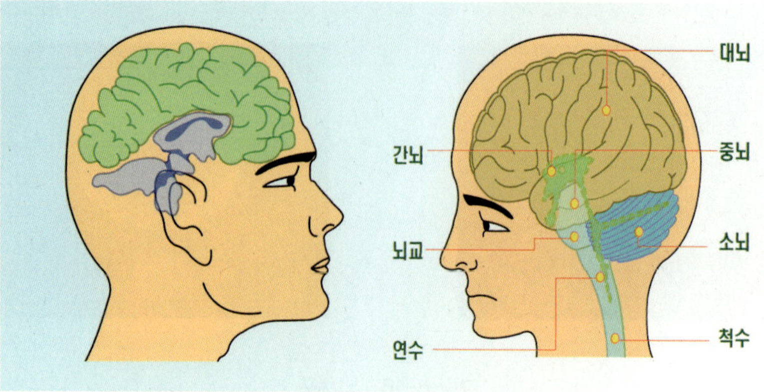

그림 5-17 인간의 뇌 구조

② 인류는 산업사회가 시작된 이래 두 번의 혁명기를 맞았다. 지난 18세기 증기기관과 방적 기계의 발명을 계기로 촉발된 산업혁명, 이것은 인간의 육체적 한계를 극복하는 첫 번째 기계혁명을 가져왔다. 두 번째는 20세기 중반 이후 인간의 계산과 기억능력을 대신하는 컴퓨터의 출현에 의한 정보기술 혁명이다. 새로운 밀레니엄을 맞이하게 된 인류는 이제 세 번째, 인공두뇌(artificial brain) 연구에 사활을 걸고 있다.

③ 정보기술 혁명기에 컴퓨터는 인류에게 좀 더 나은 삶을 제공했으나, 아직 인간과 친밀하게 일할 수 있을 만큼 지적이지 못하다. 현재의 컴퓨터는 인간이 프로그래밍한 것만을 수행하고 매번 사람이 명령하고 입력해야만 행동할 수 있기 때문이다.

④ 인간을 닮은 컴퓨터를 만들기 위한 인류의 제3의 혁명에 대한 꿈은 바로 여기서부터 출발했다. 인간의 전유물이었던 자율성과 창조성에 도전하는 생물체에 버금가는 인공두뇌를 만들자는 것이다. 인공두뇌 연구에 대해 인문, 종교계는 신의 영역에 도전하는 것이라 말을 하지만 과학기술계는 '인류의 끝없는 탐구정신으로 마지막 남은 미지의 세계에 대한 도전'으로 생각하며 강한 의욕을 보이고 있다. 인간이 인간지능 시스템을 동료로 대하면 인간지능 시스템도 인간을 동료로 받아들일 것이다.

단 원 정 리

Ⅴ. 의공학의 미래와 전망

1. 의학과 공학 간의 협조에 의하여 의용생체공학적인 발전을 이루기 위해서는 서로 상대방을 어느 정도 이해하고 있어야 한다. 또한 의학적 환경에 적합한 시스템을 개발하기 위해서는 공학적인 기술을 의학적 상황에 적용하여서 효과를 발휘할 수 있게 충분한 의학적 지식을 습득하고 있어야 한다.

2. 미래산업의 핵심기술로 신소재는 중요하게 부각되고 있으며 이런 연구개발로 새롭게 탄생되고 또한 의료에서의 응용과 축적된 연구의 접목이 계속 검토되고 있다.

3. 나노 기술(nano technology)이란 한마디로 '나노미터([nm], 10^{-9}[m]) 크기의 물질(나노물질)들이 갖는 독특한 성질과 현상을 찾아내고 미세한 성질을 갖는 나노 물질을 정렬시키고 조합하여 매우 유용한 성질의 소재, 장치(device) 그리고 시스템을 생산하는 과학과 기술'을 통칭한다.

4. 휴대폰의 다양한 서비스들은 정신없이 바쁘고 스트레스가 많은 현대인들이 손쉽게 이용할 수 있어 건강관리에 큰 도움이 될 것으로 기대된다.

5. 바이오칩은 생물의 효소, 단백질, 항체, DNA(Deoxyribo Nucleic Aid), 미생물, 동식물 세포 및 기관 그리고 신경세포 같은 생체유기물과 반도체 같은 무기물을 조합하여 기존의 반도체칩 형태로 만든 혼성소자(hybrid device)이다.

수 행 평 가

1 방사선치료 장치 중 방사성 물질을 작은 관에 넣어서 몸속의 종양 근처에 설치하거나 종양에 삽입하여 환자의 몸안에 주입시켜 치료하는 방법은 무엇인가?

▶ 방사선치료 장비 : 방사선을 이용하는 방법에 따라 나눌수 있다.
㉠ 외조사 치료장치 : 환자의 외부에서 고에너지의 X-선이나 전자선이 조사되어 환자의 피부를 통과해서 몸 내부에 있는 종양까지 도달하여 치료하는 방법이다.
㉡ 근접조사 치료장치 : 방사성 물질을 작은 관에 넣어서 몸속의 종양 근처에 설치하거나 종양에 삽입하여 환자의 몸 안에 주입시켜 치료하는 방법이다.
㉢ 정위적 방사선 수술장치 : 정위적 고정기구를 이용하여 환자의 움직임을 최소화하고 표적부위를 방사선 빔을 이용하여 한 번에 고선량의 방사선을 조사하면서 표적 밖의 부위는 피해를 극소화시키는 방법이다.

2 항원, 항체의 반응을 이용해 진단 등을 하는 칩은 무엇인가?

▶ 바이오 칩 기술의 하나로, 특정 단백질과 반응할 수 있는 항체, 수용기, 핵산, 탄수화물 등의 관련 물질을 단일 칩 상에 고밀도로 고정화시킨 것. 단백질의 분리, 확인 정량 및 기능 해석에 이르는 일련의 단백질 분석 작업을 수행할 수 있어 기존의 생명 공학 산업뿐만 아니라 궁극적으로는 질병의 원인 규명을 유전자 수준에서 단백질 수준까지 확대하는 프로토믹스(Proteomics) 분야에 널리 활용될 전망이다.

3 의료기기의 안전등급분류 중 1 등급은 어떤 특지을 가지고 있는가?

▶ 1등급 : 인체에 직접 접촉되지 아니하거나 접촉되더라도 잠재적 위험성이 거의 없고, 고장이나 이상으로 인하여 인체에 미치는 여향이 경미한 의료기기
(예 : 수술용 무영등, 휠체어(수), 혈당측정기, 혈압계(수은, 아네로이드), 의료용·영상처리용 장치, 소프트웨어 등)

학습평가문제

Ⅴ. 의공학의 미래와 전망

1 바이오칩에 해당되지 않는 것은 무엇인가?

① 게놈 칩
② 뉴런 칩
③ 단백질 칩
④ 나노 칩
⑤ 생물전자소자

▶ 바이오 칩에는 DNA 칩, 게놈 칩, 바이오센서, 실험실 칩, 생체삽입용 칩, 생물전자소자, 뉴런 칩, 세포 칩, 단백질 칩 등으로 구성된다.

㉠ 게놈 칩 : DNA Microarray는 게놈 칩이라고도 한다. 배우자(정자 및 난자)에 포함되어 있는 염색체 또는 유전자의 전체란 뜻을 가지고 있으며, 우리 사람의 게놈을 칩으로 만들어서 각종 질병을 치료할 수 있게 만드는 것이다. ㉾ 게놈 칩으로 사람의 질병을 조기에 진단 예방할 수 있다.

㉡ 뉴런 칩 : 살아있는 신경 세포의 신경망 구조를 이차원 기판에 형성시킨 전극 위에 재현한 바이오 칩의 하나이다.

㉢ 단백질 칩 : 바이오 칩 기술의 하나로, 특정 단백질과 반응할 수 있는 항체, 수용기, 핵산, 탄수화물 등의 관련 물질을 단일 칩 상에 고밀도로 고정화시킨 것이다.

2 인간 두뇌의 신호처리 메커니즘을 인용한 신경회로망의 특징이 아닌 것은?

① 물리적 위치에 이상이 생겨도 저장된 정보가 사라지지 않는다.
② 기억된 정보가 이곳저곳 위치에 분산 저장된다.
③ 한 부분이 손상되더라도 기억된 정보를 읽을 수 있다.
④ 저속도의 신경세포가 병렬처리를 함으로써 매우 복잡한 일을 실시간 처리할 수 있다.
⑤ 물리적 위치에 이상이 생기면 정보가 사라진다.

▶ 신경회로망 : 정보를 분산 저장하여 한부분이 손상되더라도 기억된 정보를 읽을 수 있으며 저속도의 신경세포가 병렬처리를 함으로써 매우 복잡한 일을 실시간 처리할 수 있다. 물리적 위치에 이상이 생기면 저장된 정보가 사라지게 된다.

3 바이오센서에 대한 설명 중 적당하지 않은 것은 무엇인가?

① 화학적 물질의 농도 계측

② 효소나 면역반응을 주로 이용

③ 물리적 정보 식별

④ 특정물질에 대해서만 반응

⑤ 생체에 적용할 수 있는 센서

▶ 바이오센서 : 생물기능을 모사하여 전자공학을 응용함으로써 외부로부터 받은 물리, 화학적 자극을 감지할 수 있는 생명소자를 보통 바이오센서라 한다. 그러나 바이오센서라는 말이 널리 사용되면서 그 개념이 확대되었다.
㉠ 생체기능의 메커니즘을 모방한 센서들을 통칭한다.
㉡ 효소, 미생물, 동식물의 조직 등 생체물질을 이용한 센서이다.
㉢ 생체에 적용할 수 있는 센서이다.

4 다음 중 실리콘 칩 위에서 분석실험을 할 수 있도록 만들어진 바이오센서는 무엇인가?

① mini-lab ② lab-on-a-chip

③ lab-top ④ lab-on-a-palm

⑤ bab-chip

▶ ㉠ 'lab-on-a-chip' : 칩 하나에서 필요한 테스트를 끝낼 수 있다는 의미를 갖고 있다.
㉡ 바이오센서
1) 효소,미생물, 동식물의 조작등 생체 물질을 이용한 센서이다.
2) 생체에 적용할 수 있는 센서이다.
3) 생체기능의 메커니즘을 모방한 센서들을 말한다.

㉮ 우리 인간은 많은 감각기관을 가지고 있어서 오감은 물론 아픔이나 온도 감지등 외부에서 오는 여러 가지 자극을 감지한다. 이렇게 감지 된 자극은 뇌에서 이미 경험에 의하여 교육된 자극자료와 비교함으로써 미묘한 맛이나 향의 변화 등을 인지하게 된다. 이러한 기능을 생명체에서는 감각기관이라고 하고, 기계나 기구에서는 센서라고 한다. 생물 기능을 모사하여 전자공학을 응용함으로써 외부로부터 받은 물리, 화학적 자극을 감지 할 수 있는 생명소자를 보통 바이오센서라 한다.

5 의료기기의 안전등급 판단의 기준이 아닌 것은?

① 의료기기의 인체 삽입여부

② 인체내 삽입 이식기간

③ 환자에게 생물학적 영향을 미지는 정도

④ 가격

⑤ 체내에서 화학적 병화 유무

▶ ㉠ 의료기기의 인체삽입 여부
㉡ 인체 내 삽입 · 이식기간
㉢ 의약품이나 에너지를 환자에게 전달하는지 여부
㉣ 환자에게 국소적 또는 전신적인 생물학적 영향을 미치는지 여부
㉤ 체내(구강 내를 제외)에서의 화학적 변화 유무

6 의료기기 중 1등급에 포함되지 않는 것은?

① 혈당측정기 ② 휠체어

③ 혈압계 ④ 의료용소프트웨어

⑤ 인공심폐기

▶ 1등급 기기 : 수술용 무영등, 휠체어(수), 혈당측정기, 혈압계(수은, 아네로이드), 의료용 · 영상처리용 장치, 소프트웨어 등이다.

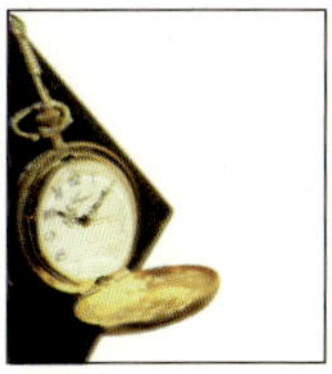

부록

수행평가 및 학습평가 정답

▸ 수행평가 정답

단원	1	2	3	4
1	심전도 또는 ECG,EKG	아날로그신호	임상정보	OCS 처방전달시스템
2	뼈, 연골, 인대, 건	시냅스	심음	
3	CT 또는 컴퓨터단층 촬영	자기공명영상장치	반사, 투과	
4	인간 심박 조율기 인공 페이스메이커	근치조사, 고식조사	굴곡의 정도	
5	근접조사 치료장치	단백질 칩	인체에 미치는 영향이 경미한 의료기기	

▸ 학습평가 정답

단원	1	2	3	4	5	6	7
1	③	①	②	①	①	①	⑤
2	②	①	②	④	④	②	
3	④	①	③	①	②	②	③
4	③	④	③	④	③	⑤	
5	④	①	③	②	④	⑤	

참 고 문 헌

1. 현대 기초의학 및 의공학, 나승권, 도서출판 상학당, 2007, 2009
2. 사람해부학, 정인혁, 아카데미서적
3. 센서공학(Sensor&Transducer), 이덕출 · 공용혁 · 김성남 · 나승권 · 장창현 공저, 엔트미디어
4. 의공기사(산업기사) 5권, 김동욱 외 26인 공저, 대한의용생체공학회, 교육개발연구원, 2008
5. 의공학(Medical Engineering), 이경성 · 최민주 공저, 청구문화사
6. 의공학개론, 김남균 외 12인 공저, 여문각
7. 현대 의료기기, 나승권, 도서출판 상학당, 2007, 2009
8. 현대 의료안전,법규 및 정보, 나승권, 도서출판 상학당, 2007, 2009
9. 임상 생리학, 김대식 외 15인, 고려의학
10. 현대 의용전자공학, 나승권, 도서출판 상학당, 2007, 2009
11. 현대 의용기계공학, 나승권, 도서출판 상학당, 2007, 2009
12. 의공학입문, 김남현 외 11인 공저, 신광출판사
13. 의용계측공학, 의공학 교육연구회 역편, 여문각
14. 의료정보학, 김선일 외 6인 공저, 여문각
15. 알기 쉬운 자동제어, 김원배 · 나승권 · 문명룡 · 이재규 · 조명현 · 차익수 공저, 동일출판사
16. 자동화를 위한 센서공학, 김원회 · 김준식 공저, 성안당
17. 자동화를 위한 센서의 기초와 활용, 김상진 · 왕종배 공저, 연학사
18. 전자회로의 이해, 김평호 · 나승권 · 이동원 · 최성재 공저, 남두도서
19. 전자공학@정보사회, 바이오전자 윤영로 외 6인, 대한전자공학회 교양도서
20. 초음파 영상학, 강선일 외 16인 공저, 정문각
21. 초급자를 위한 PSPICE 활용, 황락훈 · 조문택 · 이충식 · 나승권 공저, 동일출판사
22. 최신전자기초실습, 임승하 · 황호웅 · 나승권 · 이종성 공저, 남두도서
23. DK 인체생리 · 해부도, 민유정, 대경북스
24. PSPICE와 PSIM 시뮬레이션중심의 전력전자공학, 서영수 · 황락훈 · 조문택 · 심광영 · 곽동걸 · 채수형 · 나승권 공저, 동일출판사

25 Analog Integrated Circuit Application, Michael Jacob, Prentice hall

26. Basic Engineering Circuit Analysis, David Irwin, Wiley

270. Design of Pulse Oxieter, Webster, Institute of Physics publishing

28. Fundamentals of Analog Circuit, Floyd, Prentice Hall

29. Fundamentals of biomechanics, Nihat Ozkaya, Springer

30. Logic and Computer Design Fundamentals, Morris Mano, Prentice Hall

31. Lower-limb prosthesis : including prosthetist's supplement, New York University Medical Center

찾아보기

의공학 입문

2020년 9월 15일 1판 3쇄 발행

저 자 나 승 권

발행인 남 승 우

발행처 도서출판 상尙 학學 당堂

서울특별시 동작구 사당로9가길 6
TEL : 02) 595-1692~4
FAX : 02) 595-1394
E-mail : namdoo6@unitel.co.kr
신고 : 2-155호 (1968. 11. 29)

정가 24,000원

ISBN 978-89-6587-021-0 93560

〈디자인〉 편집 엄해숙 / 표지 토틀컴